임상 적용을 위한

해부학
REVIEW

임상 적용을 위한

해부학
REVIEW

인 쇄	2026년 2월 27일
발 행	1판　2026년 3월 7일
ISBN	979-11-7374-337-5 (93510)

저 자	이승원
교 정	황 윤
편 집	이새희
발행인	문현광
발 행	(주)하움출판사

이메일　haum1000@naver.com　　　홈페이지　haum.kr

블로그　blog.naver.com/haum1007　　　인스타　@haum1007

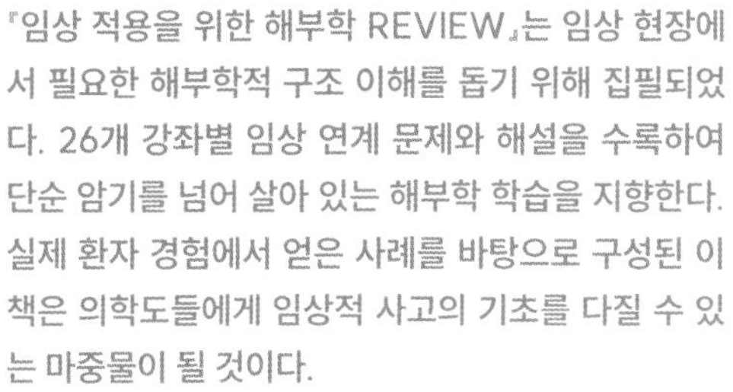

『임상 적용을 위한 해부학 REVIEW』는 임상 현장에서 필요한 해부학적 구조 이해를 돕기 위해 집필되었다. 26개 강좌별 임상 연계 문제와 해설을 수록하여 단순 암기를 넘어 살아 있는 해부학 학습을 지향한다. 실제 환자 경험에서 얻은 사례를 바탕으로 구성된 이 책은 의학도들에게 임상적 사고의 기초를 다질 수 있는 마중물이 될 것이다.

임상 적용을 위한
해부학
REVIEW

Review of Clinically Oriented Anatomy

이승원 저

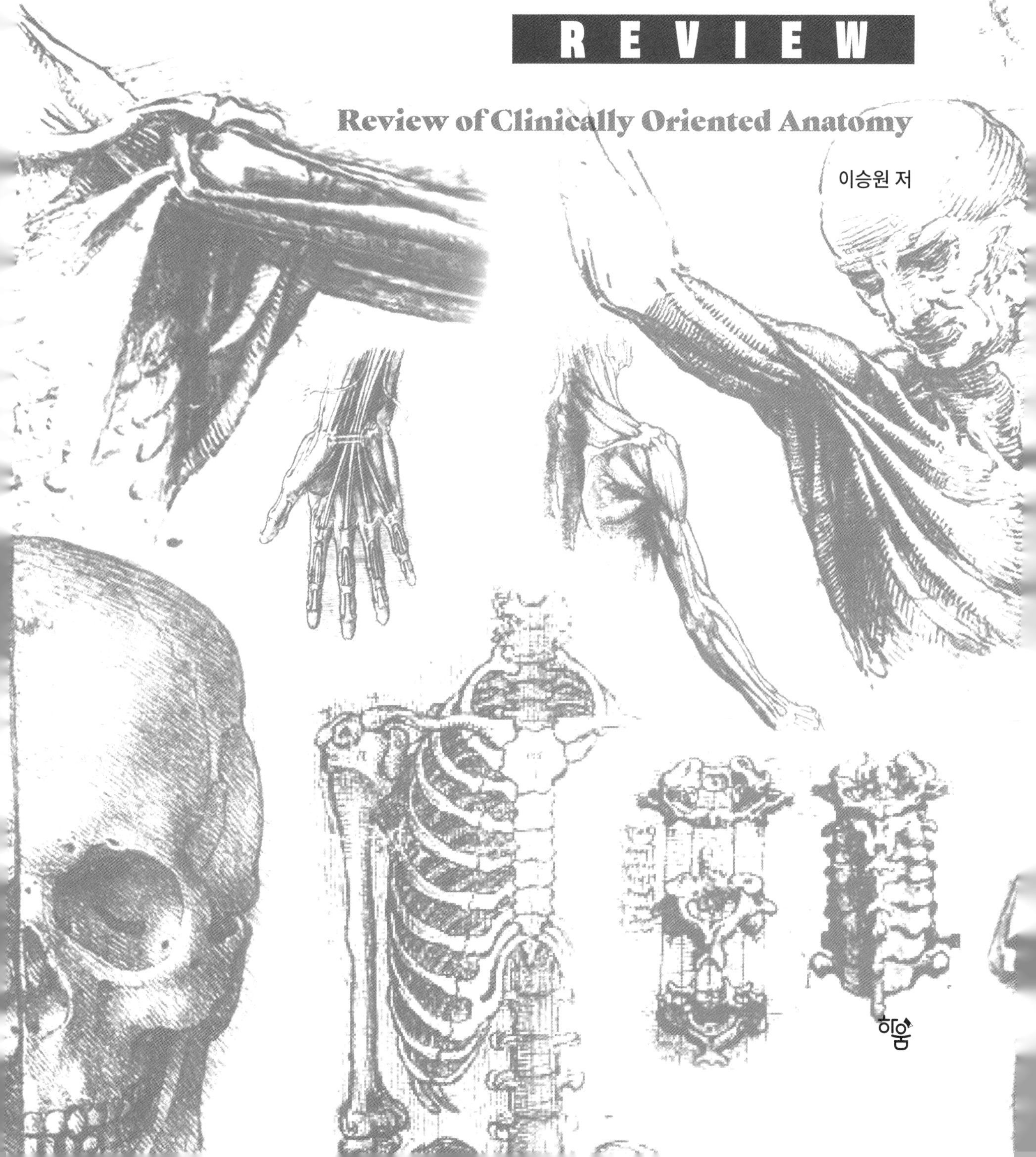

한올

서 문

해부학 공부를 처음 시작하는 의학도로서는 인체의 육안적인 구조를 이해하는 것은 의학의 기본을 익히는 데 무엇보다도 중요한 일이다. 저자의 경험을 돌이켜 보면 의대를 졸업하고 임상 환자를 대하게 되면서 흉부 X-ray나 뇌 CT와 같은 영상 자료를 파악하거나 청진에서 들리는 심잡음을 이해하기 위하여 학부 때 봤던 Gray 해부학책이나 Netter 혹은 Grant 아틀라스를 다시 펼쳐 보았던 기억이 난다. 해가 많이 바뀌어 이제 교수의 입장이 되어 학생들을 대하고 보니 어떻게 가르쳐야 하는가를 줄곧 생각하게 되었다.

학생들에게 임상에서 필요한 해부학 공부를 위해서는 단순 암기보다는 구조적 이해가 중요하다는 데 초점을 맞추게 되었다. 이러한 사실은 거의 200년 전에 완성된 해부학 학문이 현대 의학의 발전에 따라 중요하게 다루는 부분이 달라질 순 있어도 그 본질은 변함이 없다는 것을 감안하였을 때 중요하다. 즉, 해부학을 단순 백과사전식의 나열이 아닌 현대 임상의학에서 필요한 구조 지식으로 배워야 하며 무엇보다도 골동품적 해부학이 아닌 살아 있는 해부학으로 느껴야 한다고 생각한다.

그동안 학생들에게 해부학 배움의 목적의식을 강조하며 가르쳐 왔으며 평가에 있어서도 이를 반영하였다. 그런데 학생들이 임상 경험이 없는 관계로 평가 문제에 대한 이해도가 부족하여 설명을 요구하는 경우가 종종 있었다. 이 책은 이와 같은 요청에 대하여 해설서의 역할로 기획하게 되었다. 이 책의 제목은 『임상 적용을 위한 해부학 REVIEW』이다. 해부학 26개의 강좌에 대하여 임상과 연계된 해부학 문제와 중요 해부 구조에 대하여 각 10문제씩 뽑아서 문제와 해설을 수록해 두었다.

이 책에 수록된 임상 문제는 실제 저자가 환자를 보면서 직접 경험했거나 주변에서 간접적으로 관찰한 케이스에서 관련 해부학적 문제를 추출한 것이다. 이 자리를 빌려 임상에 대한 컨설팅에 도움을 주신 성형외과 김광석 교수, 안과 윤경철 교수, 신경과 이승한 교수, 이비인후과 이준규 교수, 이동훈 교수, 응급의학과 전병조 교수, 류중정 이비인후과의원 원장, 한남기 치과의원 원장께 감사의 말씀을 전한다.

젊은 시절의 봄날의 어느 오후, 응급실에 들어온 팔꿈치 통증을 호소하는 남자아이를 보고서, 80년대 어느 해부학 강의에서 교수님이 설명해 주신 'pulled elbow(탈구된 팔꿈치)'가 생각나서 기억나는 대로 도수 정복(manual reduction)에 성공하여 웃는 얼굴로 보냈던 기억이 난다.

이 책을 보는 학생들이 인체 해부 구조에 대해서 끊임없이 생각하고 훈련하여 인체 구조 형상을 기억하고 활용하는 데 마중물이 되었으면 한다.

2026년 3월

전남대학교 의과대학 해부학 교실
이승원

차 례

1장

머리 1 (Eye)

1 50세 남자인 'A' 씨는 잠을 자다가 침대 위에서 떨어져 왼쪽 광대뼈가 골절이 되어 입원하게 되었다. 정밀 검사 결과 'tripod fracture(광대뼈 골절, 아래 그림)'로 판명되었다. 그런데 본 질환은 골절선이 주변의 뼈와 결합하는 봉합선(suture line)을 따라 발생한다고 한다. 이와 <u>관계없는</u> 뼈는?

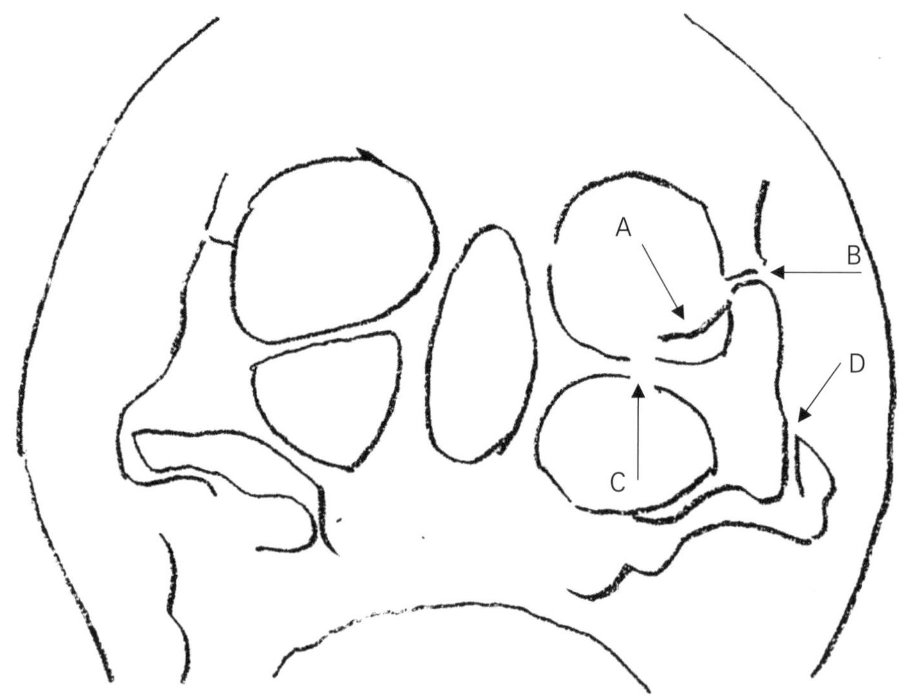

① frontal bone

② temporal bone

③ maxillary bone

④ sphenoid bone

⑤ 모두 관계있다

정답 ⑤

설명 광대뼈 골절(zygomatic bone fracture)은 zygomtic bone의 3개의 process(frontal process, maxillary process, temporal process)가 결합하는 주변의 뼈(fronal bone/'B', maxilla/'C', temporal bone/'D')와 orbital surface가 결합하는 greater wing of sphenoid bone/'A' 부위가 suture line에 따라 발생한다.

---

2 다음 그림은 right orbit의 눈바깥근(extrinsic eye muscles)의 부착 부위를 나타내고 A-H는 신경을 의미한다. 코 앞부분의 감각을 담당하는 신경과 관련이 있는 것은 A-H 가운데 어느 것이고 그 이름은 무엇인가?

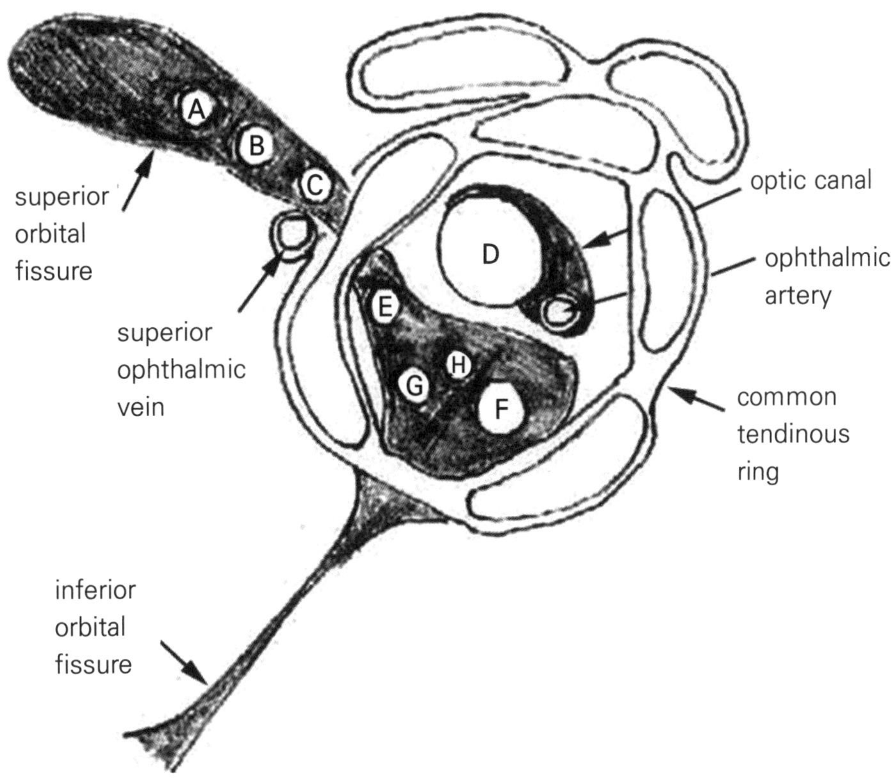

① A - lacrimal nerve

② C - trochlear nerve

③ E - oculomotor nerve, superior division

④ G - abducent nerve

⑤ H - nasociliary nerve

정답 ⑤

설명 그 외 부위는 각각 B - frontal nerve, D- optic nerve, F - occulomotor nerve(inferior division)이다.

3 다음 그림에서 환자는 오른쪽 얼굴이 붉어지고 땀이 잘 나지 않음을 호소하며 내원했다. 자세히 살펴보니 오른쪽 눈꺼풀이 처지고 동공도 작아져 있음을 알 수 있었다. 본 환자는 정밀 검사 결과 Horner's syndrome으로 밝혀졌다. 한편 본 질환의 증상인 동공 수축은 이 구조물을 통과하는 교감신경의 마비 때문인 것으로 알려져 있다. 이 구조물은 무엇인가?

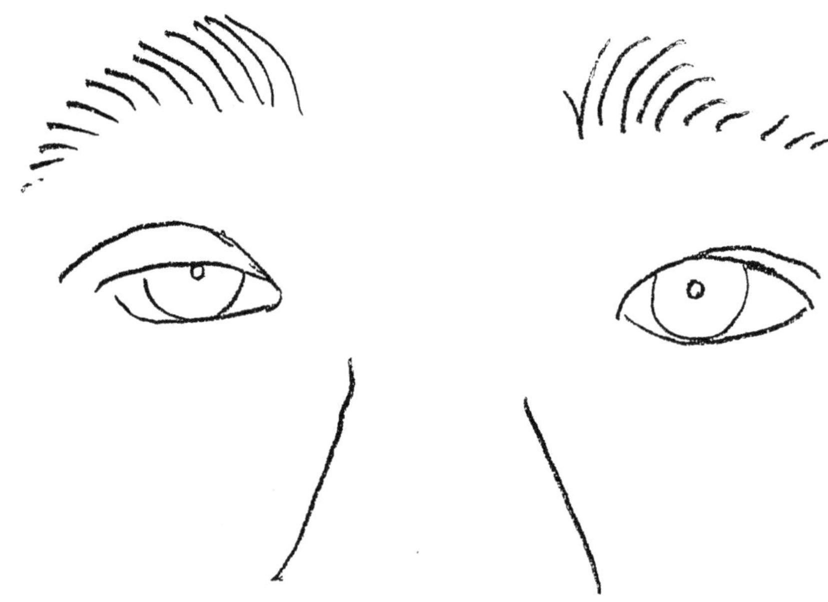

① sympathetic root of ciliary ganglion

② parasympathetic root of ciliary ganglion

③ sensory root of ciliary ganglion

④ long ciliary nerve of nasociliary n.

⑤ 모두 맞다

정답 ④

설명 Horner's syndrome은 교감신경계의 손상(예, 주변 폐암에 의한 superior cervical ganglion의 압박)으로 나타나는 증상으로 특히 동공 수축과 같은 증상은 long ciliary nerve로 들어가는 sympathetic fiber(dilator pupillae 지배)의 손상에 의한 것으로 알려져 있으며, sympathetic root of ciliary ganglion은 intra-ocular blood vessel에 관련된 것으로 알려져 있다. 참고로 parasympathetic root of ciliary ganglion은 sphincter pupillae(동공 수축 근육)에 관여한다.

 50세 남자가 음주를 한 후 길을 걷던 중 건물 벽에 부딪힌 뒤 발생한 우안의 부종을 주소로 응급실로 내원하였다. 다음 사진은 안와 CT 촬영을 한 것으로, 표시된 부분에서 골절을 보이고 있다. 골절된 뼈의 이름을 고르시오.

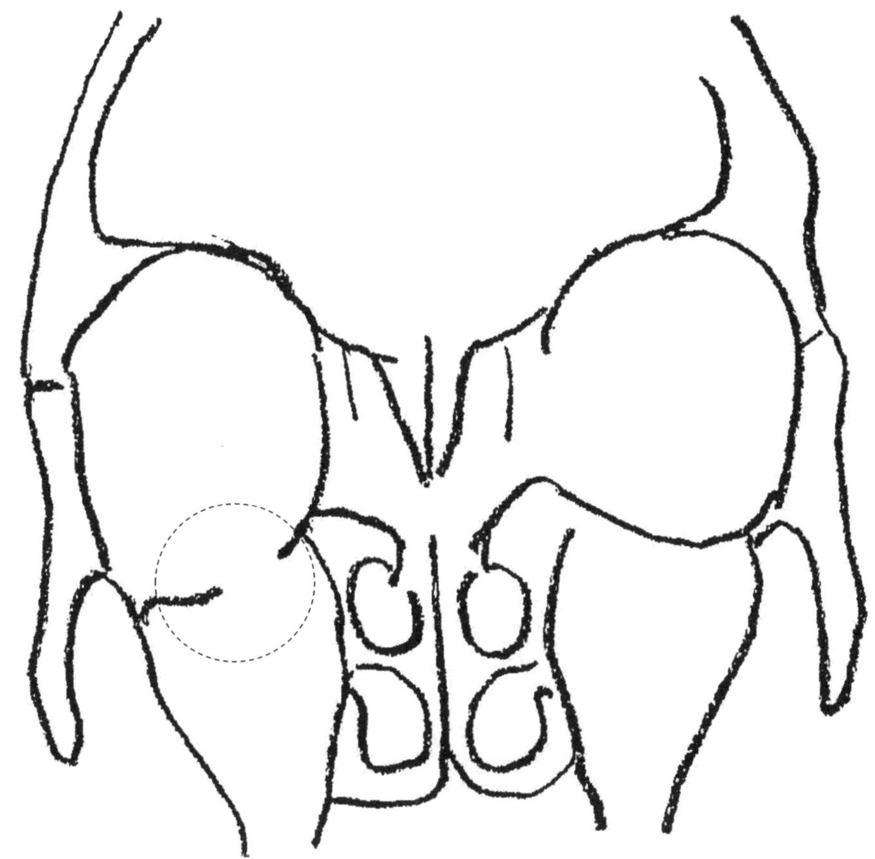

① maxillary bone

② ethmoid bone

③ sphenoid bone

④ frontal bone

⑤ palatine bone

정답 ①

설명 사례에서 보이는 것은 이른바 blowout fracture로서, 골절된 곳은 maxillary body, orbital surface이다.

70세 여성이 30년 전부터 당뇨가 있어 인슐린으로 치료 중이었다. 진행되는 시력 저하를 주소로 안과 외래에 방문하였다. 그림 (A)는 10년 전 처음 내원 시 환자의 정상 안저 소견이고, 그림 (B)는 현재의 안저 소견이다. 다음 설명 가운데 바르지 <u>못한</u> 것은?

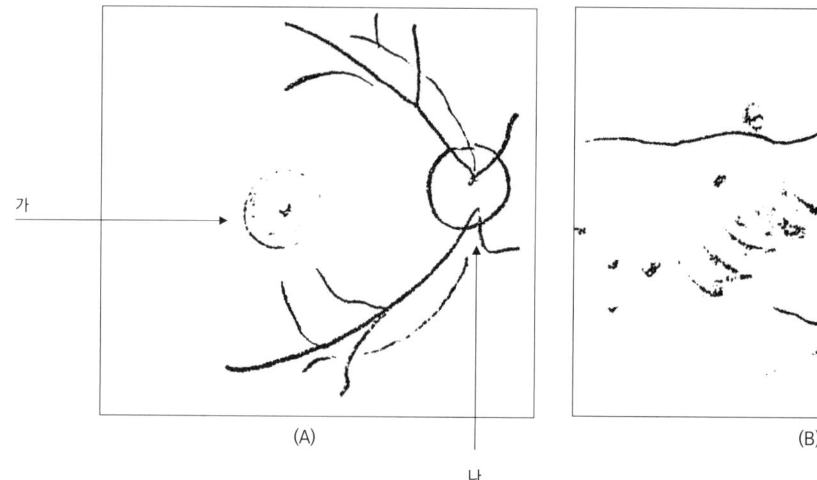

① (가)는 macula lutea(황반)이고 (나)는 optic disc(시신경유두)이다

② opthalmoscope(검안경)로 본 것이다

③ 오른쪽 눈을 관찰한 것이다

④ 화면 속의 혈관은 맥락막(choroid) 층에 위치한다

⑤ 모두 맞다

정답 ④

설명 그림은 opthalmoscope(검안경)을 이용하여 오른쪽 눈을 관찰한 것이다. (가)는 macula lutea, (나)는 optic disc이다. 눈의 혈액 공급은 다양하며 그림에 나타난 혈관은 retinal arteries로서 retina 층에 나타난다.

6 다음은 anteior uveitis(전포도막염, iris, ciliary body에 생기는 염증성 질환)의 초기에 나타나는 눈의 충혈(conjunctivitis, 결막염) 증상을 나타낸다. 본 사진에서 확장된 혈관과 가장 관계가 깊은 것은?

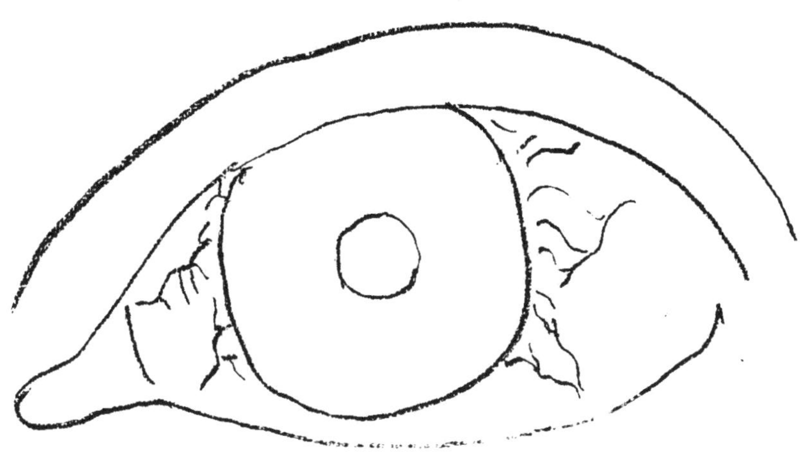

① anterior conjunctival artery

② both anterior and posterior conjunctival arteries

③ posterior conjunctival artery

④ retinal central artery

⑤ 모두 맞다

정답 ①

설명 눈을 이루는 세 종류의 막 중에서 망막, 공막과 함께 가운데 막을 구성하는 포도막(uvea)은 iris(홍채), ciliary body(모양체), 맥락막(choroid)으로 이루어져 있으며 이 부분이 자가면역질환 등에 의해서 uveitis(포도막염)을 일으킬 수 있다. 이 질환의 초기에 나타나는 충혈 증상은 iris, ciliary body의 혈관(anterior and posterior ciliary arteries) 확장에 따라 눈의 중심 부위에 나타난다. 반면에 바이러스 감염에 의한 결막염(conjunctivitis)의 초기에 나타나는 충혈 증상은 결막의 혈관(marginal and peripheral palpebral arcades) 확장에 따라 눈의 가장자리에 나타난다. 한편, 질환이 진행됨에 따라 두 질환은 모두 중심부와 가장자리 모두에서 충혈 증상이 나타난다.

7 다음은 안과 수술을 위한 Sub-Tenon's Block을 나타내고 있다. 이는 Tenon's capsule의 바로 아래 부위(sub-tenon's space)로 부분 마취제를 주입하는 방법이다. 그렇다면 Tenon's capsule에 대한 아래 설명 중에 바르지 <u>않은</u> 것은?

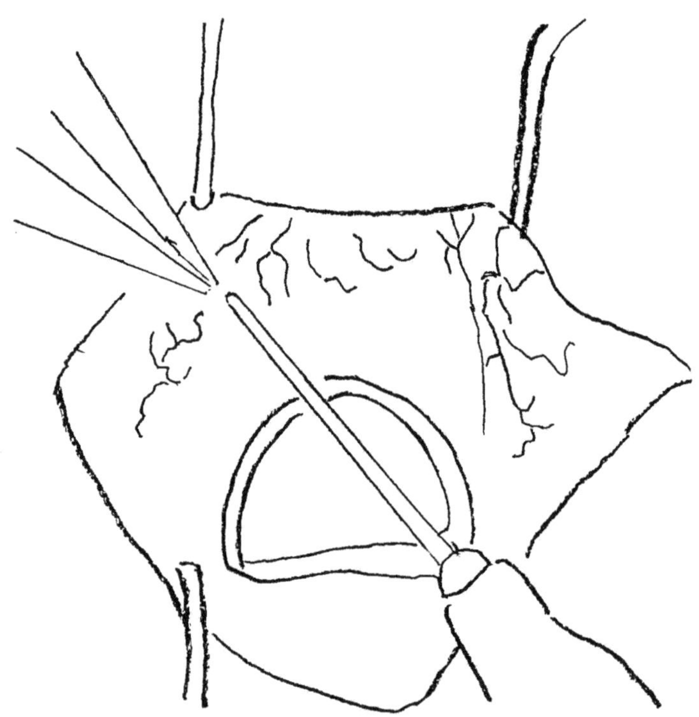

① optic nerve를 둘러싼 dura mater는 periorbita와 Tenon's sheath로 분리된다
② 분리된 periorbita는 주변 orbital bone에 부착한다
③ 분리된 Tenon's sheath는 sclera를 감싼다
④ 주사기 바늘은 conjunctiva를 뚫고 sclera 안쪽에 마취제를 주입한나
⑤ 모두 관계있다

정답 ④

설명 Tenon's capsule은 sclera를 감싸고 있으며 안구 앞쪽으로 나와서는 conjunctiva 아래에 놓이게 된다. 따라서 주사기 바늘이 들어가는 부위는 scelera 바깥쪽이자 Tenon's capsule 안쪽인 subcapsular space를 향해야 한다.

8 당뇨를 앓고 있는 50대 여성이 복시를 호소하며 내원하였다. 다음 그림에서와 같이 환자는 정면을 응시할 때 오른쪽 눈동자가 위를 향하였으며(복시 호소함), 왼쪽으로 머리를 기울이며 턱은 당겨진 자세로 복시를 피할 수 있었다. 검진 결과 어떤 외안근 신경의 마비를 확인할 수 있었다. 해당 신경은?

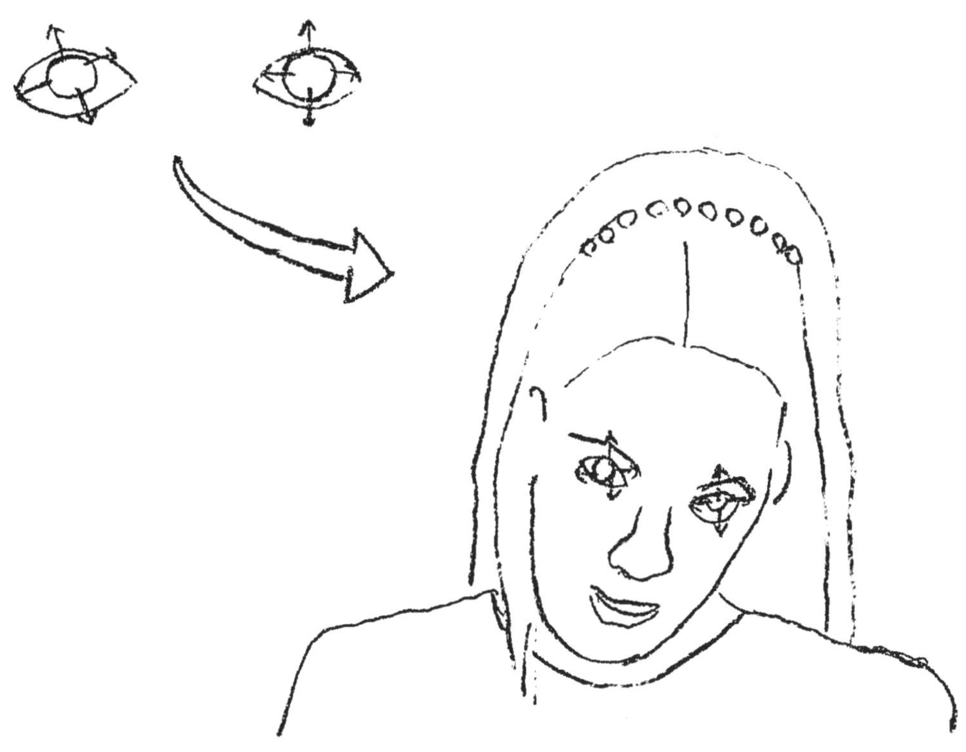

① left trochlear nerve palsy

② right trochlear nerve palsy

③ left abducent nerve palsy

④ right abducent nerve palsy

⑤ left oculomoter nerve palsy

정답 ②

설명 그림에서 정면을 응시할 때 오른쪽 눈동자가 위를 향하고(upward rotation) 동시에 바깥쪽으로 돌아 있다(extorsion). 이것은 안구를 아래로 향하게 하고(downward rotation) 안쪽으로 돌게 하는(intorsion) 근육이 마비되어 있음을 의미한다. 이에 해당하는 근육은 superior oblique이며 지배 신경은 trochlear nerve(CN IV)이다.

9 56세 여자가 안구 운동의 제한이 있어 안과를 방문하였다. 내원 시 찍은 안구 운동 사진은
아래와 같다. 마비된 신경을 고르시오.

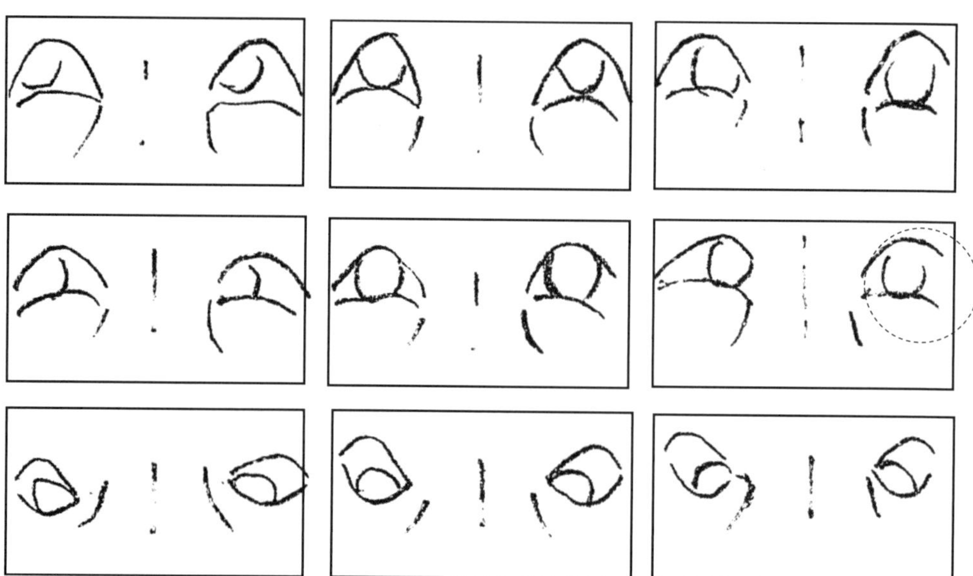

① right eye, trochlear nerve

② right eye, abducens nerve

③ left eye, trochlear nerve

④ left eye, abducens nerve

⑤ left eye, oculomotor nerve

정답 ④

설명 외안근 마비 여부를 검사하기 위해서는 눈을 정면을 응시하는 것으로부터 시작하여, 가쪽
으로, 그리고 위쪽이나 아래쪽 순으로 시행한다(즉, 알파벳 'H' 자 모양으로). 이렇게 함으
로써 다른 근육의 도움을 받지 않고 움직이는 6개의 외안근을 각각 검사할 수 있다.

10 28세 남자가 좌안의 눈꺼풀 처짐을 주소로 안과에 내원하였다. 처음 그림은 수술 전과 후 환자 사진이고, 다음 그림은 수술과 관련된 해부학적 구조물을 설명한 것이다. 화살표 (B)가 가리키는 구조물을 다음 보기 중 고르시오.

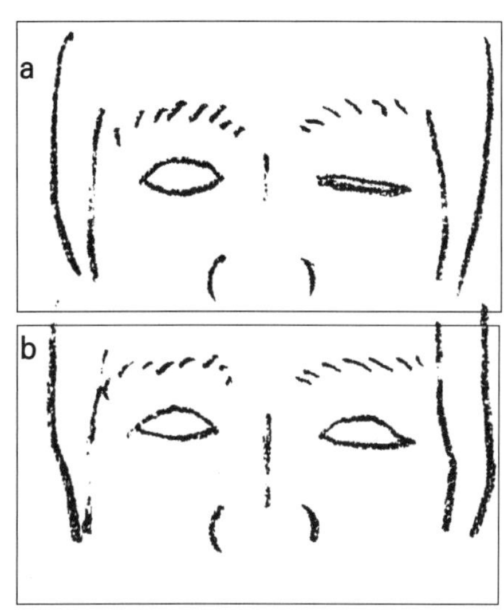

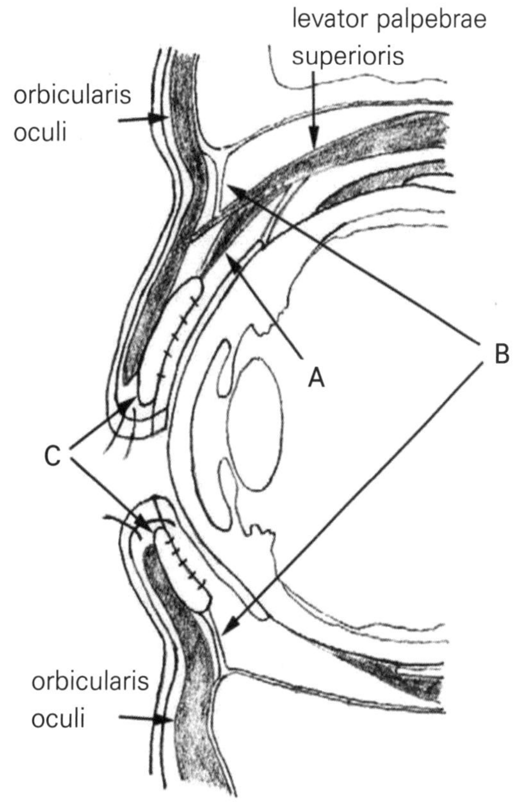

① orbicularis oculi m.

② levator palpebrae superioris m.

③ orbital septum

④ tarsal plate

⑤ palpebral conjunctiva

정답 ③

설명 eyelid(눈꺼풀) 구조는 바깥쪽부터 차례로 i) skin and subcutaneous tissue ii) orbicularis oculi, levator palpebrae superioris(이상 muscular layer) iii) orbital septum, tarsal plate(이상 fibrous layer) iv) palpebral conjunctiva(mucous membrane)로 구성되어 있다. 이 중에서 눈꺼풀을 드는 역할을 하는 것은 LPS(levator palpebrae superioris)이며 상안검의 orbital fat pad(안와지방) 아래쪽에 위치한다.

2장

머리 2 (Nose)

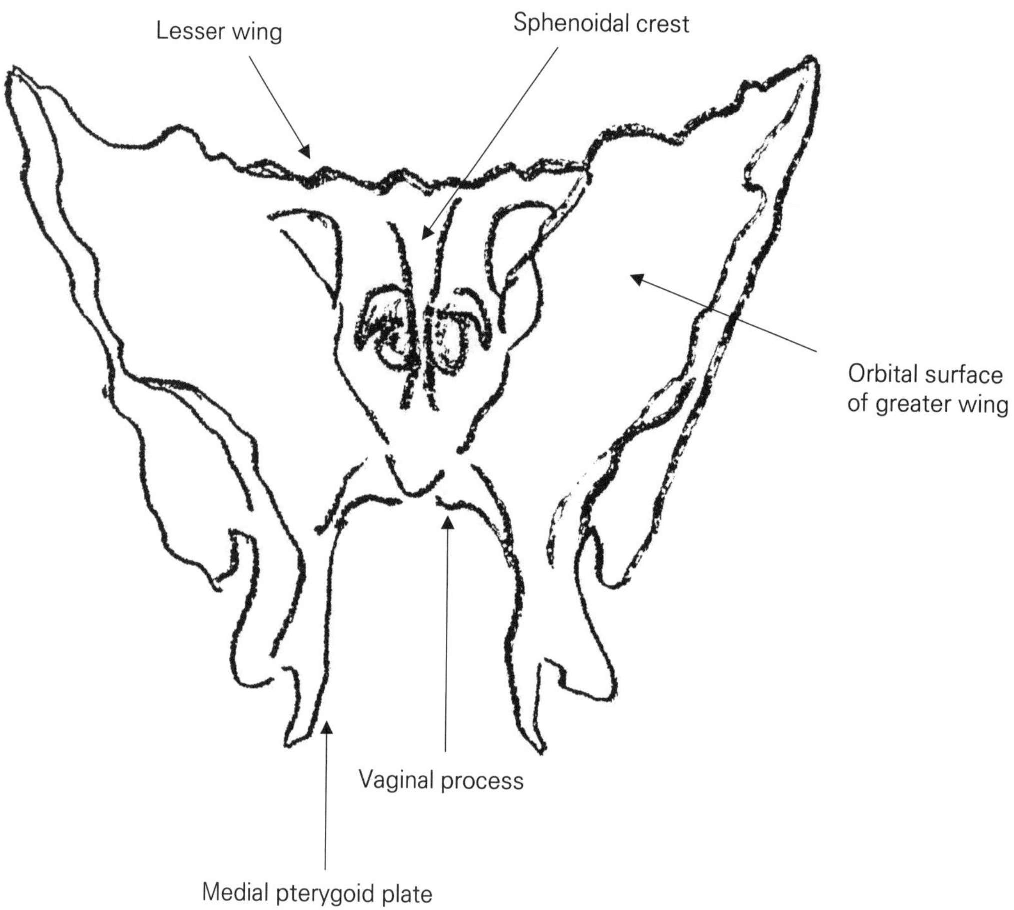

① sphenoidal crest: ethmoid bone, perpendicular plate와 결합한다

② lesser wing: frontal bone, orbital part와 결합한다

③ orbital surface: orbit의 medial surface를 이룬다

④ vaginal process: sphenoidal process(palatine b.)와 함께 palatovaginal canal을 만든다

⑤ medial pterygoid plate: palatine bone, perpendicular plate와 결합한다

정답 ③

설명 sphenoid bone의 orbital surface는 zygoma의 orbital surface와 결합하여 orbit의 lateral surface를 이룬다.

---

12 다음 사진은 코 주변의 피부 감염에 의한 cavernous sinus thrombosis가 발생하여 오른쪽 눈에 외안근(extraocular muscles) 신경마비가 온 환자를 나타낸다. 이러한 병변을 일으키는 데 관여하는 혈관과 비교적 관련이 <u>없는</u> 것은?

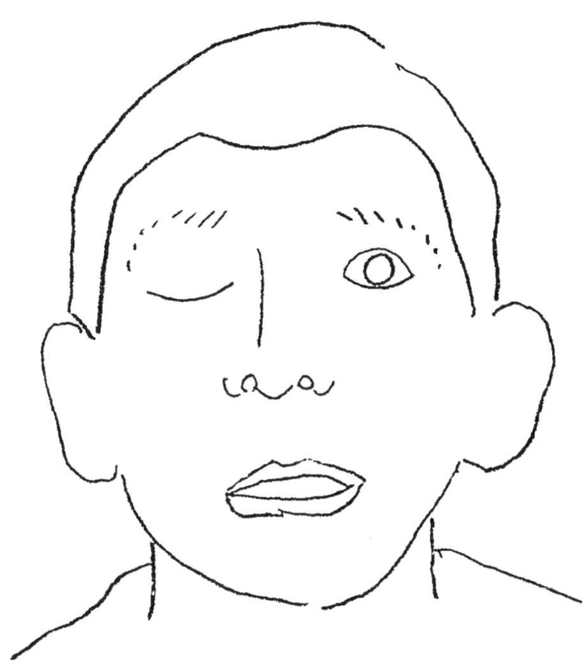

① superficial temporal vein

② angular vein

③ pterygoid plexus

④ superior and inferior ophthalmic veins

⑤ deep facial vein

정답 ①

설명 상기 질환은 이른바 얼굴의 세균성 피부 감염이 정맥을 타고 cavernous sinus(해면정맥동)에 이동, thrombus(혈전)를 형성하고, 그 안을 지나는 외안근 신경(CN, III, IV, VI)을 압박, 마비시켜 발생한다. 이때 이러한 혈전을 일으키는 정맥 혈관은 흔히 코의 뿌리와 양 입술의 가쪽을 잇는 triangle(danger triangle) 내에 존재한다. 이곳에서 facial vein과 cavernous sinus를 연결하는 혈관은 angular veins, superior opthalmic veins, pterygoid veins, inferior opthalmic veins 등이다.

 다음은 craniofacial fracture를 나타내며 fracture line(점선)에 따라 Le Fort type I-III
로 나뉜다. 분리되는 부위에 대한 설명 중 <u>틀린</u> 것은?

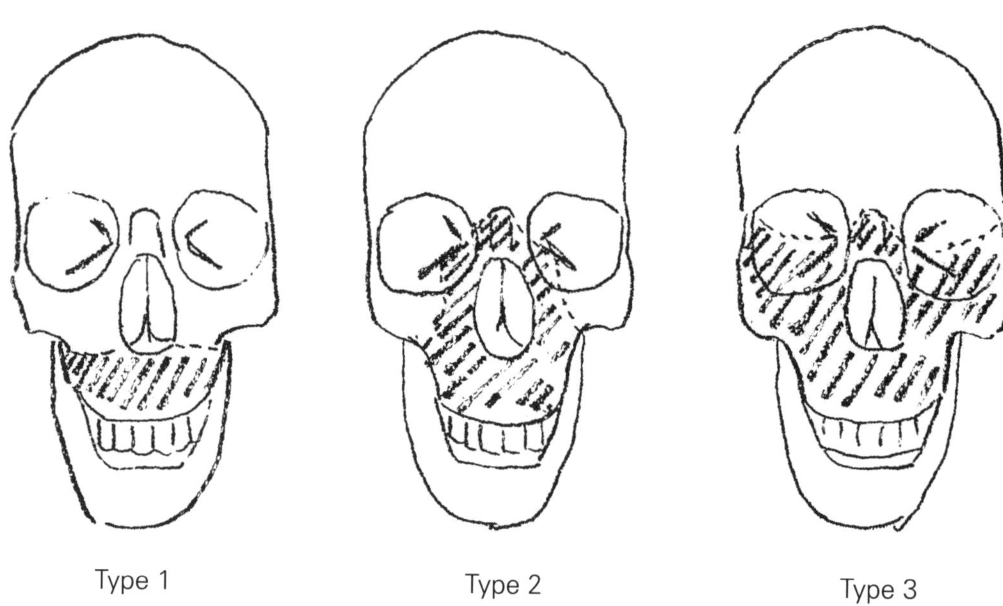

① type I - floating palate
② type II - floating maxilla
③ type III - floating face
④ all of them - separated from pterygoid plate
⑤ none of them - separated from zygoma

정답 ⑤

설명 안면 골절(facial fracture)의 특별한 형태인 Le fort fracture는 midface fracture로서
큰 힘이(예, 자동차 사고) 얼굴 전면에 가해질 때 발생한다. 얼굴뼈(facial bones)의 상호
결합을 이해하여 얼굴 구조를 파악하는 것이 이와 같은 질환을 이해하는 데 중요하다. Le
Fort type I은 골절선이 hard palate 바로 위를 통과하여 ptrygoid plate를 가로지른다.
Le Fort type II는 골절선이 nasal bone, medial orbital walls, orbital floor, posterior
maxilla를 통과하여 pterygoid plate를 가로지른다.
Le Fort type III는 골절선이 nasal bone, medial orbital wall, lateral orbital wall,
zygomatic arch를 통과하여 pterygoid plate를 가로지른다.

14 다음 그림(nasal septum)에서 점선으로 표시된 곳은 코피가 잘 나는 곳(Kiesselbach area)이며, A-E는 이곳의 구성 혈관을 표시한 것이다. 해당 혈관의 이름이 <u>잘못</u>된 것은?

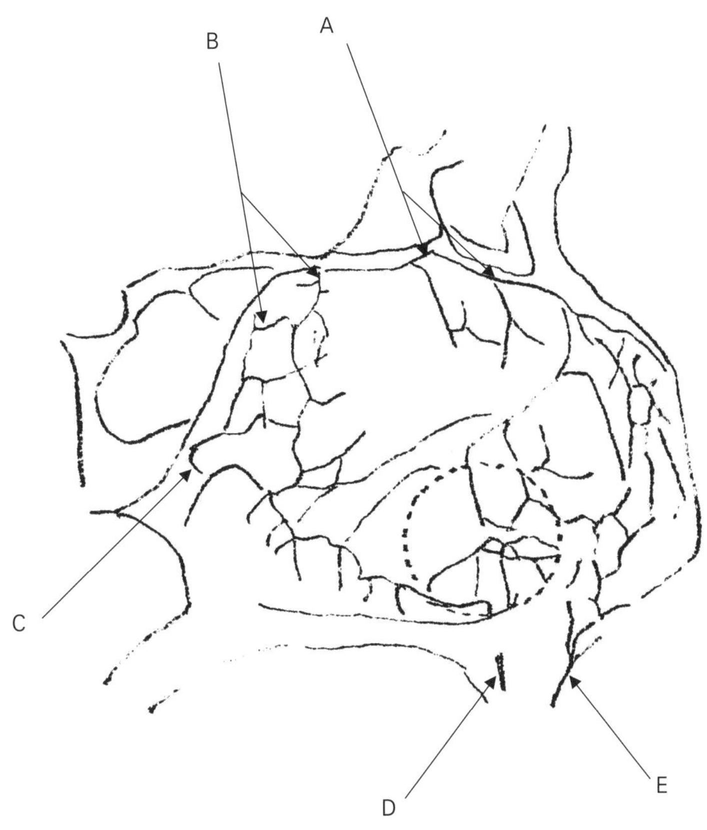

① A - infraorbital artery
② B - posterior ethmoidal artery
③ C - sphenopalatine artery
④ D - greater palatine artery
⑤ E - superior labial artery

정답 ①

설명 코피(epistaxis, nosebleeds)는 유소아나 청년층에서는 anterior nasal bleeding(전비부 출혈)이 그리고 연령이 증가할수록 posterior nasal bleeding(후비부 출혈)이 잘 발생한다. anterior nosebleeds이 잘 발생하는 영역은 anterior inferior quadrant of nasal septum(Kisselbach area)이며 구성 혈관은 anterior ethmoidal artery, posterior ethmoidal artery, sphenopalatine artery, greater palatine artery, superior labial artery이다. 한편 posterior nosebleeds를 일으키는 혈관은 sphenopalatine artery이다.

 다음은 코 내시경(nasal endoscopy) 사진으로 pus(고름)가 보인다. 아래에서 pus가 발생한(pranasal sinussitis, 축농증) 부위로 의심되는 곳이 아닌 것은?

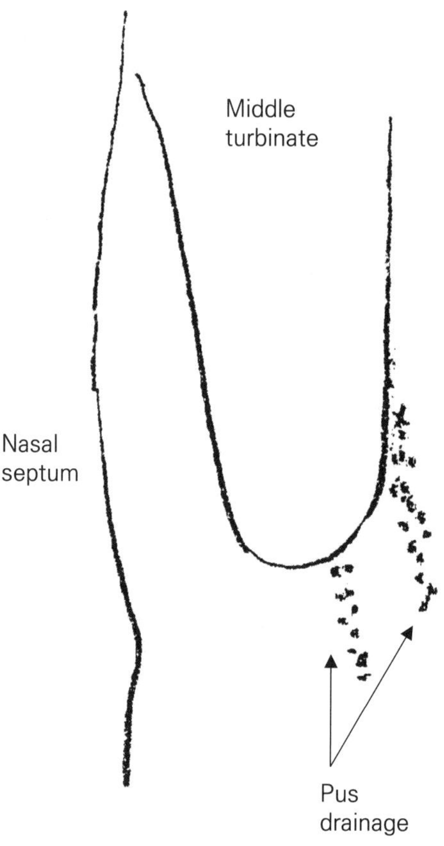

① frontal sinus

② ethmidal sinus(anterior and middle cells)

③ maxillary sinus

④ sphenoidal sinus

⑤ 모두 의심된다

정답 ④

설명 middle nasal meatus로 개구하는 부위는 frontal sinus, anterior and middle ethmoidal cells, maxillary sinus이며 이들 부위가 감염되는 경우 코 내시경상 pus discharge가 관찰될 수 있다. sphenoidal sinus 감염이 된 경우는 superior nasal meatus로 pus discharge가 발생하게 될 것이다.

16 다음은 Ota 모반(Ota nevus)이라 불리는 환자의 얼굴 사진이다. 본 질환은 모반(nevus)이 삼차신경의 지배 영역을 따라 분포하는 것을 특징으로 한다. 아래 사진에서 모반이 분포하는 피부 영역과 관계가 <u>없는</u> 신경은?

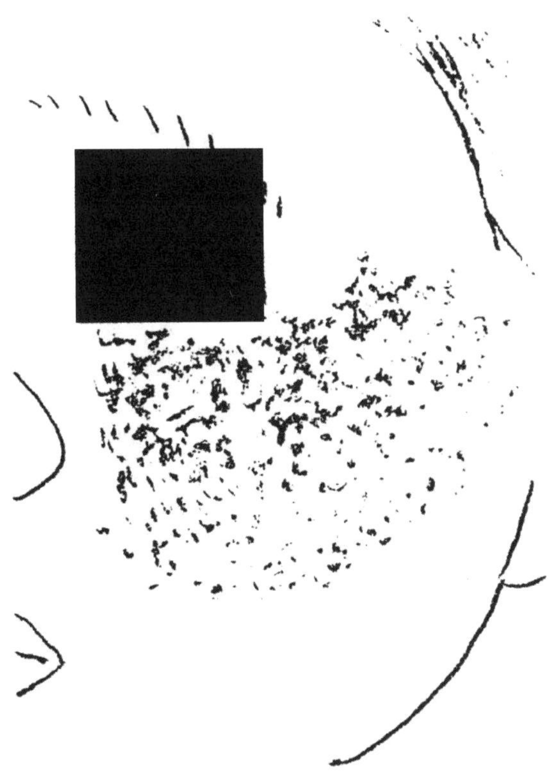

① extranasal nerve

② infraorbital nerve

③ zygomaticofacial nerve

④ zygomaticotemporal nerve

⑤ 모두 관계가 있다

정답 ①

설명 그림에서 nevus(모반)가 있는 부위는 maxillary nerve(V_2)가 지배하는 영역이다. 해당 영역의 감각을 담당하는 신경 가지는 infraorbital n, zygomaticotemporal n, zygomaticofacial n이다. extranasal n.는 opthalmic nerve(V_1)의 branch이다.

17 어렸을 때 안면 마비(facial pals!y)로 치료받은 적이 있는 성인 A 씨는 최근 맛있는 음식을 먹으면 침 대신 눈물이 나는 것을 느끼게 되었다. 이러한 이유로 병원을 찾게 되었을 때 그가 듣게 된 설명은 '악어 눈물 증후군(그림 참조)'이라는 것이었다. 이 설명에 의하면 안면 마비(Bell's palsy, 말초성 마비) 후에 회복되는 과정 중에 말초신경 간의 결합이 잘못되어 발생할 수 있다고 한다. 이는 음식의 맛을 느끼고(afferent pathway, A) 침을 만들어 내는 (efferent pathway; B1) 정상적인 회로가 아닌 음식을 맛보면 눈물이 나는 회로(efferent pathway; B2가 만들어졌다고 생각할 수 있다. 다음 중 이것의 PNS(peripheral nervous system, 말초신경계) 설명이 바르지 <u>못한</u> 것은?

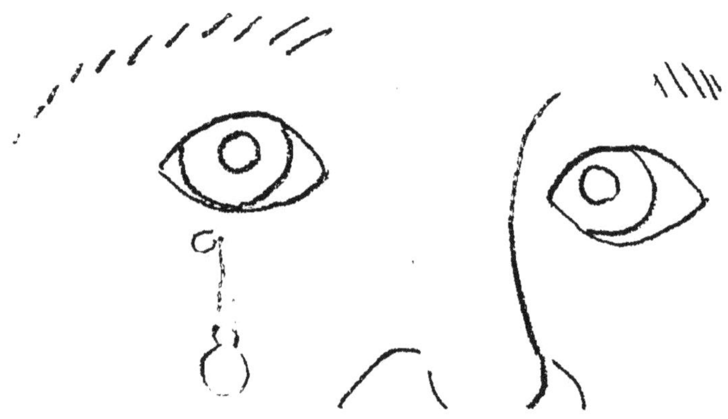

① A: chorda tympani

② B1: chorda tympani

③ B2: greater petrosal nerve

④ 모두 맞다

정답 ④

설명 Crocodile Tears Syndrome(악어 눈물 증후군)은 말초성 안면 신경 마비(Bell's palsy)의 회복 중에 말초신경(efferent pathway)의 재생이 submandibular and sumlingual glands으로 연결되지 않고 lacrimal gland로 잘못 연결되어(misdirected) 발생한다고 알려져 있다.

18 다음은 palatine bones을 뒤에서 바라본 것이다. 그림에서 A-E로 표시한 부분에 대한 설명으로 바르지 <u>않은</u> 것은?

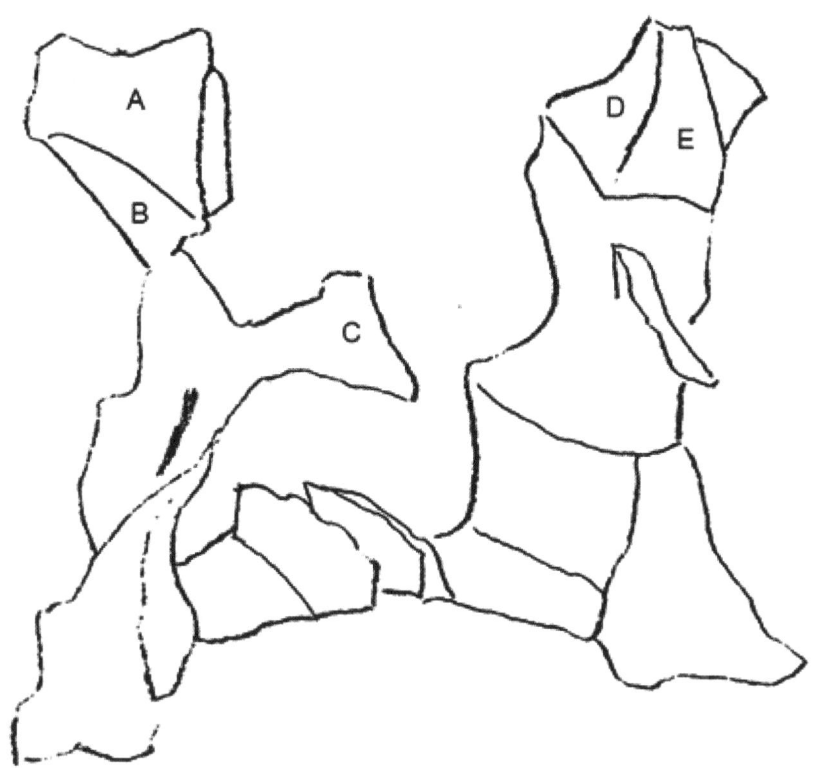

① A- orbital floor를 구성한다.

② B- pterygopalatine fossa의 medial wall을 구성한다.

③ C- palatovaginal canal을 구성한다.

④ D- maxillary body와 결합한다.

⑤ E- sphenoidal concha와 결합한다.

정답 ④

설명 palatine bone의 orbital process를 이루는 5개의 surfaces는 A: superior or orbital surface, B: lateral surface, D: medial or ethmoidal surface E: posterior or sphenoidal surface이며 anterior or maxillary surface는 그림에서 D의 앞쪽에 위치한다. 그림에서 C는 sphenoidal process의 superior surface이다.

19 다음은 오른쪽 앞에서 바라본 pterygopalatine fossa를 지나는 구조물을 나타낸다. 아래에서 구조물과 통로와의 관계가 바르지 <u>못한</u> 것은?

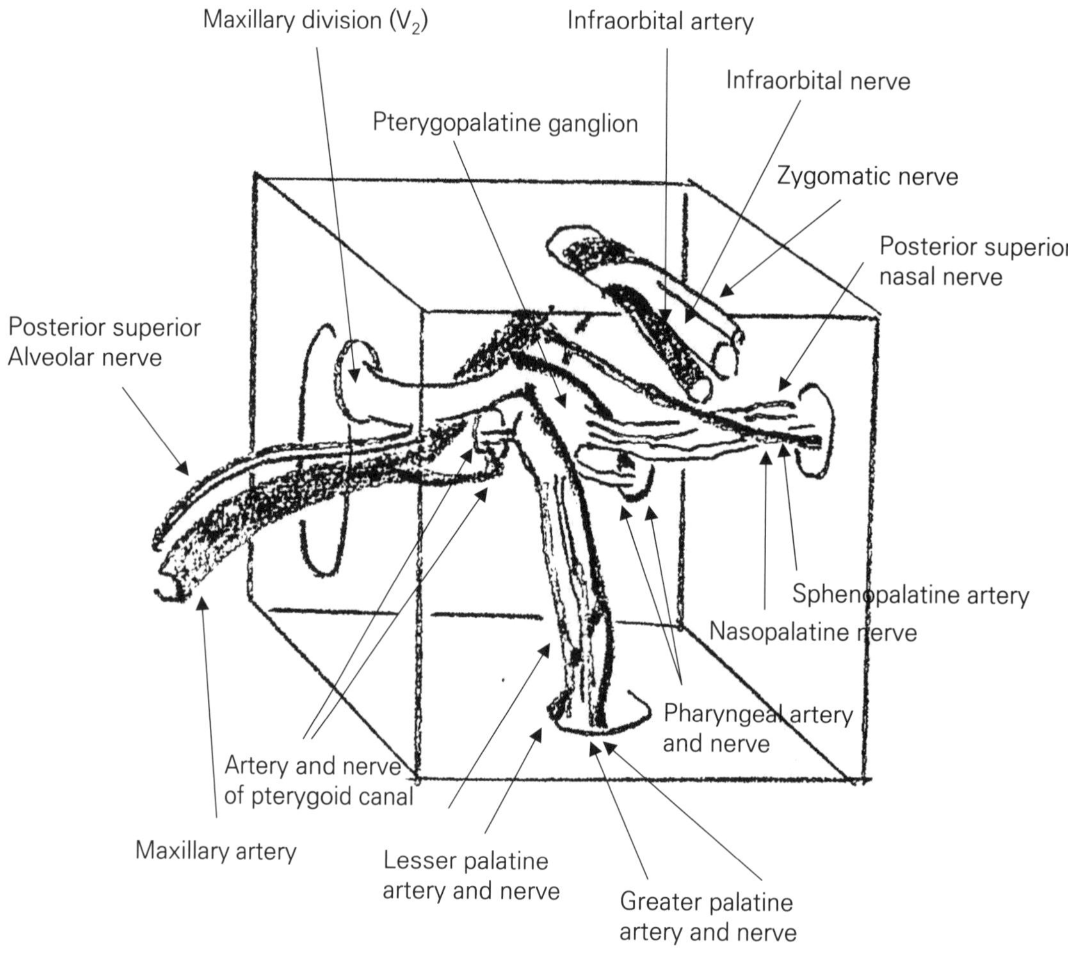

① maxillary artery - pterygomaxillary fissure

② maxillary nerve - foramen rotundum

③ vidian nerve - pterygoid canal

④ pharyngeal nerve - palatine canal

⑤ nasopalatine n. - sphenopalatine foramen

정답 ④

설명 그림에서 pharyngeal nerve가 지나는 곳은 palatovaginal(or pharyngeal) canal이며, palatine canal을 지나는 구조물은 greater and lesser palatine nerves and vessels이다.

 다음은 눈물과 연관된 구조물을 나타낸 것이다. 아래 설명 중에서 바르지 <u>못한</u> 것은?

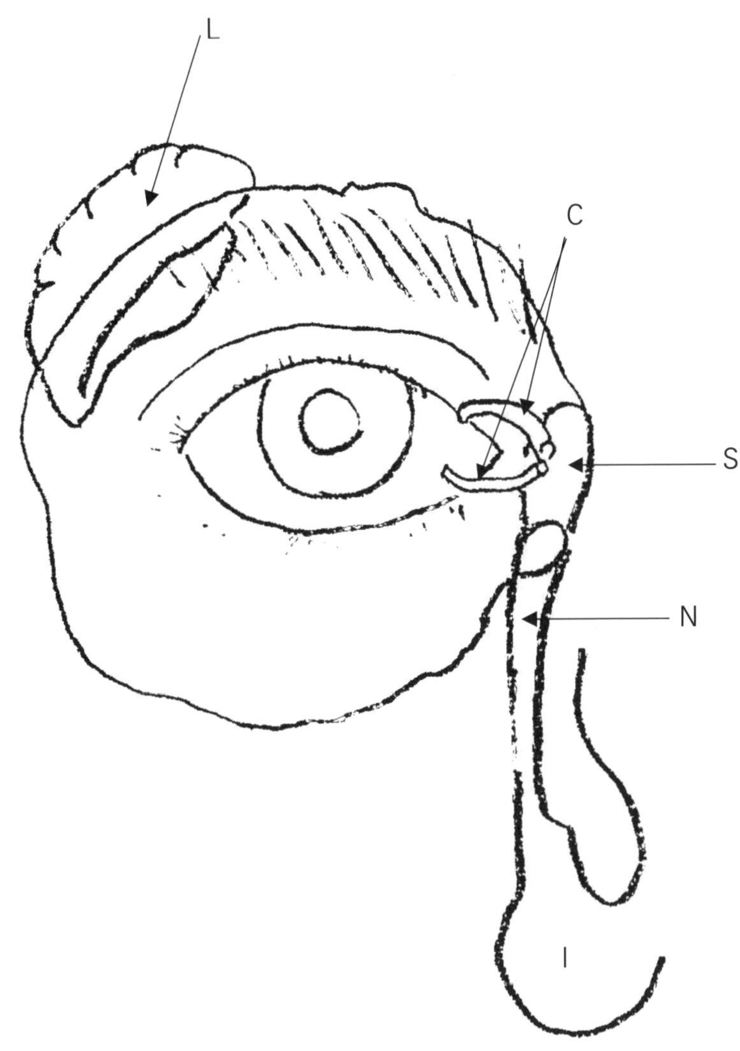

① L - lacrimal gland

② C - lacrimal canaliculus

③ S - lacrimal sac

④ N - nasofrontal duct

⑤ I - inferior nasal meatus

정답 ④

설명 그림에서 N은 nasolacrimal duct에 해당한다.

3장

머리 3 (Face)

 다음 그림은 화살표로 표시한 부위의 피부암(기저세포암, basal cell carcinoma) 수술 과정의 일부를 나타낸다. 이 부위의 수술 시 특히 보존에 주의해야 하는 해부학적 구조물로서 바르지 <u>않은</u> 것은?

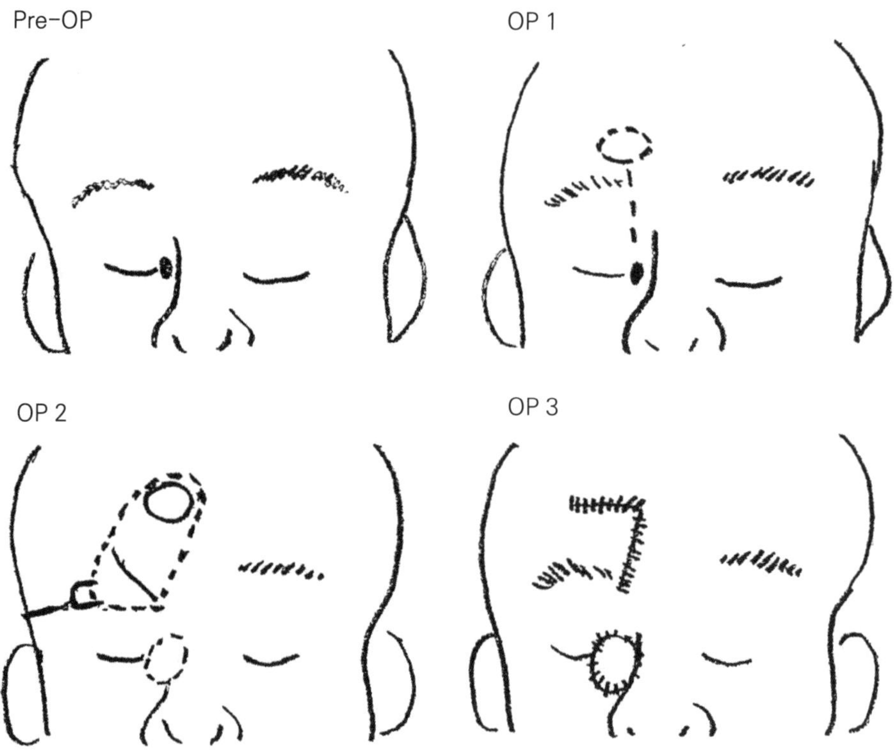

① lacrimal sac and canaliculi

② medial palpebral ligament

③ orbicularis oculi(orbital and lacrimal parts)

④ orbital septum

⑤ 모두 맞다

정답 ⑤

설명 medial canthus(내안각)에 있는 중요 구조물은 anterior lacrimal crest에 부착하고 있는 medial palpebral ligament, orbicularis oculi(orbital part)와 posterior lacrimal crest에 부착하고 있는 orbital septum, medial check ligament, orbicularis oculi(lacrimal part) 그리고 이들 둘 사이에 있는 lacrimal sac, lacrimal canaliculi이다.

42세 여자가 1년 전부터 발생한 우측 턱 아래 종물을 주소로 내원하였다. 우측 악하선 종양 의심하에 세침흡입검사와 전산화 단층 촬영을 시행하였고, 우측 악하선 종양 (submandibular gland tumor; 화살표 표시)이 진단되었다. 전신 마취하에 우측 악하선 종양 절제술을 시행하였고, 수술 중 특별한 문제는 없었으나, 아래 사진과 같이 수술 후 환자는 우측 입술 움직임의 저하를 보였다. 이는 수술 시 facial nerve의 어떤 branch가 손상되어 발생하였는가?

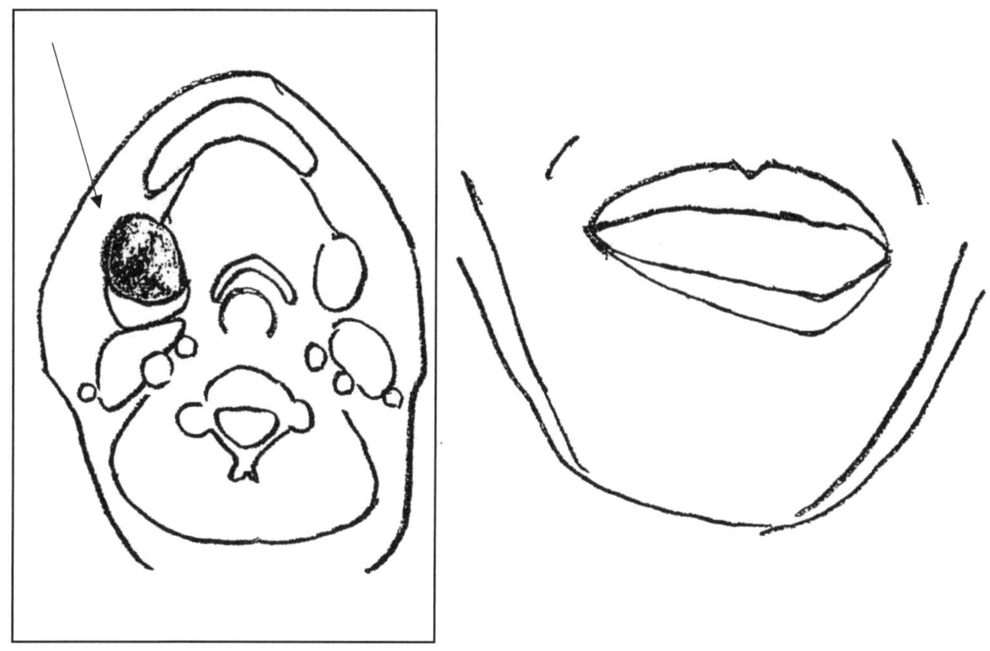

① temporal branch - orbicularis oculi(superior part)

② zygomatic branch - orbicularis oculi(inferior part)

③ buccal branch - muscles of upper lip

④ marginal mandibular branch - muscles of lower lip

⑤ cervical branch - platysma

정답 ④

설명 얼굴 표정근을 지배하는 facial nerve는 intraparotid plexus를 형성하며 크게 다섯 개의 신경 가지로 나뉜다. 그림에서 환자는 오른 입술이 내려오지 않는 것으로 봐서 submandibular gland에 있는 종양을 제거하는 수술 중에 depressor labii inferioris에 가는 marginal mandibular branch가 손상한 것으로 생각된다.

23 다음 사진은 안면 마비(facial nerve palsy)가 의심되는 환자에게 '치-즈'라고 발음하고 이마에 주름을 지어 보라고 요청했을 때의 모습이다. 아래 설명 중 바르지 <u>않은</u> 것은?

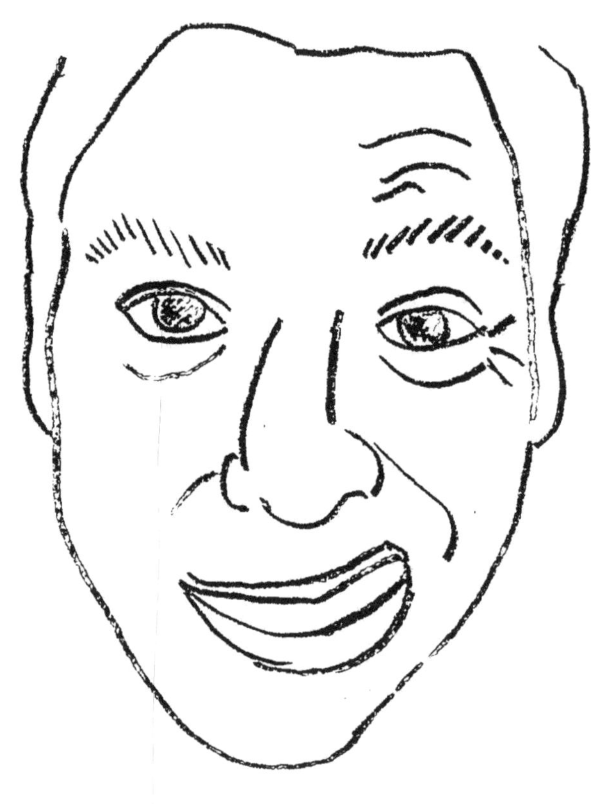

① 오른쪽 안면 신경 마비가 의심된다

② 오른쪽 이마의 주름이 잡히지 않는 것으로 보아 중추성 장애이다

③ 왼쪽 얼굴 근육이 당겨지는 것으로 보아 왼쪽은 정상이다

④ 오른쪽 눈을 감으라고 요구하면 잘 감기지 않을 것이다

⑤ 오른쪽 이마 주름을 지배하는 신경 가지는 temporal branch이다

정답 ②

설명 병변 부위(예, 가벼운 감기)의 동측에 오는 말초성 안면 마비(Bell's palsy, peripheral facial palsy)는 한쪽의 얼굴 마비가 동측의 이마 주름 마비와 함께 온다. 반면에 병변 부위(예, 뇌졸중)의 반대 측에서 오는 중추성 안면 마비는 한쪽의 얼굴 마비가 이마의 주름 마비(또는 눈을 세게 감지 못함)를 동반하지 않는다.

 다음은 과거에 이하선 수술(parotid gland op.)을 받은 환자가 맛있는 음식을 보면 귀 아래 부분에 발적(redness)과 땀(sweat)이 나는 증상을 호소하는 이른바 Frey's syndrome을 나타낸다. 이러한 증상은 otic ganglion에서 auriculotemporal nerve을 경유하여 parotid gland로 가는 침 분비신경(parasympathetic nerve)이 수술로 절단되어 재생 과정에서 침샘이 아닌 혈관과 땀샘(sweat gland)으로 잘못 연결되어 혈관 확장 및 땀 분비를 일으킨다고 알려져 있다. 다음 중 이하선의 침 분비와 관련된 신경이 <u>아닌</u> 것은?

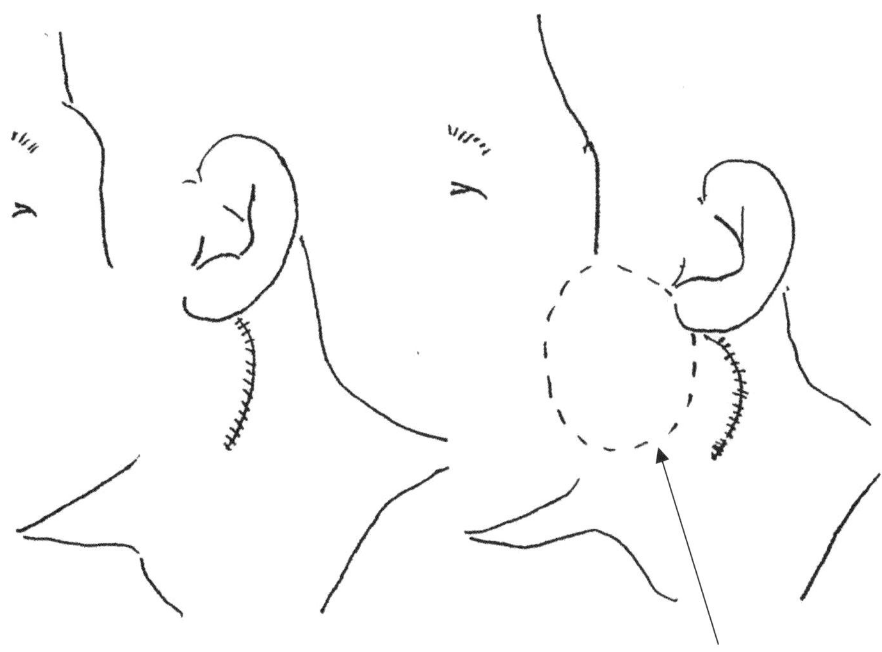

① glossopharyngeal nerve

② tympanic nerve

③ lesser petrosal nerve

④ otic ganglion

⑤ 모두 맞다

정답 ⑤

설명 parotid gland(이하선)의 자율신경 지배를 살펴보면 다음과 같다. 먼저 음식을 씹을 때 맛을 느끼는 것은 chorda tympani를 통하여 brain stem(gustatory nucleus in solitary nucleus)에 전달되고(afferent fiber), 침을 분비하는 것(부교감신경, efferent fiber)은, 특히 parotid gland에 가는 것은 brain stem(inferior salivatory nucleus)에서 출발하여 glossopharyngeal nerve를 통하여 tympanic nerve, tympanic plexus, lesser petrosal nerve, otic ganglion 순으로 전달되고 끝으로 auriculotemporal nerve를 경유하여 parotid gland에 연결된다.

25 다음 그림은 턱 운동 중에 depression과 elevation을 나타내고 있다. 이와 같은 턱 운동과 해당 근육을 짝지은 것 중에 바르지 <u>않은</u> 것은?

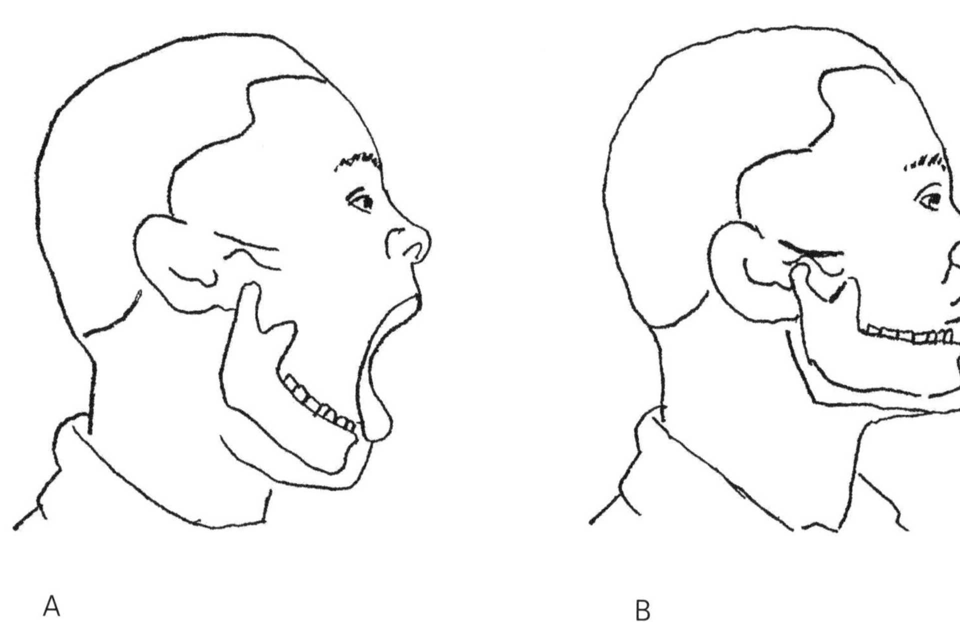

A   B

① elevation - medial pterygoid, masseter, temporalis

② depression - lateral pterygoid

③ protrusion - medial pterygoid, masseter, lateral pterygoid

④ retrusion - temporalis

⑤ contralateral excursion - temporalis, masseter

정답 ⑤

설명 contralateral excursion은 lateral pterygoid, medial pterygoid가 담당하며 temporalis, masseter가 담당하는 action(작용)은 ipsilateral excursion이다.

다음 그림에서와 같이 scalp laceration(두부 열상) 환자가 응급실에 내원하였다. 뇌나 두개골에 이상이 없는 것을 확인하고 환부를 세척 및 소독하여 봉합하고자 한다. laceration repair(열상 봉합)는 두피(scalp) 안쪽 층과 바깥쪽 층에서 두 번 봉합(suture)하려고 한다. 이때 주로 absorbable suture material(흡수봉합사)을 이용하여 안쪽에서 봉합하는 구조물은 무엇인가?

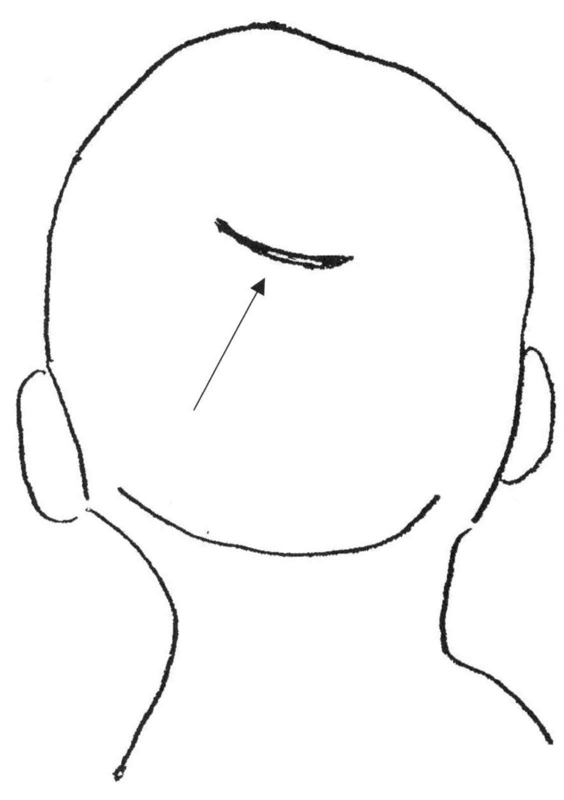

① skin

② connective tissue

③ aponeurosis

④ loose areolar tissue

⑤ pericranium

정답 ③

설명 바깥쪽의 피부층과 함께 안쪽에서 봉합해 줘야 하는 층은 occipitalis와 frontalis 근육을 연결해 주는 epicranial aponeurosis(널힘줄)이다. 이 층은 평소에도 loose areolar tissue 층 위를 움직이며 특히 두부 열상과 같이 결손이 생길 때 앞뒤에서 상기의 두 근육이 당기므로 벌어지게 된다.

 다음 사진은 만취 상태에서 다툼으로 인해 상대방의 발로 관자놀이(pterion) 부위를 차였
다는 환자의 CT 사진이다. 사진에서 right temporal bone(squamous portion)의 골절
(왼쪽 화살표)과 경막외 출혈(epidural hematoma, 오른쪽 화살표)을 확인할 수 있다. 아
래에서 이러한 출혈과 관련이 깊은 혈관은 무엇인가?

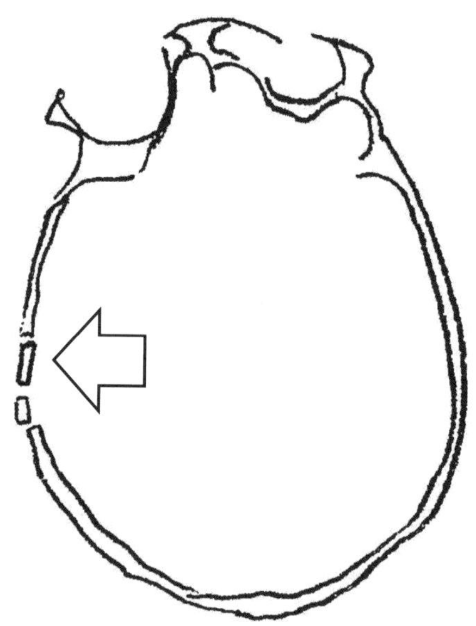 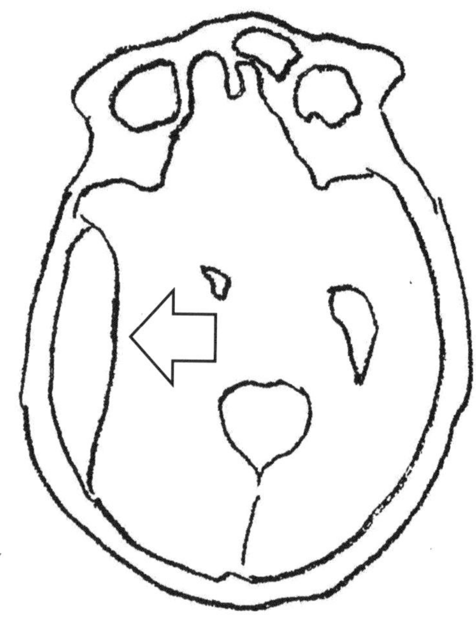

① superficial temporal artery

② transverse facial artery

③ middle meningeal artery

④ facial artery

⑤ lingual artery

정답 ③

설명 본 사례에서와 같이 pterion(관자놀이) 부위가 발길에 차여 골절이 생기면 middle
meningeal artery rupture가 발생하여 CT상 렌즈 모양의 epidural hemorrage를 일으
킬 수 있다. 이는 middle meningeal artery가 maxillary artery에서 분지하여 foramen
spinosum을 타고 두개골 안으로 들어와 greater wing에 있는 groove를 타고 pterion에
도달하는데 바로 이곳의 골절에 의하여 경막외(epidural)에 존재하는 이 혈관이 찢겨 출
혈이 생기게 된다.

28 다음은 얼굴의 감각을 담당하는 삼차신경의 피부 가지들을 나타낸다. 이 신경에 대한 설명
가운데 <u>틀린</u> 것은?

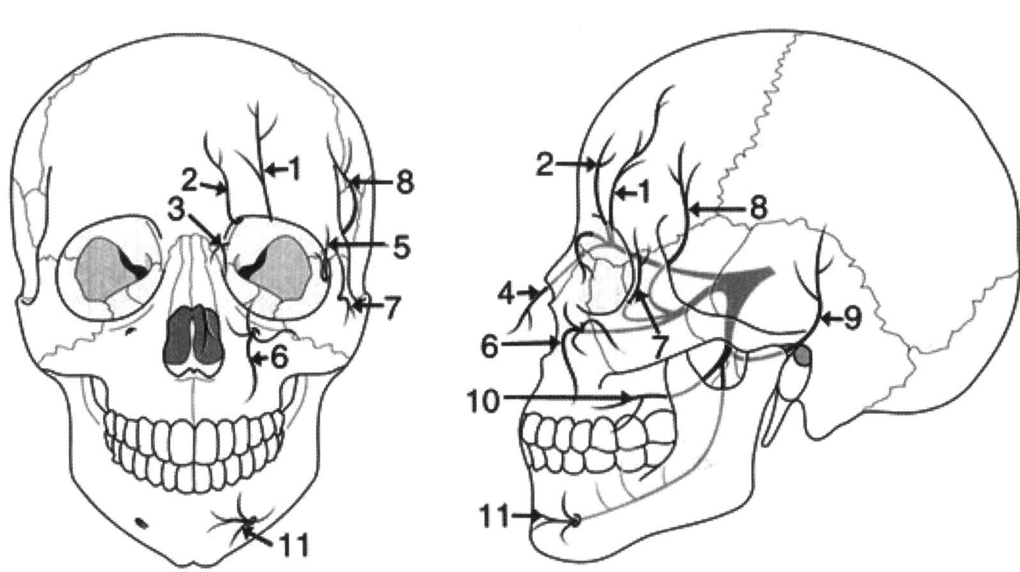

① 2번 - supratrochlear nerve

② 4번 - extranasal nerve

③ 7번 - zygomatemporal nerve

④ 9번 - auriculotemporal nerve

⑤ 11번 - mental nerve

정답 ③

설명 그림에서 7번은 zygomaticofacial nerve이다.

  다음 그림은 maxillary artery 주행을 나타낸다. 이 혈관의 분지가 통과하는 구조물에 대한 아래 설명 중 바르지 <u>않은</u> 것은?

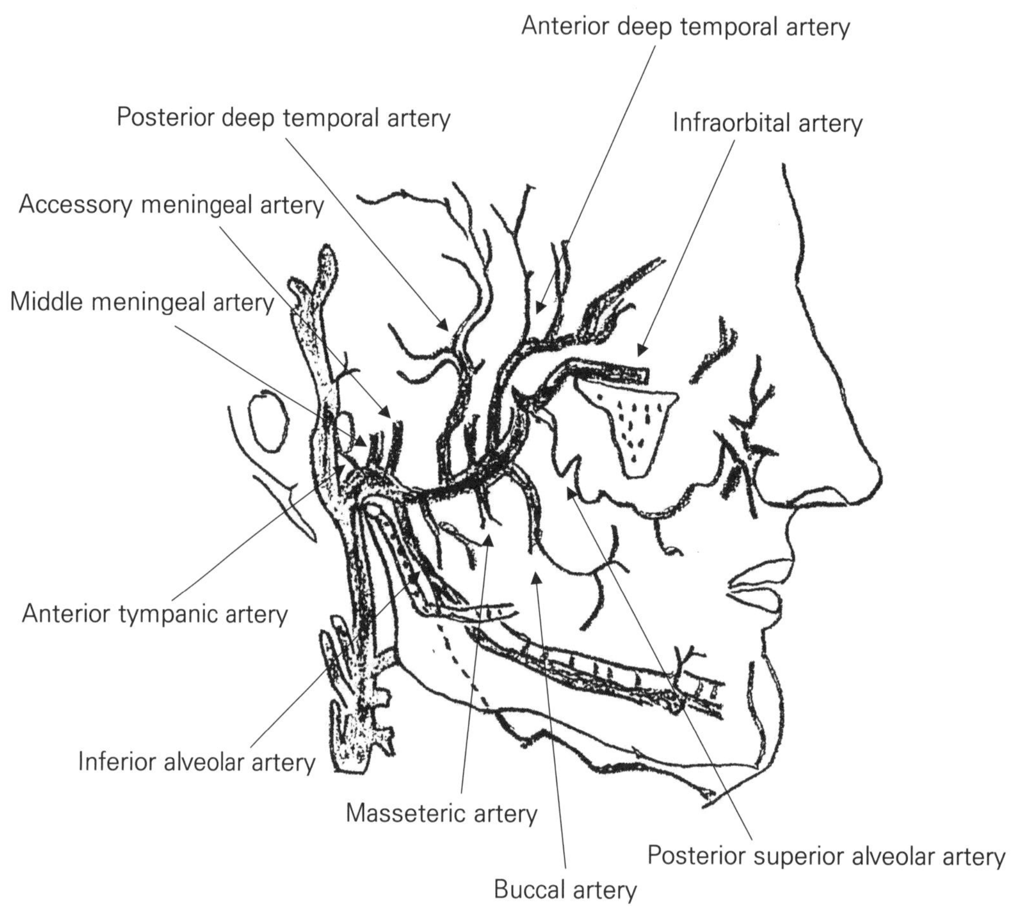

① anterior tympanic artery - petrotympanic fissure

② middle meningeal artery - foramen spinosum

③ inferior alveolar artery - mandibular canal

④ sphenopalatine artery - sphenopalatine foramen

⑤ pharyngeal artery - pterygoid canal

정답 ⑤

설명 external carotid artery(외경동맥)에서 나오는 maxillary artery의 분지를 숙지하는 것은 중요하다. 보기에서 pharyngeal artery는 palatovaginal canal(pharyngeal canal)을 통과한다.

 다음 사진은 환자의 왼, 아래쪽에 있는 사랑이 발치를 위해 inferior alveolar nerve를 마취하려고 구강 안을 확인하고 있는 모습이다. 그림에서 실선은 신경(A, B)을 점선은 구조물(X, Y)을 나타낸다. 아래 설명 중 바르지 <u>못한</u> 것은?

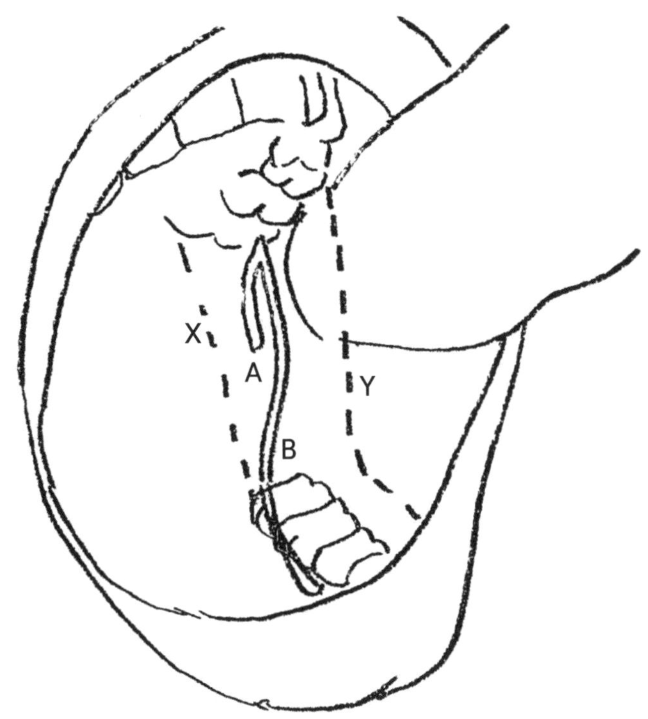

① A- inferior alveolar nerve

② B- lingual nerve

③ X- stylomandibular ligament

④ Y- mandibular ramus

⑤ 모두 맞다

정답 ③

설명 발치 등을 위한 국소 마취는 위턱(maxilla)의 경우 뼈에 주삿바늘을 넣어서 해당 부위를 직접 마취하지만, 아래턱뼈(mandible)는 단단하여 주삿바늘이 들어가지 않아서 대신 inferior alveolar nerve를 마취한다고 한다. 이때 주삿바늘이 향하는 방향은 아래턱의 치열(set of teeth)에 평행하게 치아에서 약간 위로 떨어져 향하는(즉, A를 향하여) 것으로 알려져 있다. 이곳을 찌른 후에 혈액 역류가 없음을 확인하고 국소마취제를 주입하면 동측의 치아와 함께 혀도 감각이 없어짐을 느끼게 되는데 이는 근처를 지나는 lingual nerve(B)도 마취되기 때문이다. X는 pterygomandibular raphe이다.

4장

머리 4 (Mouth)

 다음은 왼쪽의 아래 턱밑 부위(submandibular region)에 칼에 의한 자상(stab wound)을 입고 내원한 환자에게 "혀를 내밀어 보세요."라고 시켰을 때의 사진이다. 이때 손상받은 신경과 마비된 근육은 무엇인가?

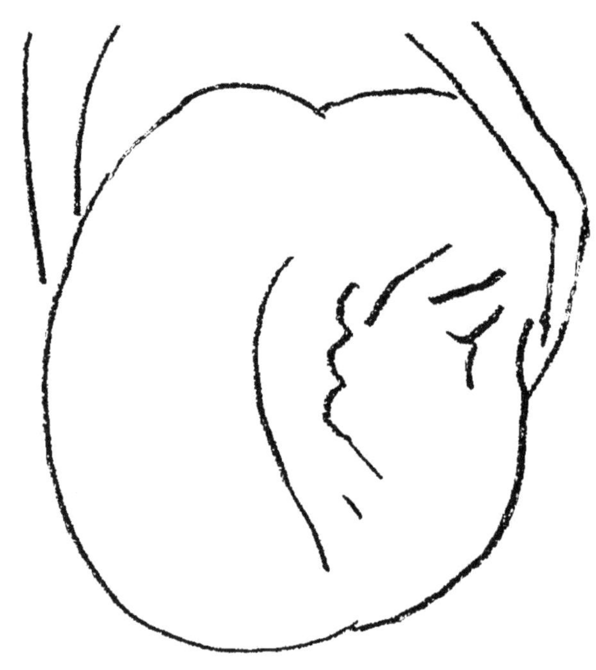

	손상 신경	손상 근육
①	hypoglossal nerve	hyoglossus
②	hypoglossal nerve	genioglossus
③	nerve to mylohyoid	mylohyoid
④	nerve to mylohyoid	anterior digastric
⑤	ansa cervicalis(C_1)	geniohyoid

정답 ②

설명 submandibular region에 stab wound(자상)를 입었을 때 hyoglossus 바깥에 위치하는 hypoglossal nerve(CN XII)가 손상받을 수 있다. 이때 혀가 내밀어지지 않는다면 이 신경이 지배하는 근육인 genioglossus가 마비된 것이다. 그 외 CN XII가 지배하는 근육은 hyoglossus, styloglossus, intrinsic tongue muscles이다(단, palatoglossus는 vagus nerve 지배이다).

32 다음은 15세 환자가 말할 때 과다한 콧소리(rhinolalia)를 내고 음식물을 삼킬 때 코로 넘어오는(nasal regurgitation) 구개인두 부전(velopharyngeal insufficiency, VPI)을 호소하여, '아' 소리를 내라고 할 때 구개 부위를 찍은 사진이다. 아래 기능 이상이 의심되는 곳으로 바르지 <u>못한</u> 것은?

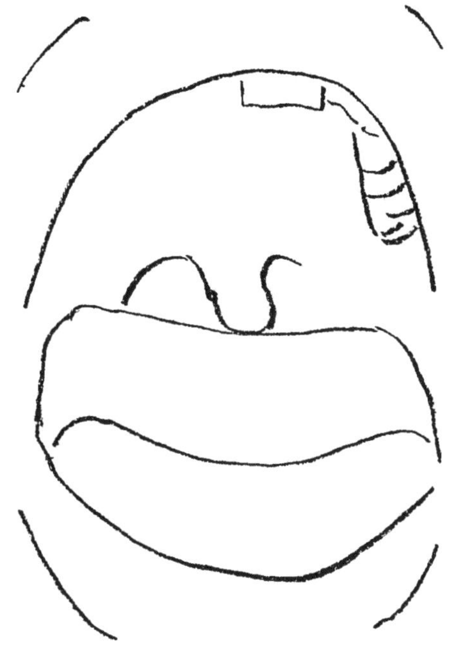

① 오른쪽, soft palate elevation

② 오른쪽, uvula elevation

③ 오른쪽, Eustachian tube opening

④ 오른쪽 vagus nerve, pharyngeal branch

⑤ 모두 맞다

정답 ⑤

설명 soft palate을 구성하는 근육은 tensor veli palatini, levator veli palatini, palatoglossus, palatopharyngeus, uvula이다. 어떤 원인에 의해서 일측의 vagus n, pharyngeal branch 마비가 오면, 발성을 하거나 음식물을 먹을 때 동측의 soft palate, uvula와 pharyngeal wall이 올라오지 않으며(즉, nasopharynx 가 닫혀지지 않고 VPI 일으킴), Eustachian tube의 밑면에 부착한 levator veli palatini 근육의 수축에 의한 E-tube opening도 장애를 받게 된다.

33 다음 그림은 mouth floor를 나타낸 것이다. A와 B에 해당하는 근육에 대한 설명 중 바르지 <u>않은</u> 것은?

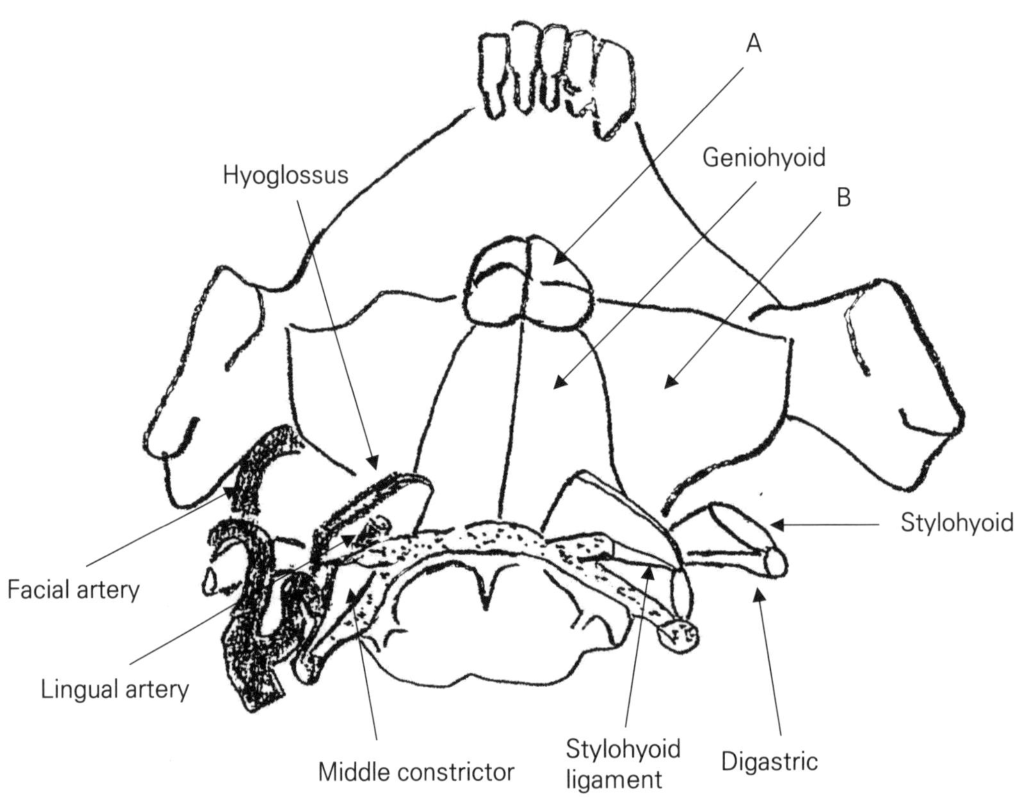

① 'A'의 신경 지배는 hypoglossal nerve이다

② 'A'는 혀를 앞쪽으로 내미는 역할을 한다

③ 'B'는 뒤쪽에서 sublingual gland에 clamped된다

④ 'B'의 신경 지배는 mandibular nerve(V_3)이다

⑤ stylohyoid와 digastric은 hyoid bone 올린다

정답 ③

설명 A는 genioglossus이고 B는 mylohyoid이며 mylohyoid를 뒤쪽에서 clamping(clamp 형태로 붙잡음)하고 있는 것은 submandibular gland이다.

34 환자가 수개월 전부터 지속된 코골이와 수면 무호흡증을 주소로 내원하였다. 특별한 과거력은 없었으며, 전신 검사상 특이 소견은 없었다. 이비인후과에서 시행한 이학적 검사상 편도 비대(palatine tonsillar hypertrophy)와 아데노이드 비대(adenoid hypertrophy)로 인한 증상으로 진단되어, 전신 마취하에 편도 절제술 및 아데노이드 절제술을 시행할 예정이다. 아래 그림에서 편도(palatine tonsil)에 해당하는 것은?

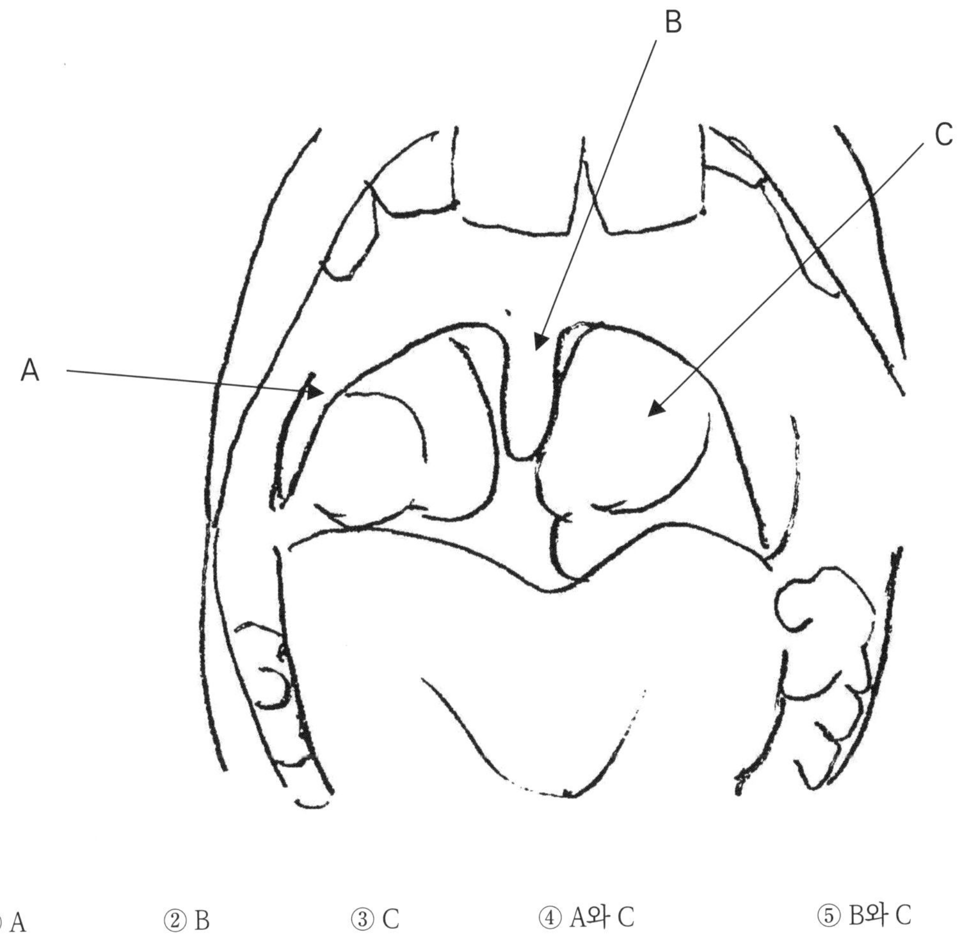

① A   ② B   ③ C   ④ A와 C   ⑤ B와 C

정답 ③

설명 호흡기 및 소화기 시작 부분에 위치한 림프조직의 집합체를 Waldeyer's ring이라고 하며, 이를 구성하는 것은 palatine tonsils(편도), adenoids(pharyngeal tonsils), tubal tonsils, and lingual tonsils이다. 이 환자에서 비대(hypertrophy)로 인하여 수술이 요구되는 부위는 palatine tonsils(C)와 adenoids이다.

35 다음은 skull의 submentovertical view를 나타낸다. 사진에서 paranasal sinus를 나타
내고 있는 것은 모두 어디인가?

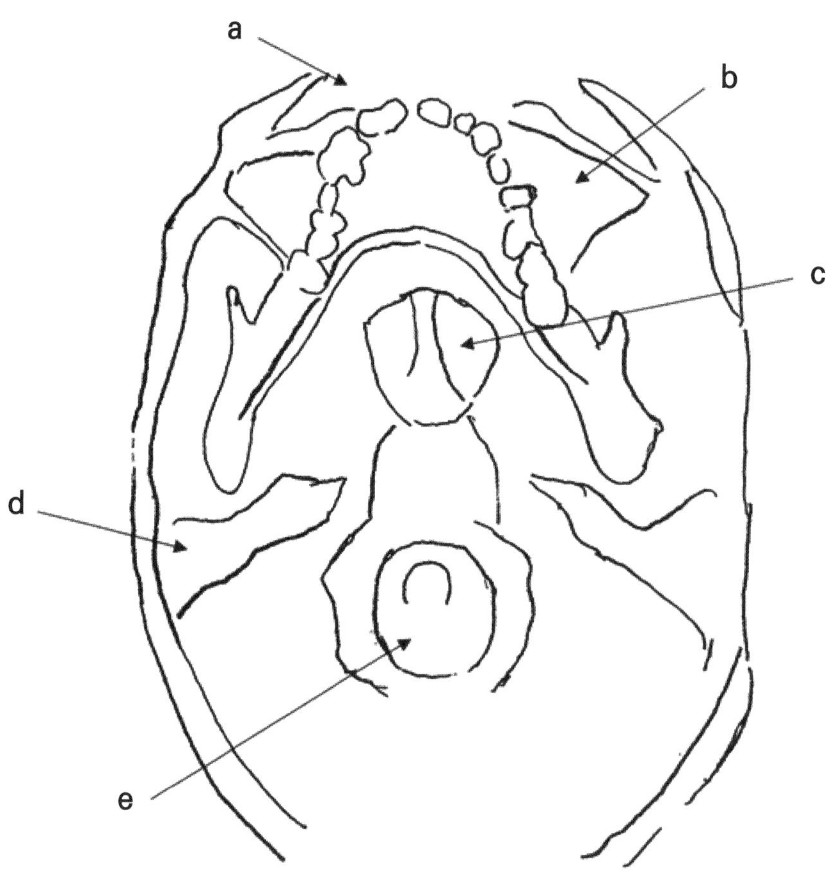

① a, b, c   ② a, b, c, d   ③ b, c
④ b, c, d   ⑤ b

정답 ③

설명 그림에서 a는 orbit, b는 maxillary sinus, c는 sphenoidal sinus d는 temporal
mastoid bone, e는 foramen magnum이다.

36 다음은 입천장(roof of mouth)의 앞면과 뒷면을 나타낸다. 그림에서 A-E는 soft palate
를 구성하는 다섯 개의 근육을 표시하고 G는 입천장샘(palatine gland)을 나타낸다. 아래
에서 표시한 근육의 신경 지배가 다른 것들과 <u>다른</u> 하나는?

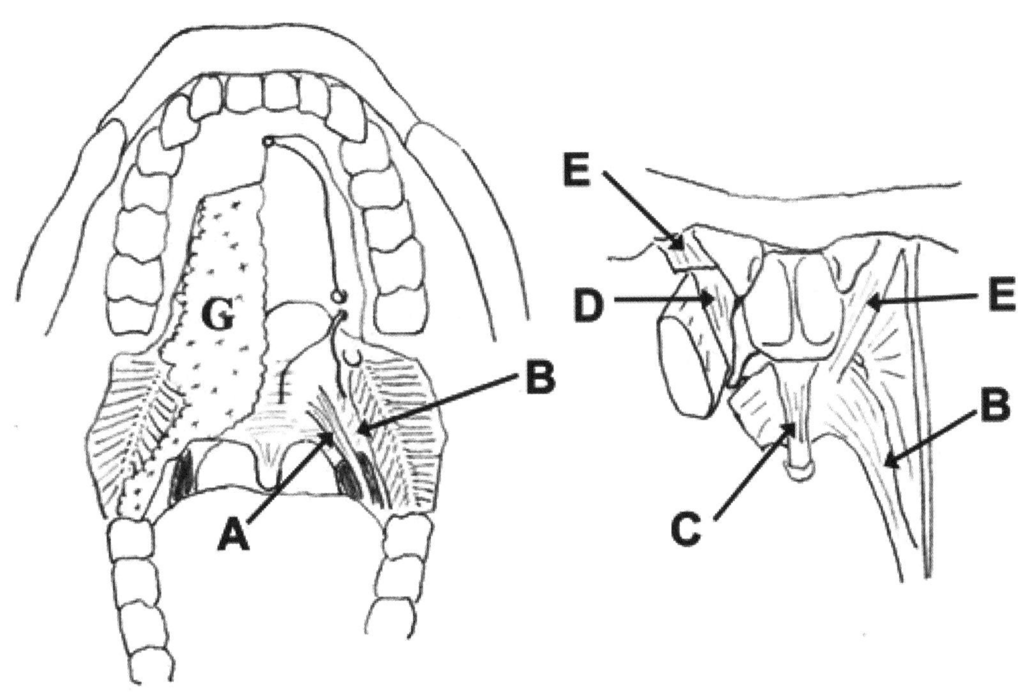

① A - palatoglossus

② B - palatopharyngeus

③ C - uvula

④ D - tensor veli palatini

⑤ E - levator veli palatini

정답 ④

설명 tensor veli palatini는 nerve to medial pterygoid(mandibular nerve, V_3)이며 다른
근육들은 모두 vagus nerve, pharyngeal branch 지배를 받는다.

 다음은 혀를 측면에서 관찰한 것이다. A-D는 extrinsic muscles of tongue을 나타낸다. 아래에서 근육의 이름이 <u>잘못된</u> 것은 어느 것인가?

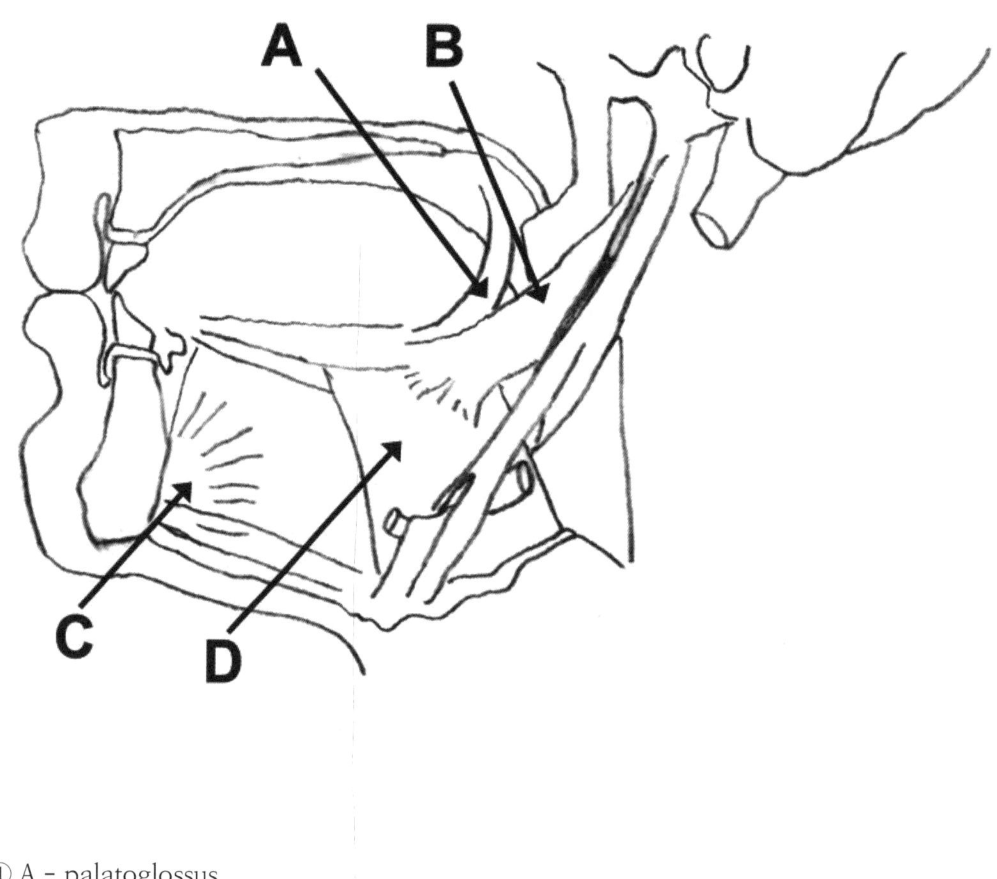

① A - palatoglossus

② B - styloglossus

③ C - genioglossus

④ D - hyoglossus

⑤ 모두 맞다

정답 ⑤

설명 그림에서 표시한 혀의 외재근(extrinsic muscles of tongue)의 신경 지배는 palatoglossus(vagus nerve)를 제외하고 모두 hypoglossal nerve(CN XII)이다.

 다음 그림은 hyoid bone을 나타내며 A는 경계선(border)을, B-E는 부분 면(part of surface)을 의미한다. 이 부위들에 대하여 부착하는 구조물로서 바르지 <u>못한</u> 것은?

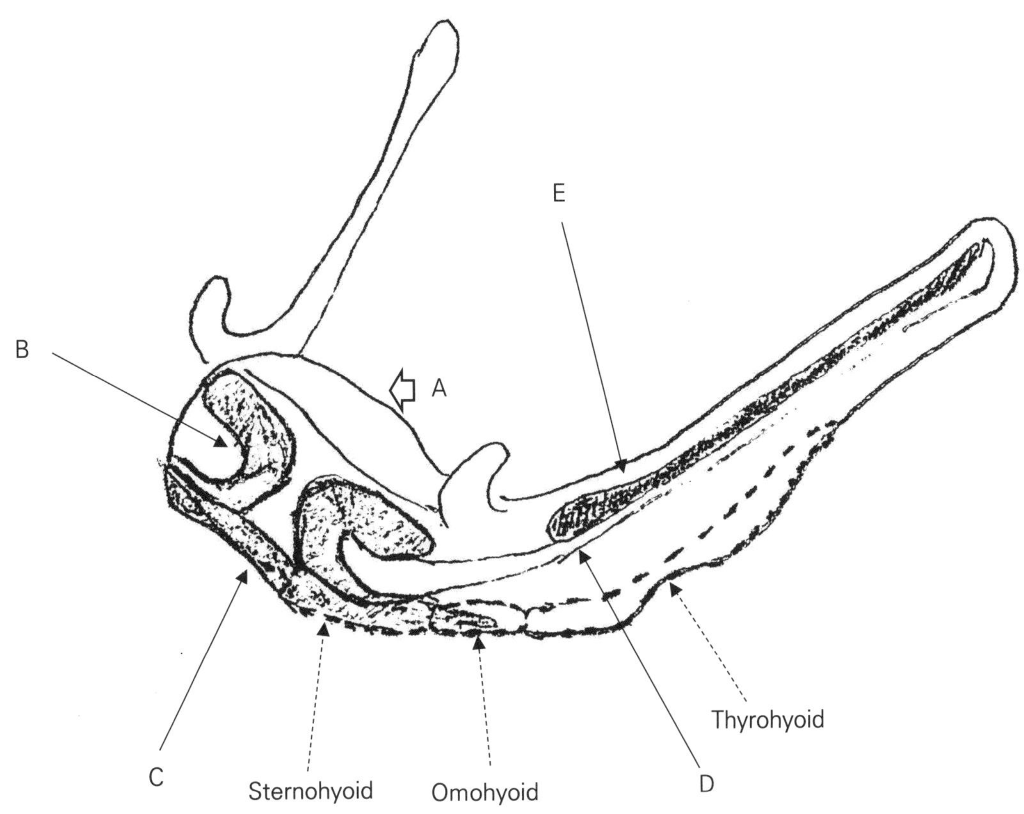

① A - thyrohyoid membrane

② B - genioglossus

③ C - mylohyoid

④ D - hyoglossus

⑤ E - middle pharyngeal constrictor

정답 ②

설명 Hyoid bone은 mouth floor를 구성하는 근육과 suprahyoid muscle에 해당하는 근육이 부착하는 뼈대로서 역할을 한다. 그림에서 B에 부착하는 근육은 geniohyoid이다.

---

39 다음은 혀의 신경 지배를 나타내는 그림이다. 감각신경에서 C로 표시한 영역(anterior 2/3)의 신경 지배는?

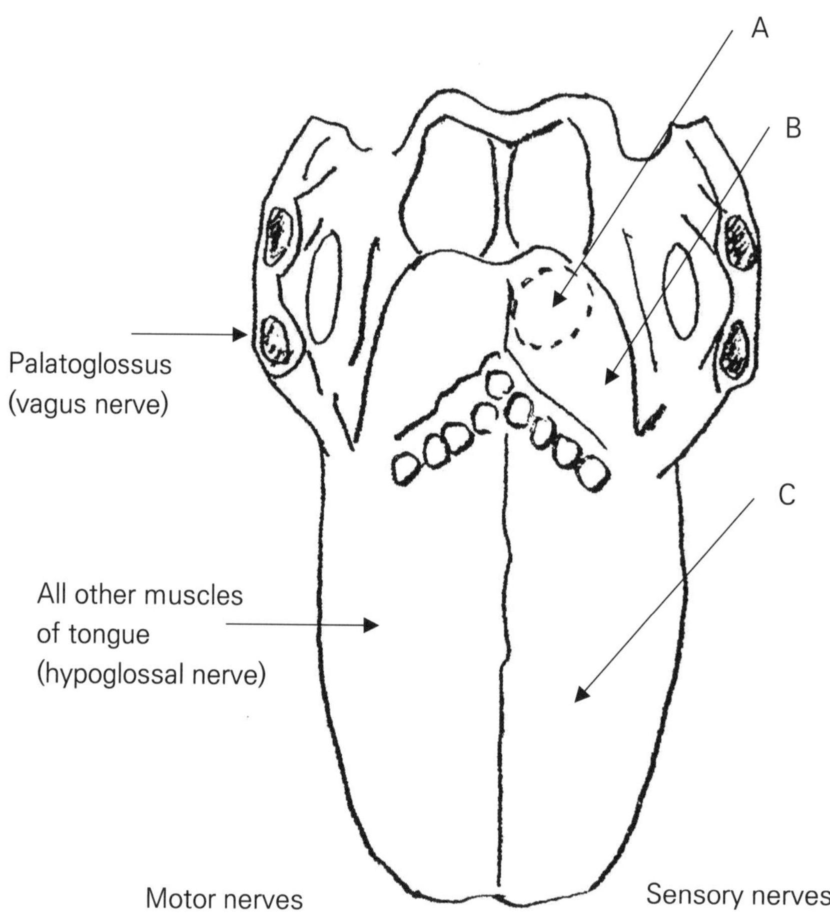

① general: lingual n. 그리고 special: chorda tympani

② general and special: glossopharyngeal n.

③ general and special: internal superior laryngeal n.

④ general and special: hypoglossal n.

⑤ general: lingual n. 그리고 special: glossopharyngeal n.

정답 ①

설명 posterior 1/3에 대한 감각 신경 지배는 (B) 영역은 general과 special sensation 모두 glossopharyngeal nerve(CN IX)이며 (A) 영역은 general과 special sensation 모두 vagus nerve에서 나온 superior laryngeal nerve, internal branch이다.

 다음 그림에서 submandibular gland와 sublingual gland를 지배하는 부교감 신경(특히 preganglionic fiber)은 다음 보기에서 무엇인가?

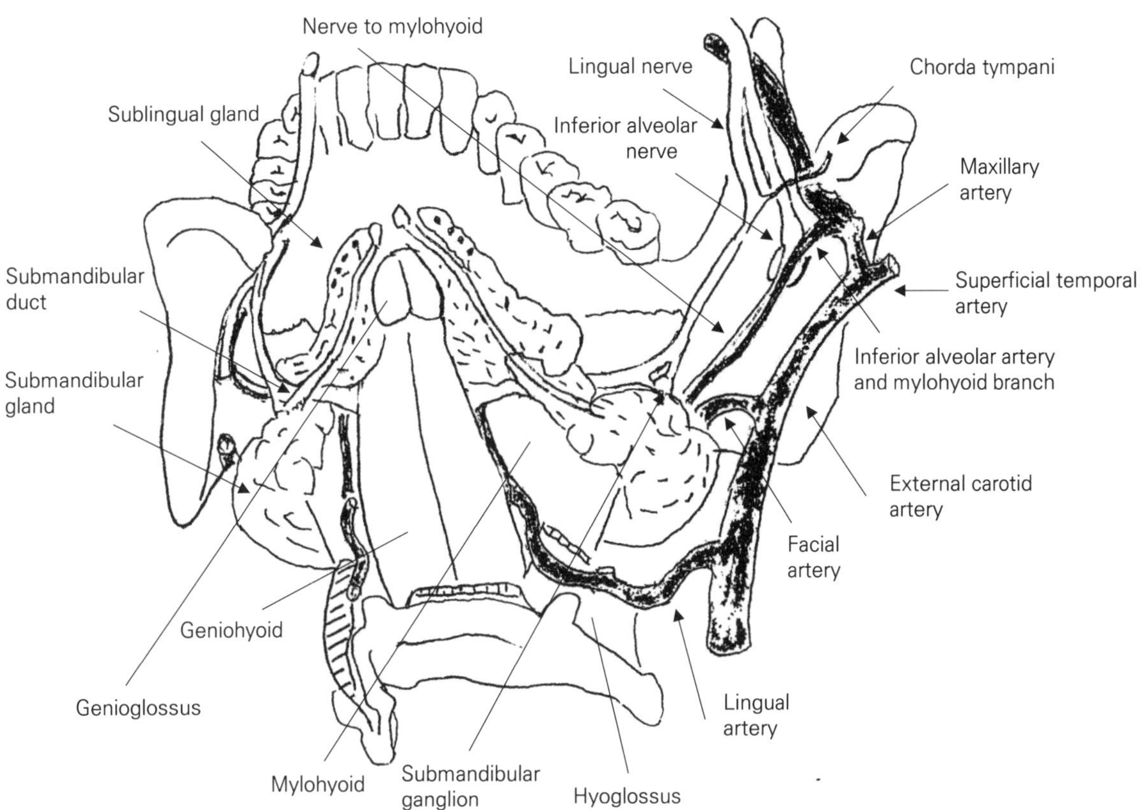

① parasympathetic root

② greatcr pctrosal nerve

③ chorda tympani lesser petrosal nerve

⑤ fibers from superior cervical ganglion

정답 ③

설명 submandibular 및 sublingual glands의 침샘을 자극하는 부교감신경절은 submandibular ganglion이며 해당 preganglionic fiber는 tympanic cavity에서 petrotympnic fissure를 통해 빠져나온 chorda tympani(CN VII)이다.

5장

머리 5 (Ear)

 다음 사진은 중이염으로 고막이 파괴된 환자의 오른쪽 귀를 otoscope(검이경)로 관찰한 것이다. 사진에서 보이는 구조물이 <u>아닌</u> 것은?

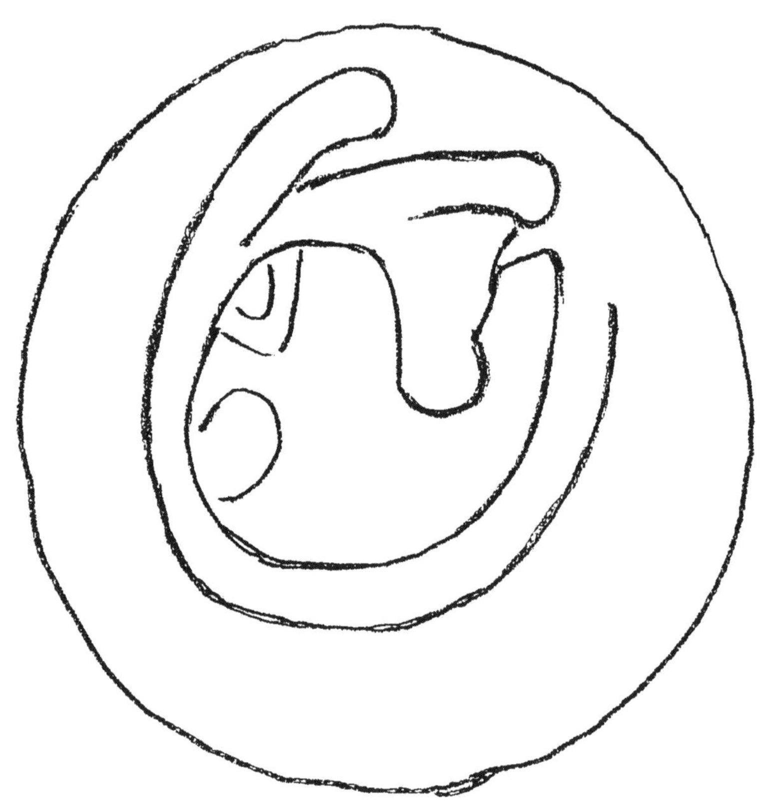

① pars tensa　　　　　　　② tympanic annulus

③ handle of malleus　　　　④ head of stapes

⑤ round window

 ①

설명 그림에서는 고막이 파괴되고 tympanic annulus만 남은 사이로 middel ear(중이)의 여러 구조물(handle and lateral process of malleus, long limb of incus, posterior limb of stapes, round window, promontory 등)이 보인다. pars tensa는 tympanic membrane(고막)을 구성하는 부분이며 그림에서는 떨어져 나가고 없다.

 다음 사진은 suprameatal triangle을 나타낸 것이다. 이 부위에 대한 아래 설명 중 바르지 <u>못한</u> 것은?

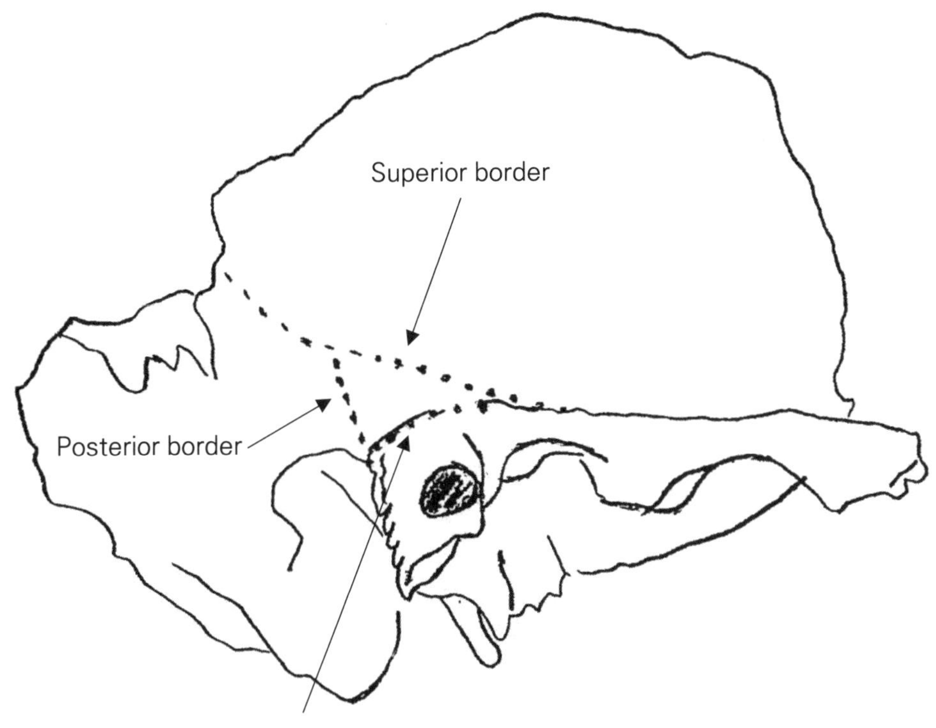

① 만성 중이염의 수술에서 접근 통로로서 이용되는 부위이다
② 바로 안쪽에 mastoid antrum이 존재한다
③ facial nerve는 멀리 떨어져 있어 비교적 안전하다
④ 앞쪽의 middle ear에 접근할 수 있다
⑤ 감염된 mastoid air cells를 제거할 수 있다

정답 ③

설명 suprameatal triangle은 supramastoid crest(superior border), suprameatal spine(antero-inferior border), 그리고 external acoustic meatus의 posterior wall에 그은 접선(posterior border)이 이루는 삼각형이며 만성 중이염 수술 시 바로 안쪽에 있는 mastoid antrum에 이르는 중요한 접근 통로이다. 앞쪽에서는 middle ear의 posterior wall을 따라서 facial nerve가 위에서 아래로 지나고 있으므로 수술 시 손상받지 않도록 주의해야 한다.

43 다음은 otoscope(검이경)로 고막(tympanic membrane)을 관찰하기 위하여 귀를 위쪽, 뒤쪽으로 당기는 것을 보여 주고 있다. 이것은 외이도(external acoustic meatus)가 고막을 향하는 방향과 관계가 있는데, 외이도는 옆(가쪽)과 위(뒤쪽)에서 보았을 때 각각 어떤 방향인가?

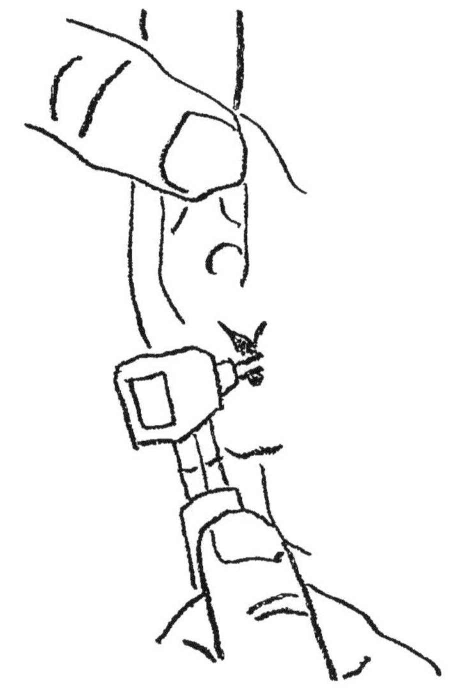

① 위로 볼록, N 자 모양(오른쪽 귀 기준)

② 위로 볼록, N 자 모양(왼쪽 귀 기준)

③ 아래로 볼록, N 자 모양(오른쪽 귀 기준)

④ 아래로 볼록, N 자 모양(왼쪽 귀 기준)

⑤ 위로 볼록, N 자 모양(오른쪽 및 왼쪽 귀 모두)

정답 ②

설명 왼쪽 귀의 외이도를 바깥쪽에서 그리고 가쪽에서 관찰하면 위로 볼록한 상태이며, 왼쪽 외이도를 뒤쪽에서 그리고 위쪽에서 바라보면 '안쪽에서 들어갈 때 앞쪽을 향하다가 급히 뒤쪽을 향하고 다시 앞쪽을 향하는 N 자 형태를 취한다.' 오른쪽 귀는 바깥·가쪽에서 바라보면 위로 볼록하며 뒤쪽·위쪽에서 바라보면 옆으로 뒤집힌 N 자 형태를 취한다.

44 다음은 tympanic membrane의 바깥층이 가운데 귀 안으로 들어가서 이소골을 파괴하여 청력 소실을 일으키는 cholesteatoma의 이경(otoscopic) 및 CT 소견이다. 아래 설명 중에 바르지 <u>못한</u> 것은?

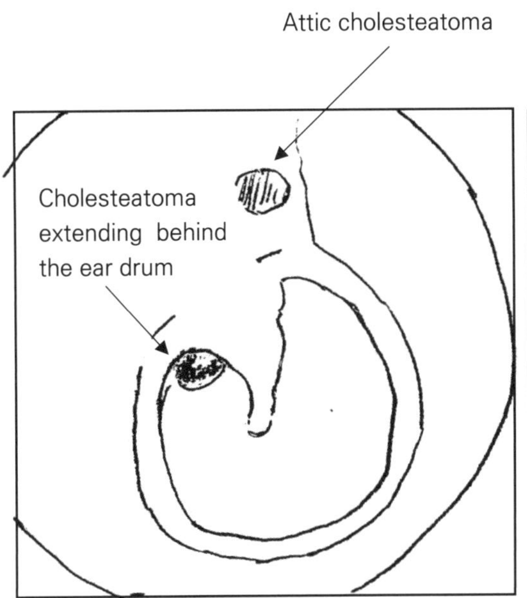

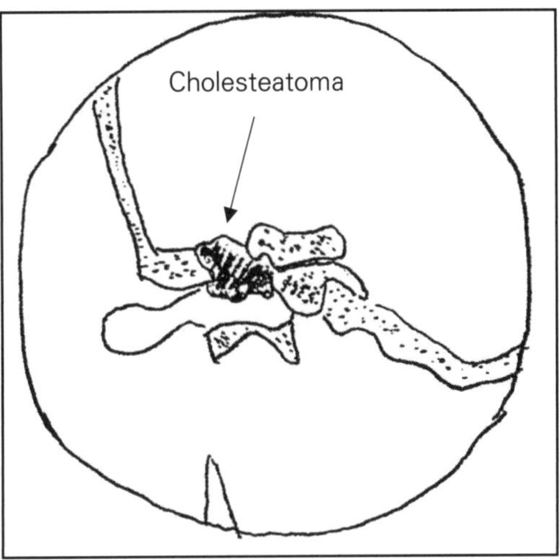

① 오른쪽 귀이며 병소는 주로 attic에 존재한다
② 병의 발생은 고막 안쪽의 음압과 관련이 있다
③ 병소는 고막 중에 주로 pars tensa를 침범한다
④ 병소는 tegmen tympani까지 도달하였다
⑤ 모두 맞다

정답 ③

설명 난청이 주된 증상으로 알려진 이 질환(cholesteatoma)은 고막의 얇은 부분(2층으로 이루어짐)인 pars flaccida에서 안쪽으로 상피세포(epidermis)가 자라나서 생기는 신생물로 알려져 있다. 그림에서는 Otoscope(검이경) 관찰하에서 cone of light 방향으로 보았을 때 오른쪽 귀로 보인다.

45 다음 그림은 갑작스러운 이명(tinnitus)으로 내원한 환자에서 청력 검사(air conduction)를 한 결과이며, 오른쪽 귀의 청력(빨간색)이 심하게 떨어졌으나 서서히 며칠 사이로 회복되는 것을 보여 주고 있다. 이러한 청력과 관계되는 세포(hair cells)가 존재하는 공간과 매질적으로(액체) 직접 닿아 있는 곳이 <u>아닌</u> 것은?

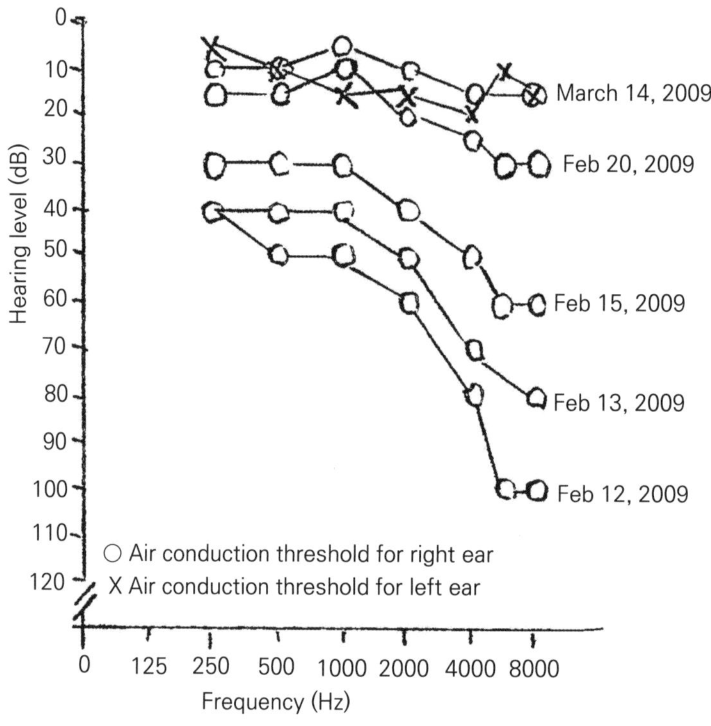

① scala media(cochlear duct)   ② basilar membrane

③ tectorial membrane   ④ endolymph   ⑤ round window

정답 ⑤

설명 돌발성 난청(sudden sensorineuronal hearing loss, SSNHL)은 주로 갑작스러운 이명으로 병원에 갔다가 청력 검사에서 진단받는 경우가 많은 것 같다. 고막을 통하여 들어온 소리는 중이에 있는 3개의 이소골을 거쳐서 내이에 있는 액체 매질인 perilymph로 전달되는데 oval window, scala vestibuli, scala tympani, round window를 지나서 공기 매질인 중이로 다시 나간다. 한편 scala vestibuli는 vestibular membrane을 경계로 scala media(cochlear duct)와 접해 있으며 소리가 전달되는 동안 소리 파동(에너지)은 scala media에 있는 또 다른 액체매질인 endolymph로 전달되며 이곳에 있는 hair cell에 의해서 감지된다. 보기에서 endolymph 안에 놓여 있지 않은 구조물은 round window이다.

 다음은 이석증(otolithiasis)이 의심되는 환자에서 검사(Dix-Hallpike test)하는 것을 나타낸다. 그림 A에서와 같이 환자의 머리를 왼쪽으로 돌린 상태에서 뒤로 눕혔을 때 환자는 심한 증상(현훈)을 호소하고 의사는 그림 B에서와 같은 안구 운동(fast phase)을 관찰할 수 있었다. 좌측 뒤쪽 반고리관에 이석증을 앓고 있는 이 환자의 안구진탕(안진, nystagmus)의 방향을 바르게 설명한 것은?

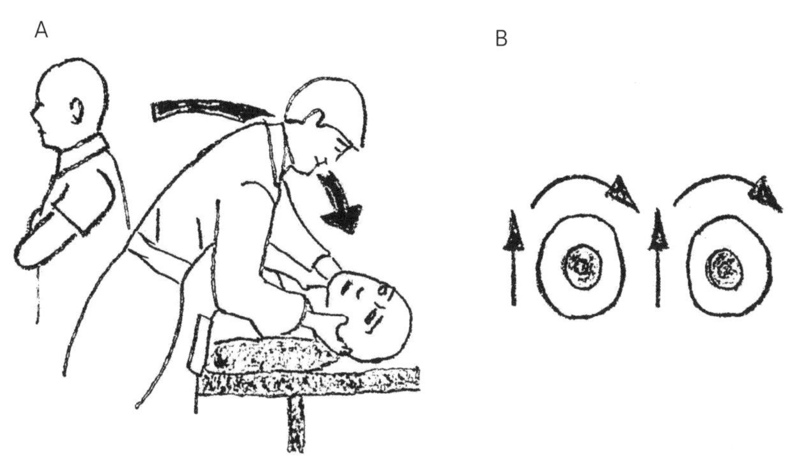

① 우측-adduction   좌측-abduction

② 우측-depression, extorsion   좌측-depression, intorsion

③ 우측-elevation, extorsion   좌측-elevation, intorsion

④ 우측-depression, intorsion   좌측-depression, extorsion

⑤ 우측-elevation, intorsion   좌측-elevation, extorsion

정답 ⑤

설명 보기에서와 같이 left posterior semicircular canal에 이석증(otolithiasis)이 발생한 경우를 보자. 환자가 왼쪽으로 고개를 45° 돌린 상태에서 뒤로 넘어뜨리면(Dix-Hallpike test), Lt Post canal이 excitation(endolymph: away flow)되고 Lt SO와 Rt IR가 excitation된다. 이때 안구 운동은 Lt: downward rotation, intorsion되며 Rt: downward rotation, extorsion이 일어나고(slow movement, vestibulo-ocular reflex), 바로 이어서 반대 방향, 즉 Lt upward rotation, extorsion과 Rt upward rotation, intorsion가 일어난다(fast movement, nystagmus). 반면에 right posterior semicircular canal 이석증이 발생한 경우라면, 안진(nystagmus)은 Lt upward rotation, intorsion와 Rt upward rotation, extorsion 방향으로 발생한다. 참고로 대부분의 이석증은 posterior canal과 lateral canal에 생기며 anterior canal에 생기는 경우는 거의 없다.

47 다음은 이석증(otolithiasis)이 의심되는 환자에서 검사(Roll test)하는 것을 나타낸다. 그림의 '2'의 위치에서 강한 nystagmus(안진)가 발생하였다면, 안진의 방향과 이석증이 있는 곳은?

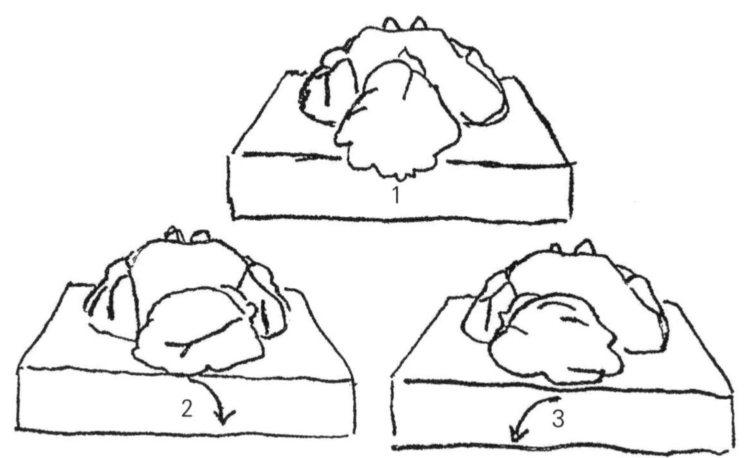

① left direction, right lateral canal　　② right direction, right lateral canal
③ left direction, left lateral canal　　④ right direction, left lateral canal

정답 ②

설명 먼저 right lateral semicricular canal에 이석증이 발생한 경우를 보자. 오른쪽으로 고개를 돌리면 Rt Lat canal이 흥분되고(endolymph: toward flow), Rt medial rectus와 Lt lateral rectus가 excitation된다. 이때 안구 운동은 Rt medial rotation, Lt lateral rotation이 일어나고(slow movement, vestibulo-ocular reflex) 바로 이어서 반대 방향, 즉 Rt lateral rotation, Lt medial rotation이 일어난다(fast movement, nystagmus).
한편 '3'의 방향으로 돌렸을 때 Rt Lat canal은 억제되고(emndolymph: away flow) Rt lateral rectus와 Lt medial rectus가 이완되며 안구 운동은 Rt lateral rotation, Lt medial rotation(slow movement)한 후 바로 Rt medial rotation, Lt lateral rotation이 일어난다(fast movement, nystagmus). 이는 left lateral semicricular canal에 이석증이 발생한 경우에 왼쪽으로(위치 3) 고개를 돌렸을 때 생기는 안진(nystagmus)과 같은 left direction 방향이다. 이 둘의 구별은 만약에 오른쪽(왼쪽)이 왼쪽(오른쪽)보다 강한 안진을 일으킨다면 오른쪽(왼쪽)에 이석증이 있는 것으로 판단한다. 참고로 posterior canal에 이석증이 있는 경우는 앞으로 넘어지는 검사는 하지 않으므로 Post canal이 억제되는 (endolymph: toward flow) 경우를 고려하지 않아도 된다.

 다음 inferior view of temporal bone을 보고 아래 설명 중 바르지 <u>않은</u> 것은?

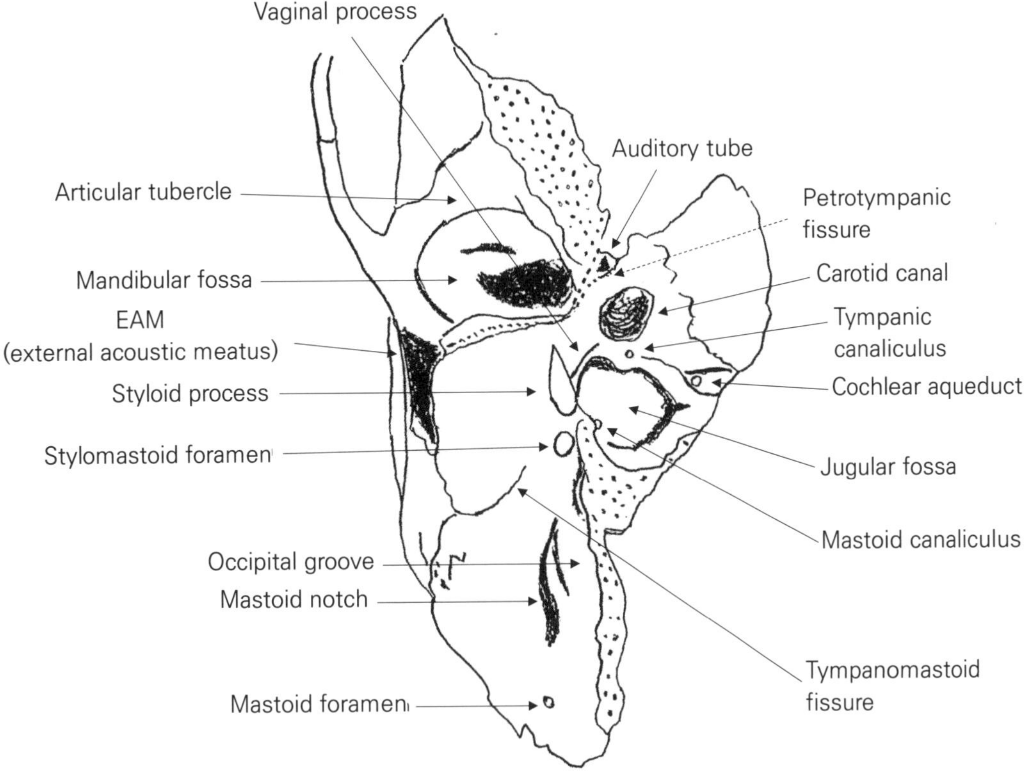

① petrous part의 superior angle에 auditory tube가 관찰된다

② vagus nerve의 auricular branch는 mastoid canaliculus와 tympanomastoid fissure를 통과한다

③ chorda tympani는 tympanic cavity를 나올 때 petrotympanic fissue를 이용한다

④ glossopharyngeal nerve의 tympanic branch는 tympanic canaliculus를 통하여 tympanic cavity로 들어간다

⑤ 모두 맞다

정답 ①

설명 그림에서 auditory tube가 관찰되는 곳은 anterior angle of petrous part이다. 참고로 temporal bone의 petrous part는 3개의 surfaces(anterior, posterior, inferior)와 3개의 angles(superior, anterior, posterior)를 지니며 전체적으로 삼각뿔(triangular pyramid) 형태이다.

 다음은 오른쪽 가운데 귀를 앞에서 본 것이다. 이에 대한 아래 설명 가운데 바르지 <u>못한</u> 것은?

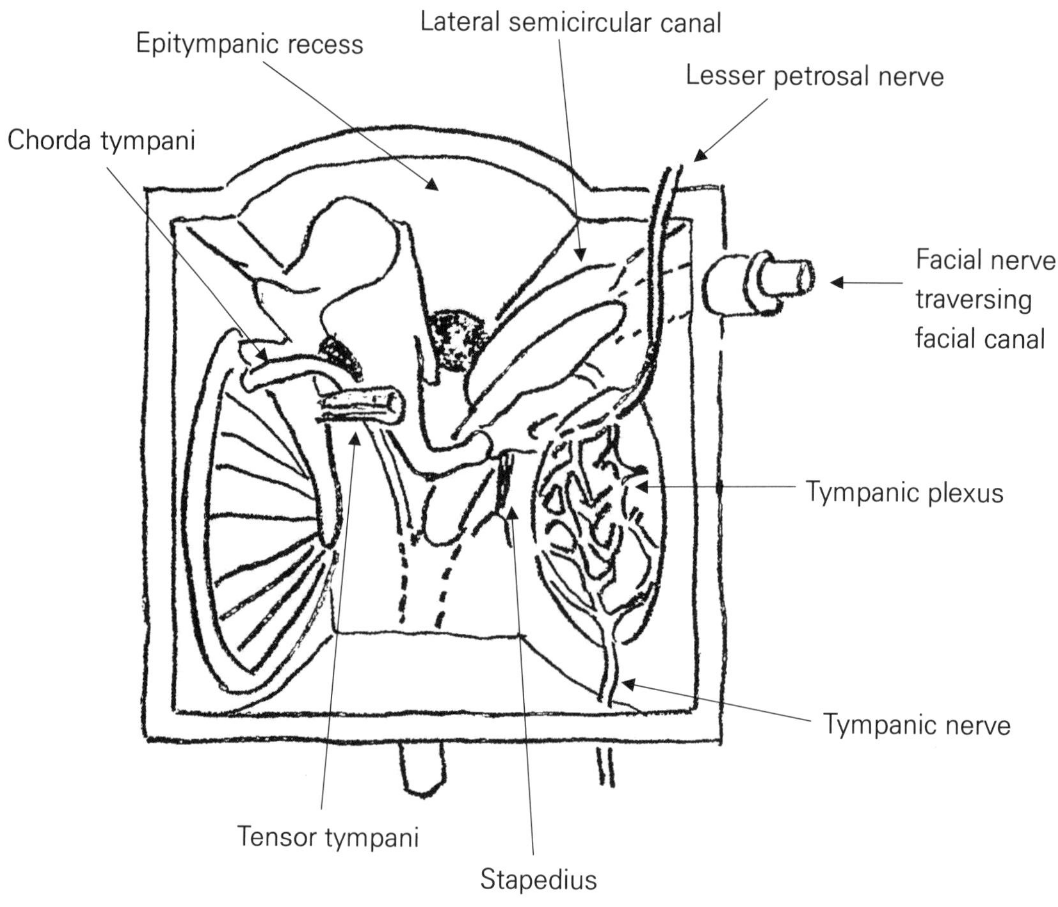

① tensor tympani는 vagus nerve가 지배한다

② internal carotid artery가 앞쪽에 있다

③ internal jugular vein이 아래쪽에 있다

④ chorda tympani는 petrotympanic fissure를 통해 나간다

⑤ pharyngotymapnic tube가 앞쪽을 향한다

정답 ①

설명 middle ear(중이)에서 tensor tympani를 지배하는 신경은 medial pterygoid nerve이다.

50 다음 귓바퀴(auricle) 그림에서 'X'로 표시한 영역의 감각은 facial nerve와 함께 이 신경 (A)이 담당한다. 여기에서 이 신경과 관련된 것이 <u>아닌</u> 것은?

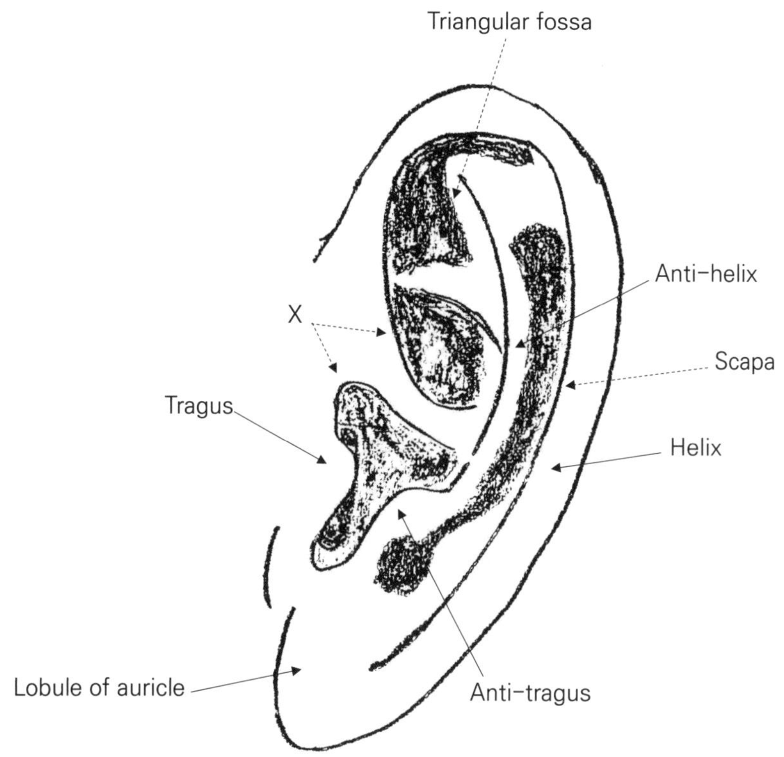

① mastoid canaliculus

② posterior part of external surface of ear drum

③ posterior wall of external acoustic meatus

④ tympanic canaliculus

⑤ tympanomastoid fissure

정답 ④

설명 보기의 신경은 vagus neve의 auricular branch이다. 이 신경가지는 jugular fossa 안의 vagus nerve에서 출발하여 mastoid canaliculus로 들어가 facial canal을 지나 tympanomastoid fissure를 통해 나와서 concha(auricle)와 external acoustic meatus의 floor 및 posterior wall의 감각을 담당한다. middle ear 내부의 감각을 담당하는 신경은 glossopharyngeal nerve(CN IX)의 가지신경인 tympanic nerve(& tympanic plexus)이다.

6장

목 1 (Neck)

51 다음은 occipital bone, external surface를 나타내며 skull을 밑에서 본 것에 해당한다. 그림에서 검게 색칠한 부위는 근육이 부착하는 곳이다. 아래 설명의 짝짓기에서 바르지 못한 것은?

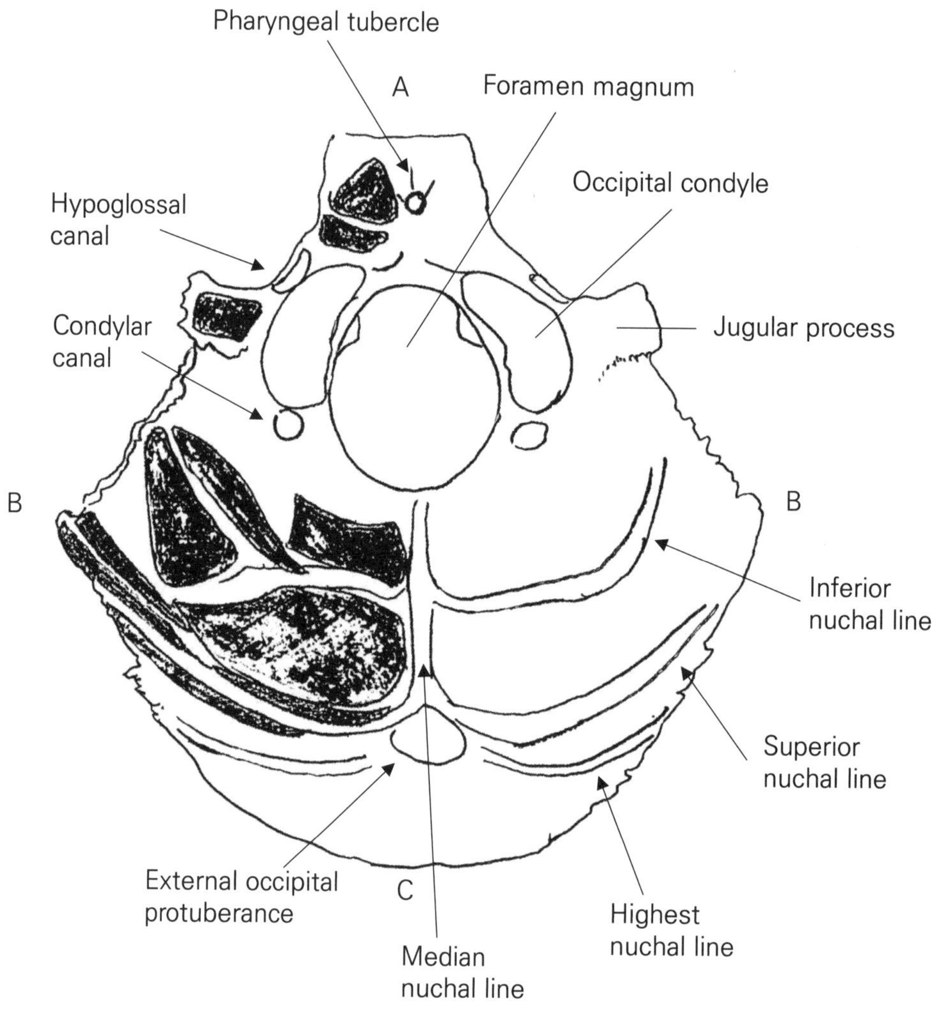

① angle A – sphenoidal body와 결합　　② angle B – asterion

③ angle C – lamda　　④ border AB – parietal bone과 결합

⑤ 모두 맞다

정답 ④

설명 그림에서 border AB는 petromastoid part(temporal bone)와 결합한다. parietal bone과 결합하는(articulation) border BC이다.

52 다음 사진은 오른쪽 목 부위에 임파선염(lymphadenopathy)이 의심되어 시술(lymph node biopsy)을 받은 후에 오른쪽 어깨가 내려가고(drooping shoulder) 견갑골이 뒤로 튀어나오는(winging scapula) 증상을 주소로 내원한 환자의 사진이다. 이러한 증상을 일으키는 신경 마비에 대한 아래 설명 중 바르지 <u>않은</u> 것은?

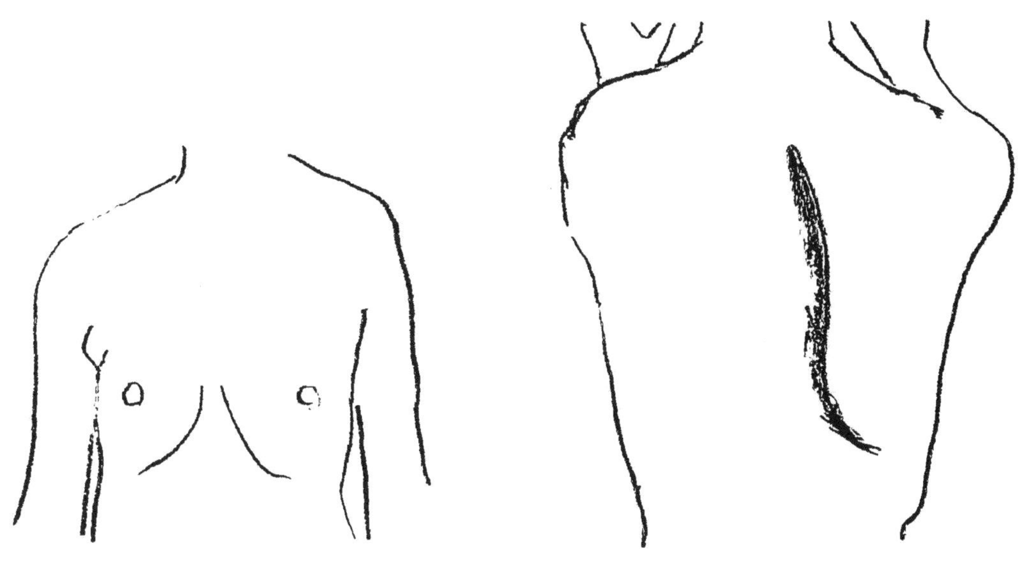

① cranial accessory nerve의 마비(palsy)이다

② 해당 신경은 jugular foramen을 통과하여 나온다

③ sternocleidomastoid에 덮여 있다

④ posterior(occipital) triangle에서 찾을 수 있다

⑤ levator scapulae 위에 붙어서 내려온다

정답 ①

설명 SCM(마비 시 drooping shoulder 발생)과 trapezius(마비 시 winging scapula 발생)에 분포하는 spinal accessory nerve(CN XI)와는 달리 cranial accessory nerve는 vagus nerve에 합류하여 그 일부가 된다.

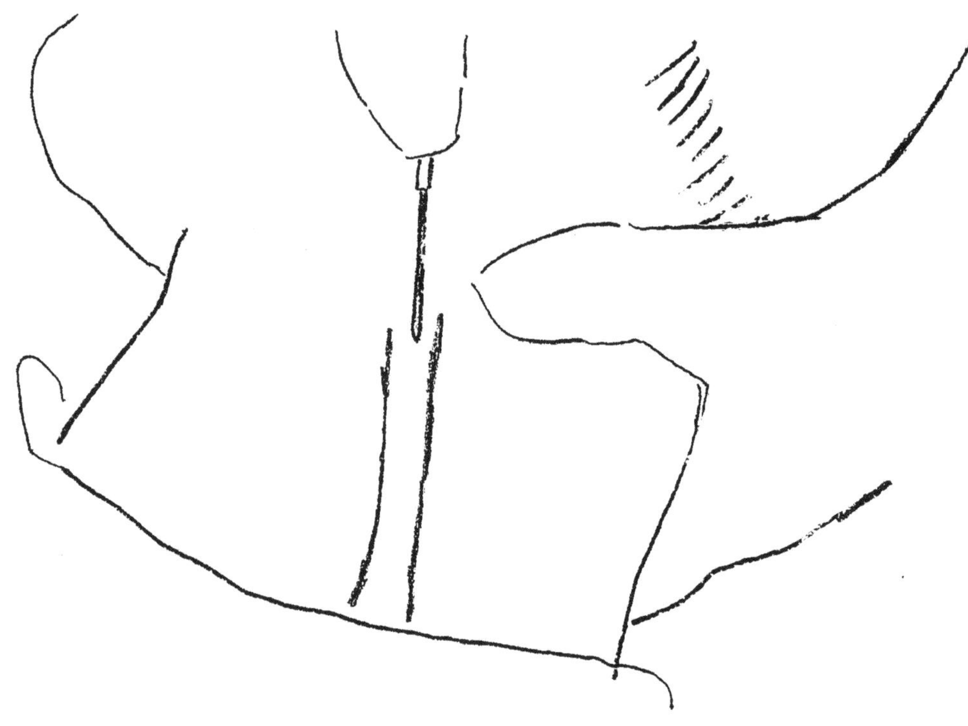

① common carotid artery

② external carotid artery

③ internal jugular vein

④ external jugular vein

⑤ anterior jugular vein

정답 ④

설명 그림 속의 혈관은 external jugular vein(EJV)이다. EJV은 retromandibular vein, posterior division과 posterior auricular vein이 결합하여 형성된다. 참고로 retromandibular vein, anterior division은 facial vein과 결합하여 common facial vein을 이루고 internal jugular vein에 합류한다.

54 다음 그림의 근육을 싸는 근막(fascia)에 대한 아래 설명 중에서 바르지 <u>못한</u> 것은?

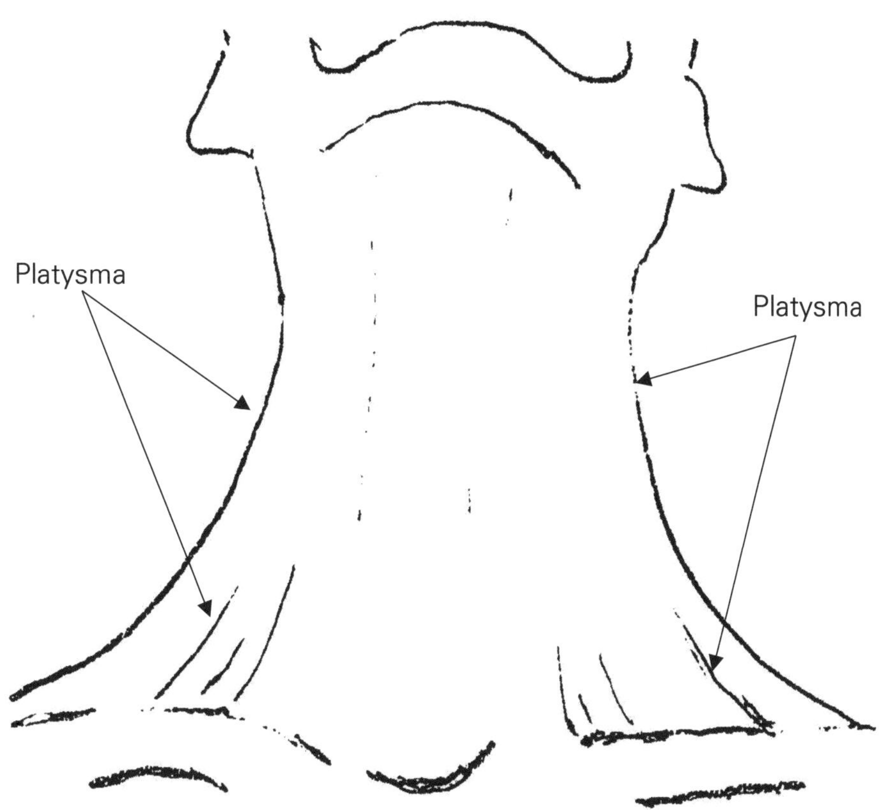

① superficial cervical facia라 한다

② 구성 조직은 subcutaneous fat이다

③ external jugular vein을 둘러싼다

④ superficial cervical lymph node를 둘러싼다

⑤ jugular venous arch를 둘러싼다

정답 ⑤

설명 jugular venous arch는 suprasternal space를 지나며 이 공간은 investing layer(deep cervical fascia)에 의하여 만들어진다.

55 다음 그림에서 화살표로 표시한 것은 carotid triangle을 나타낸 것이다. 이 영역의 바닥
(floor)을 이루는 것으로 바르지 <u>않은</u> 것은?

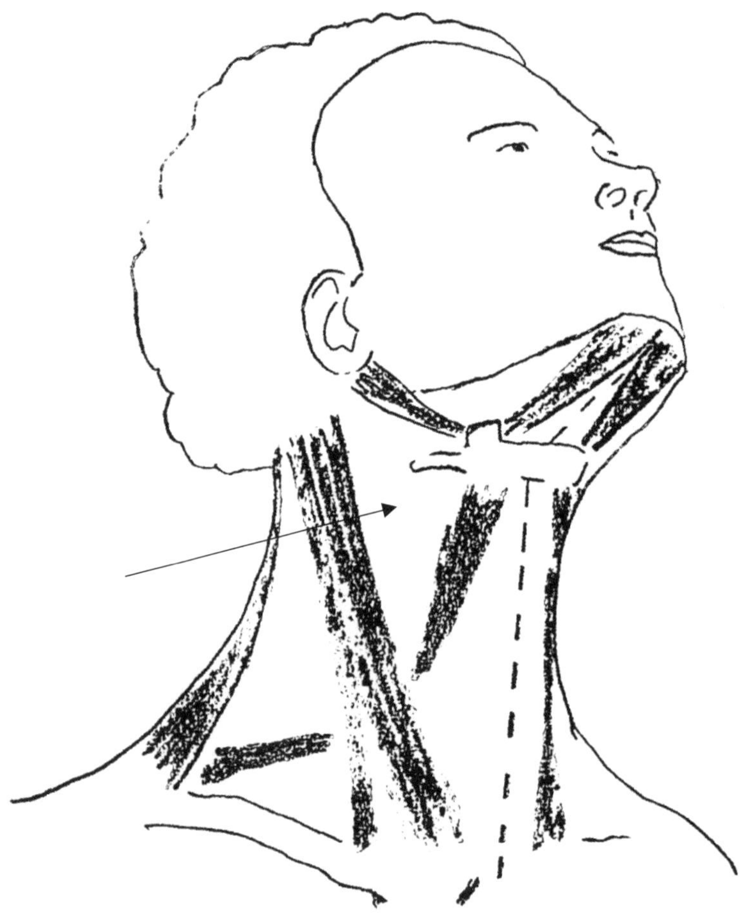

① middle constrictor　　　　　　② inferior constrictor

③ thyrohyoid muscle　　　　　　④ sternohyoid muscle

⑤ hyoglossus muscle

정답 ④

설명 carotid triangle은 internal jugular vein, external carotid artery, hypoglossal
nerve(CN XII)를 포함하고 있는 부위로서 바닥에는 middle&inferior pharyngeal
constrictors, thyrohyoid, hyoglossus이다. sternohyoid는 omohyoid(carotid
triangle 경계를 이루는 근육)보다 안쪽을 지난다.

50대 남자 환자가 오른쪽 어깨 통증과 함께 동측의 4, 5번째 손가락 저림을 호소하며 내원하여 검사 결과 흉곽 출구 증후군(thoracic outlet syndrome; brachial plexus가 흉곽을 벗어나는 부위가 흉곽 출구를 구성하는 주위 근육의 압박을 받아 생기는 질환)으로 진단되어 다음 사진과 같은 자가 근육 마사지 치료법(흉곽 출구 주위 근육을 이완시킴)을 교육받았다. 이 그림에서 마사지하는 근육의 이름은 무엇인가?

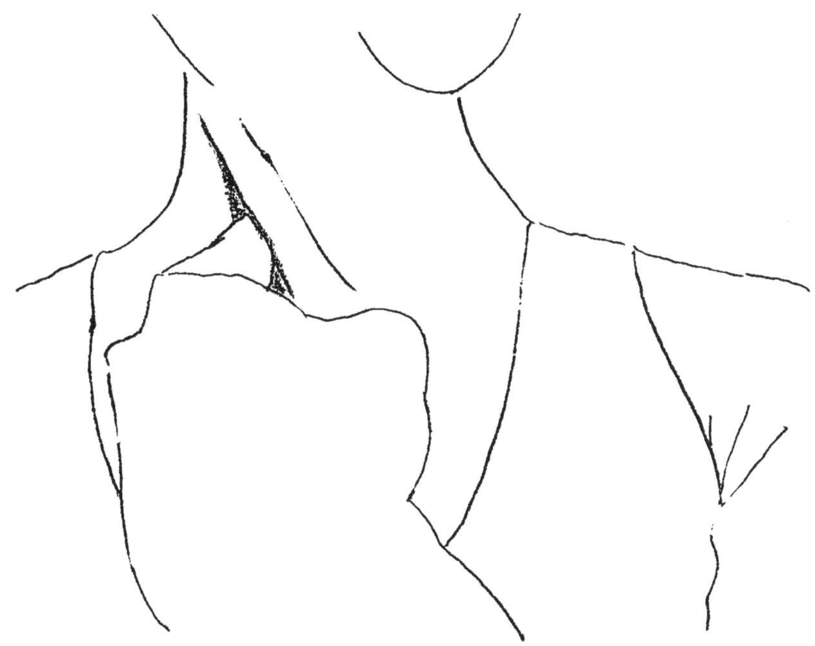

① scalene muscles

② levator scapulae

③ splenius capitis

④ sternocleidomastoid

⑤ omohyioid

정답 ①

설명 본 예에서와 같은 thoracic outlet syndrome(흉곽 출구 증후군)에서는 subclavian artery와 brachial plexus가 scalenus anterior와 scalenus medius(& scalenus posterior)이 만드는 공간 사이로 나오다가 긴장되고 두꺼워진 주위 근육에 의하여 압박되는 경우가 많다. 그리고 이 근육을 보기에서처럼 마사지하여 이완시켜 압박을 풀어 주는 일종의 물리치료를 실시한다.

 다음은 cervical plexus를 나타낸 그림이다. 아래 설명 중 바르지 <u>않은</u> 것은?

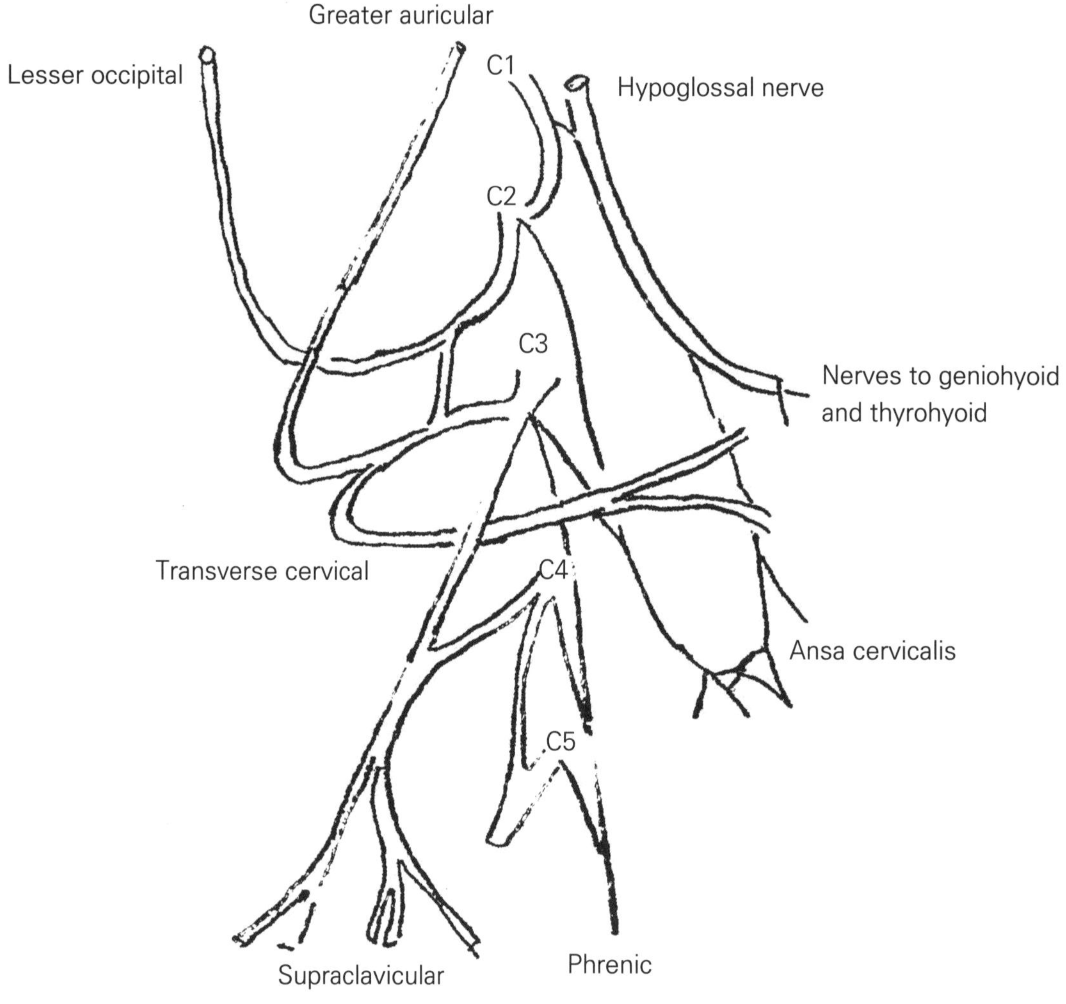

① cervical nerves의 ventral rami만 나타낸 것이다

② geniohyoid, thyrohyoid는 hypoglossal n. 지배를 받는다

③ cutaneous branches는 SCM의 post. border 중간에서 나온다

④ ansa cervicalis는 carotid sheath 표면에 위치한다

정답 ②

설명 geniohyoid, thyrohyoid는 hypoglossal nerve(CN XII)를 경유하지만 기원은 cervical nerve(C1)이다.

　　　　　　　　　　　　　　　　　　　　　　　　　　6장 ∣ 목 1 (Neck)

 다음은 infrahyoid(strap) 근육을 나타낸다. 아래의 A-D에 대한 설명 중 맞는 것은?

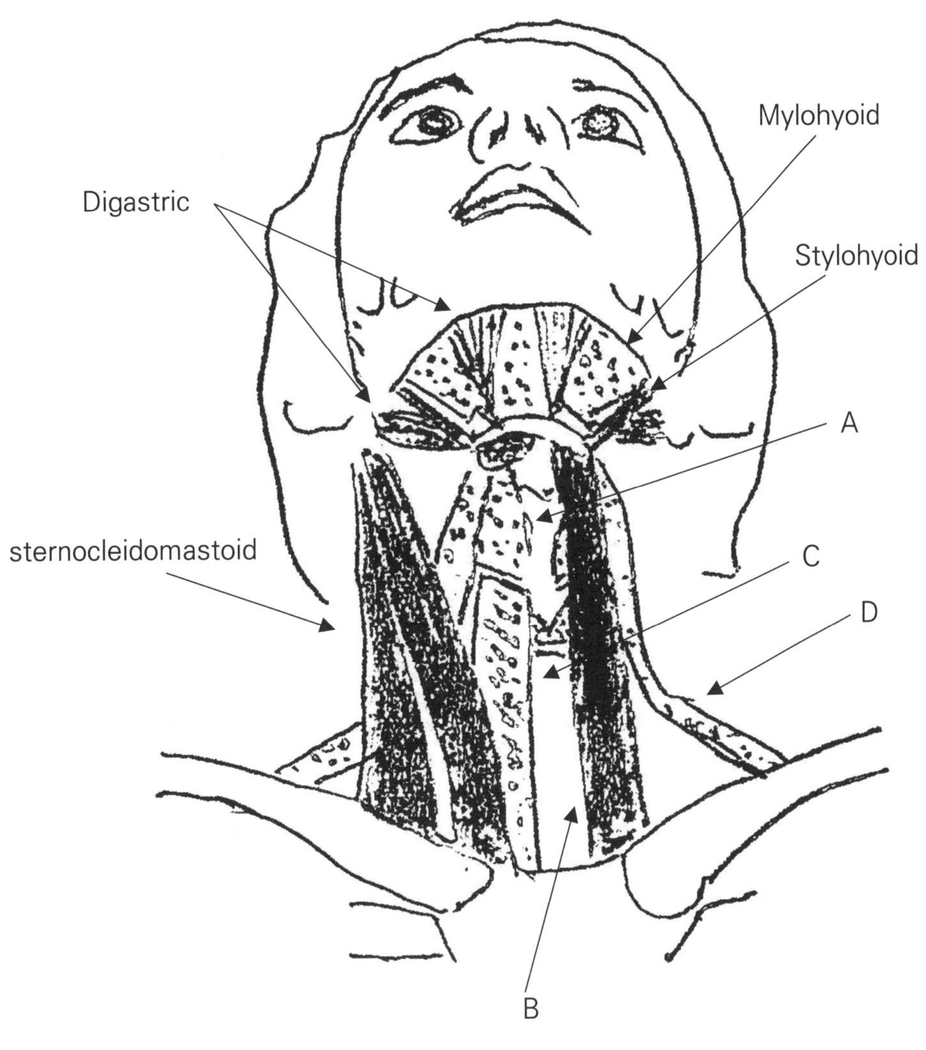

① A: thyrohyoid   ② B: sternothyroid   ③ C: omohyoid

④ D: sternohyoid   ⑤ 모두 맞다

정답 ①

설명 infrahyoid muscles는 보통 hyoid bone을 아래로 내리는 역할을 하는 것으로 알려져 다. 하지만 이 근육들은 특히 swallowing 시 복잡한 역할(예를 들면 thyrohyoid 근육 의 larynx elevation)을 수행한다. 그림에서 B는 sternohyoid, C는 sternothyroid, D는 omohyoid이다.

59 다음은 오른쪽 목의 painless mass를 주소로 내원한 환자의 환부 및 CT 사진이다. 검사 결과 tuberculous cervical lymphadenitis(경부 임파선 결핵)으로 판정되었다. 항결핵약 복용과 함께 감염 임파절을 제거하려고 한다. 본 임파절이 존재하는 곳은?

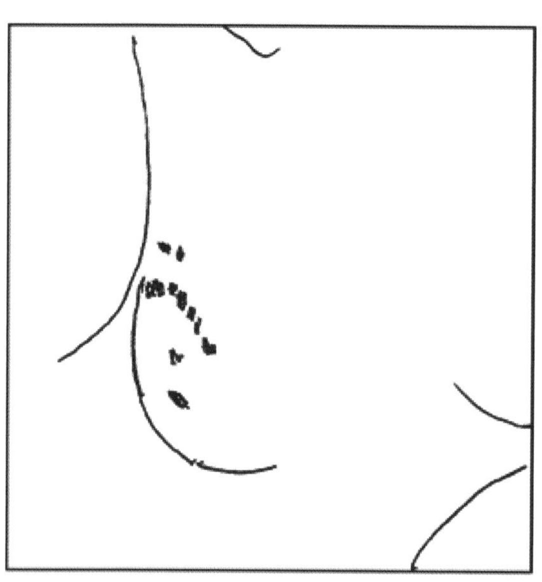 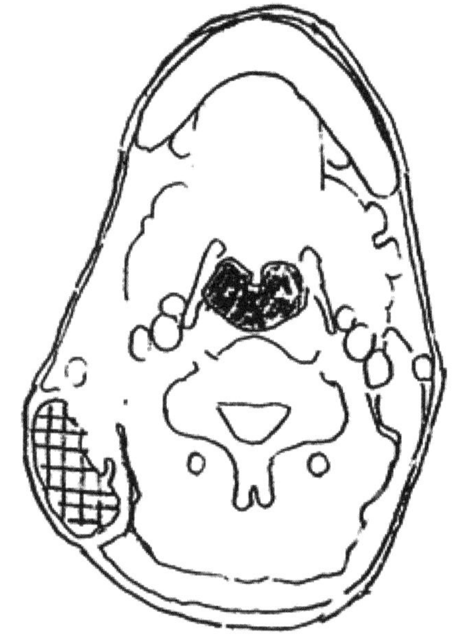

① anterior jugular vein 부근

② external jugular vein 부근

③ internal jugular vein 부근

④ internal carotid artery 부근

⑤ external carotid artery 부근

정답 ②

설명 목 부위의 lymph nodes(LN, 림프절)는 superficial cervical LNs와 deep cervical LNs로 나뉜다. superficial cervical LNs의 anterior group은 anterior jugular vein을 따라 존재하고 posterior group은 external jugular vein을 따라 존재한다. 그리고 deep cervical LNs는 internal jugular vein을 따라 존재한다. 그림의 LAP(lymphadenopathy, swelling of lymph node)는 external jugular vein 부근의 superficial cervical LN에서 발생한 것이다.

60 중학교에 다니는 학생이 편도선염(acute tonsillitis)으로 약을 먹었으나, 지속되는 목구멍 통증, 고열과 함께 개구 장애로 음식물을 삼키지 못하여 내원하였다. 환부 사진은 아래와 같았으며('X' 표시), CT 검사 결과 peritonsillar abscess(편도 주위 농양)으로 진단되어 입원하였다. 다음 중 해부학적 구조상 가슴으로 농양이 퍼지기 쉬운 곳은?

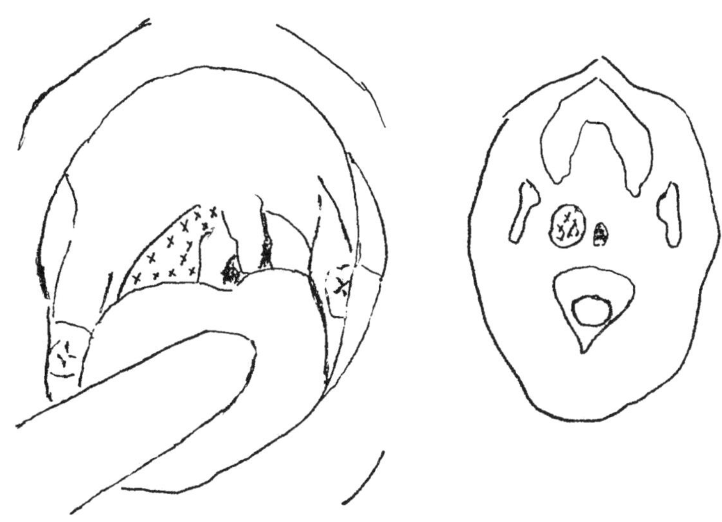

① between superficial fascia and investing fascia

② between muscular and visceral layers of pretracheal fascia

③ inside carotid sheath

④ between pretracheal fascia and alar(then prevertebral) fascia

⑤ inside prevertebral fascia

정답 ④

설명 편도 농양(peritonsillar abscess)이 의심되면 흉상 양쪽 폐 사이에 존재하는 공간인 mediastinum(종격동)으로 세균 감염이 퍼지는 mediastinitis(종격동염)가 발생하지 않도록 주의하여야 하고 보통은 입원시켜 치료한다. 이때 경로를 살펴보면 먼저 농양이 buccopharyngeal fascia(posterior part of pretracheal fascia, visceral layer)와 alar fascia 사이의 공간(retropharyngeal space proper)으로 들어가고 지속되면 alar fascia와 prevertebral fascia 사이의 공간(danger space; retropharyngeal space=retropharyngeal space proper+danger space)에 이른다. 그리고 danger space는 흉부의 mediastinum(종격동)으로까지 이어져 mediastinitis(종격동염)를 발생시킨다.

7장

목 2 (Neck)

61 다음 그림은 central venous catheter(중심정맥 카테터) 삽입이 필요한 환자에게 시술하는 subclavian vein cannulation(쇄골하정맥 삽입)을 나타내고 있다. 그림에서와 같이 주사기는 clavicle, medial 1/3 지점의 쇄골 아래에서 suprasternal notch를 향해 찌르는데, 주삿바늘 경사면(bevel)이 inferomedial로 향하게 해야 한다. 주변의 해부학적 구조물을 고려했을 때 주삿바늘을 잘못 찌르거나 카테터를 잘못 넣어서 이로 인한 합병증이 생기는 곳과 비교적 <u>거리가 먼</u> 것은?(단, 괄호 안은 해당 합병증임)

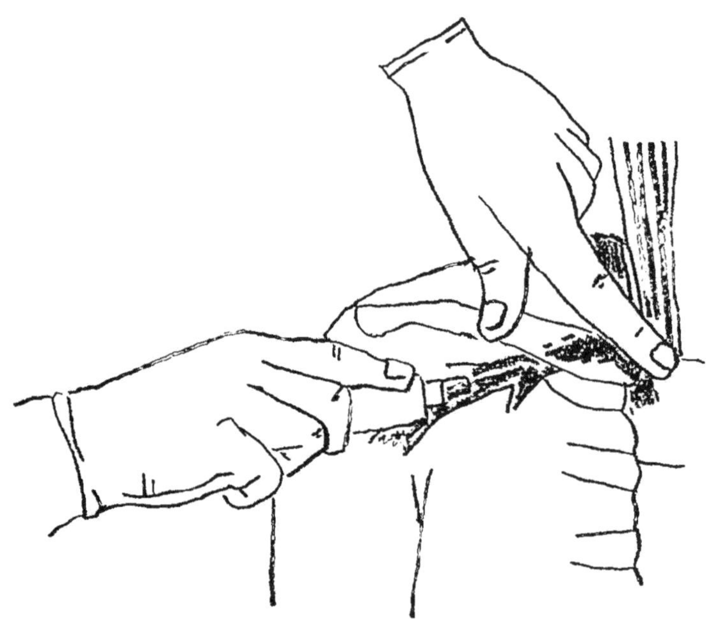

① esophagus(perforation)

② subclavian artery(thrombosis, hematoma)

③ mediastinal vein(hematoma)

④ right atrium(arrhythmia)

⑤ lung(pneumothorax)

정답 ①

설명 Central venous pressure(중심정맥압, vena cava 혈압)의 모니터링을 위하여 응급실에서 환자의 subclavian vein cannulation을 하게 되는 경우, subclavian artery나 lung을 잘못 찌르게 되는 경우가 종종 있다. 잘못된 시술(procedure)을 하지 않도록 주변 구조물을 숙지해야 한다.

62 다음은 갑상선 결절(thyroid nodule)이 의심되는 환자의 사진이다. 갑상선 위치에 관한 아래 설명 중 바르지 <u>않은</u> 것은?

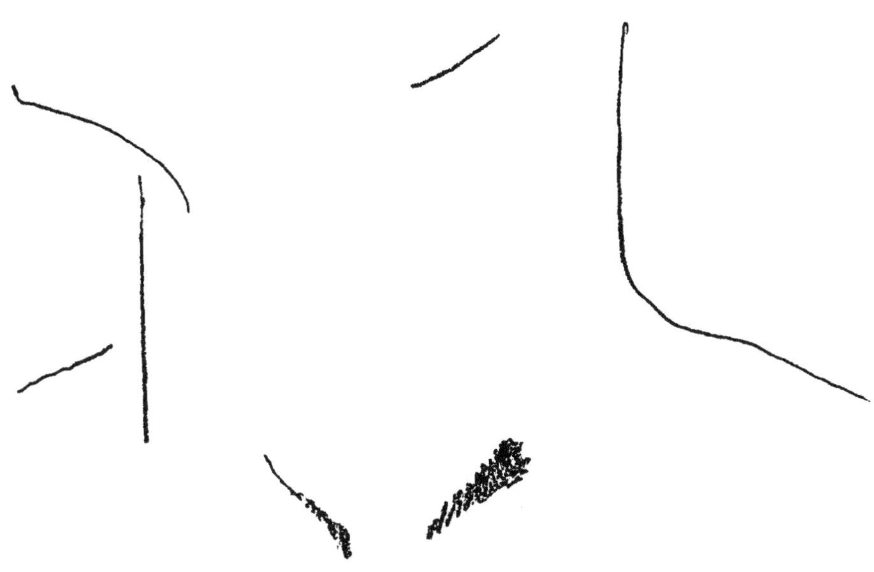

① 갑상선 결절은 흔히 침을 삼키게 하여 후두(larynx)가 올라갈 때 함께 관찰한다

② 갑상선의 isthmus는 thyroid cartilage(lamina)의 앞에 있다

③ recurrent laryngeal nerve는 thyroid gland, medial surface를 지난다

④ parathyroid gland는 thyroid gland, posterior surface를 지난다

⑤ sternohyoid, sternothyroid가 thyroid gland, lateral surface를 지난다

정답 ②

설명 임상 진료에서 갑상선을 진찰할 때, 먼저 환자가 침을 삼키고 후두 부위가 올라갈 때 함께 움직이는 구조물(갑상선)을 확인하는 것으로 시작한다. Thyroid gland는 thyroid cartilage(lamina)의 아래에 있다. 참고로 carotid sheath는 parathyroid gland와 함께 posterior surface를 지난다.

 다음 사진은 thyroid gland의 발생학적 이동 경로에 따른 thyroglossal duct cyst 위치(왼쪽)와 thyroglossal duct cyst 환자(오른쪽)를 나타내고 있다. 아래 보기에서 thyroglossal duct의 통과 경로에 대한 설명 중 바르지 <u>않은</u> 것은?

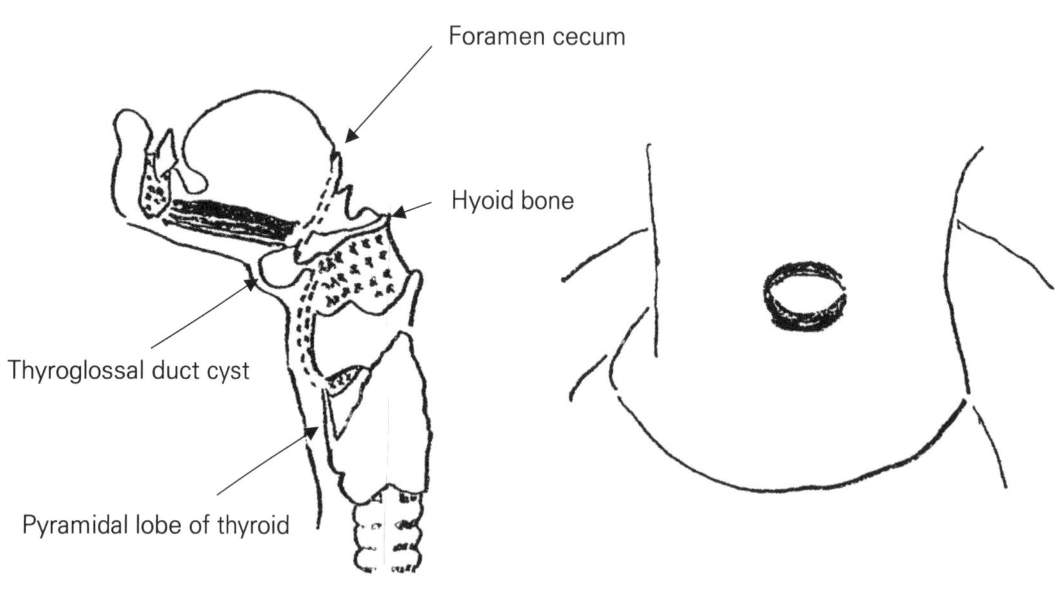

① through hyoglossus

② through genioglossus

③ through geniohyoid and mylohyoid

④ anterior to hyoid bone

⑤ 모두 맞다

정답 ①

설명 Thyroglossal duct cyst(갑상선 설관낭종)는 소아 두경부에 발생하는 선천성 기형 중 가장 흔한 것이라고 한다. 수술은 Sistrunk procedure를 사용하는데 이는 i) cyst ii) central part of hyoid bone iii) tongue base muscle을 제거해 주는 것으로 알려져 있다.

64 다음은 external carotid artery의 분지(branch)를 나타내고 있다. 이 혈관들의 주행에 관한 아래 설명 중에서 바르지 <u>못한</u> 것은?

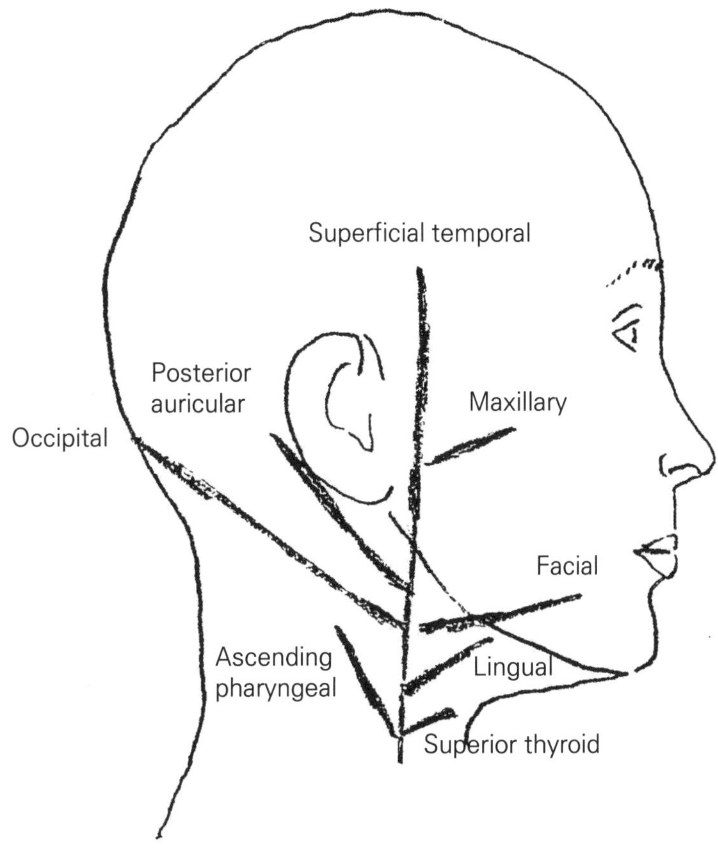

① maxillary a.- sphenomandibular ligament와 mandibular neck 사이

② post. auricular a.- auricle과 mastoid portion 사이

③ occipital a.- splenius capitis와 longissimus capitis 사이

④ facial a.- digastric m.와 mandible 사이

⑤ lingual a.- hyoglossus와 middle constrictor 사이

정답 ③

설명 occipital artery는 longissimus capitis와 rectus capitis lateralis 사이를 지난다. 그 외에 superficial temporal artery는 zygomatic arch을 넘어서 지나고 ascending pharyngeal artery는 internal carotid artery와 pharyngeal wall 사이를 지나며, superior thyroid artery는 infrahyoid muscles(sternohyoid, omohyoid) 아래를 지난다.

 다음 그림은 subclavian artery와 그 분지(branches)를 설명한 것이다. 이 중에서 thyrocervical trunk의 분지 혈관의 주행에 관한 아래의 설명에서 바르지 <u>않은</u> 것은?

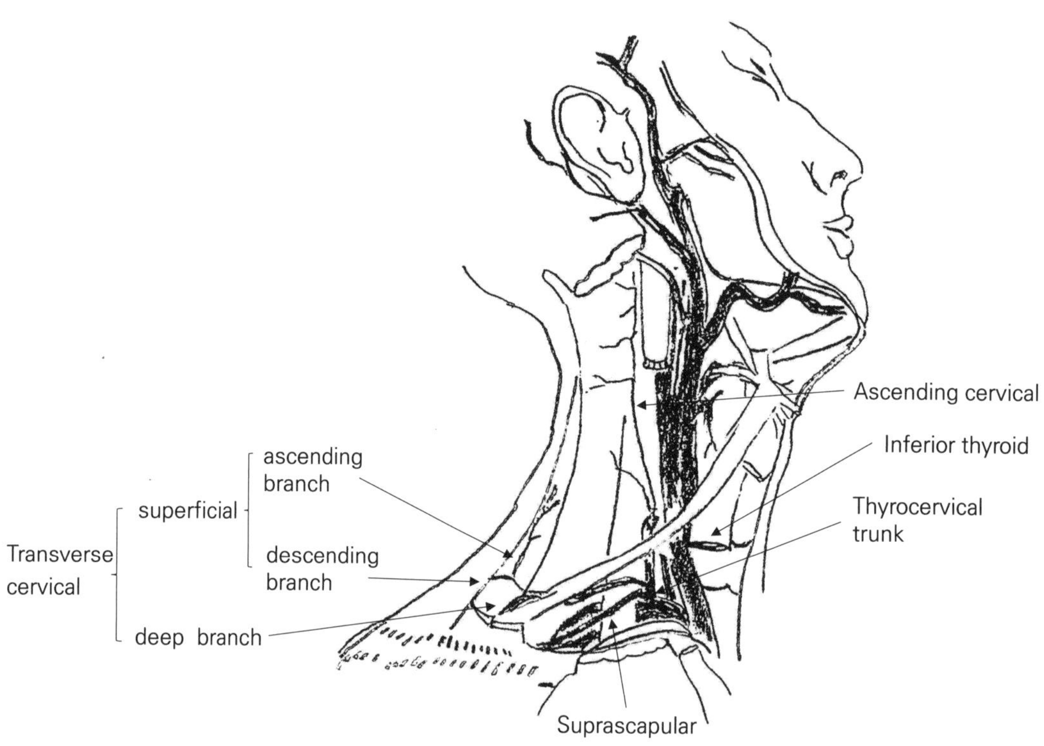

① inferior thyroid artery - behind carotid sheath

② ascending cervical artery - between scalenus anterior and longus capitis

③ transverse cervical artery - under sternocleidomastoid

④ suprascapular artery - below omohyoid

⑤ 모두 맞다

설명 thyrocervical trunk의 분지인 transverse cervical artery의 superficial branch는 진행하여 trapezius 경계에서 ascending branch와 descending branch(superficial cervical a.)로 나뉘며, deep branch는 levator scapulae 아래로 지나는 dorsal scapular artery(1/3 case)가 된다. dorsal scapular artery의 다른 2/3 경우에 subclvian artery에서 직접 나온다.

66 다음 그림에서 A는 cricothyrotomy, B는 tracheotomy를 수행하는 위치를 표시한 것이다. 아래 보기에서 tracheotomy를 수행하고자 할 때, 시야 확보를 위해 제쳐야 할 구조물이 <u>아닌</u> 것은?

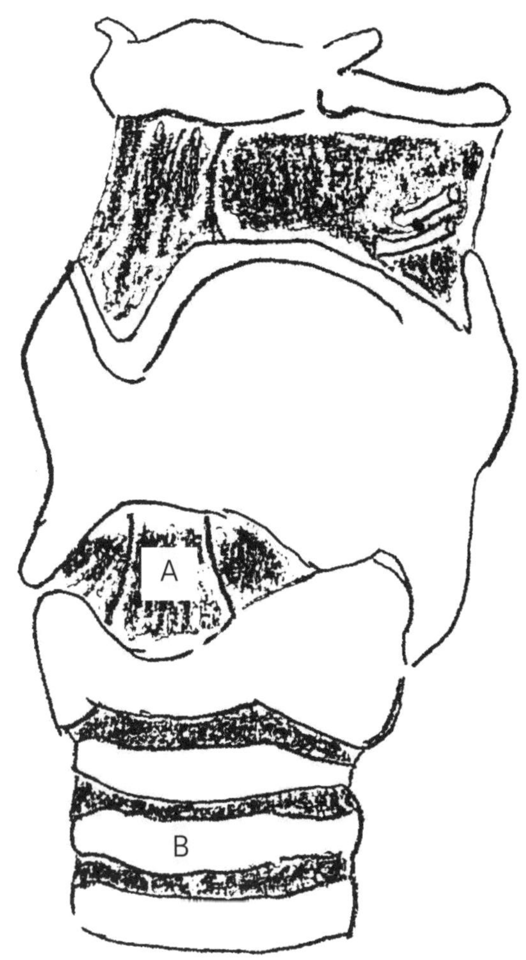

① skin and subcutis

② sternohyoid

③ sternothyroid

④ thyroid isthmus

⑤ cricoid cartilage

정답 ⑤

설명 tracheotomy에서 제거하는 것은 cricoid cartilage(3)가 아닌 tracheal ring(B)이다.

67 다음 그림은 목의 carotid triangle 부위를 나타낸 것이다. 그림에서 A-D로 표시한 부분 (신경)의 명칭이 바르지 않은 것은?

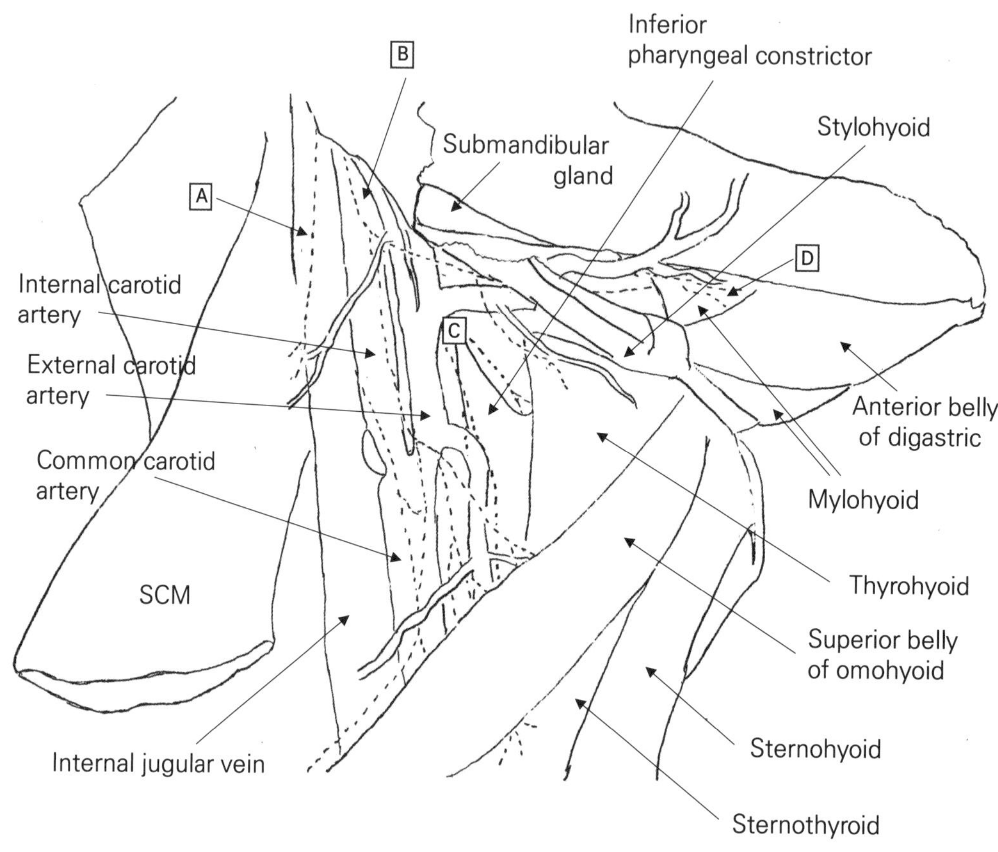

① A - spinal accessory nerve

② B - hypoglossal nerve

③ C - superior laryngeal nerve

④ D - nerve to mylohyoid

⑤ 모두 맞다

정답 ⑤

설명 목의 앞부분(anterior triangle)에서 carotid triangle은 digastric(posterior belly), omohyoid(superior belly), SCM(sternocleidomastoid)으로 경계가 지어지는 영역 으로, investing layer로 덮여 있으며, hyoglossus, thyrohyoid, middle and inferior pharyngeal constrictors가 바닥을 이루고 있다. 안에 있는 주요 구조물로는 internal jugular vein, common carotid artery, internal carotid artery, external carotid artery, CN XI, CN X(superior laryngeal nerve 포함), CN XII(ansa cervicalis 포함) 등이 있다.

 다음은 목 부위 정맥을 나타낸 것이다. 아래 보기 중에 external jugular vein의 형성을 바르게 설명한 것은?

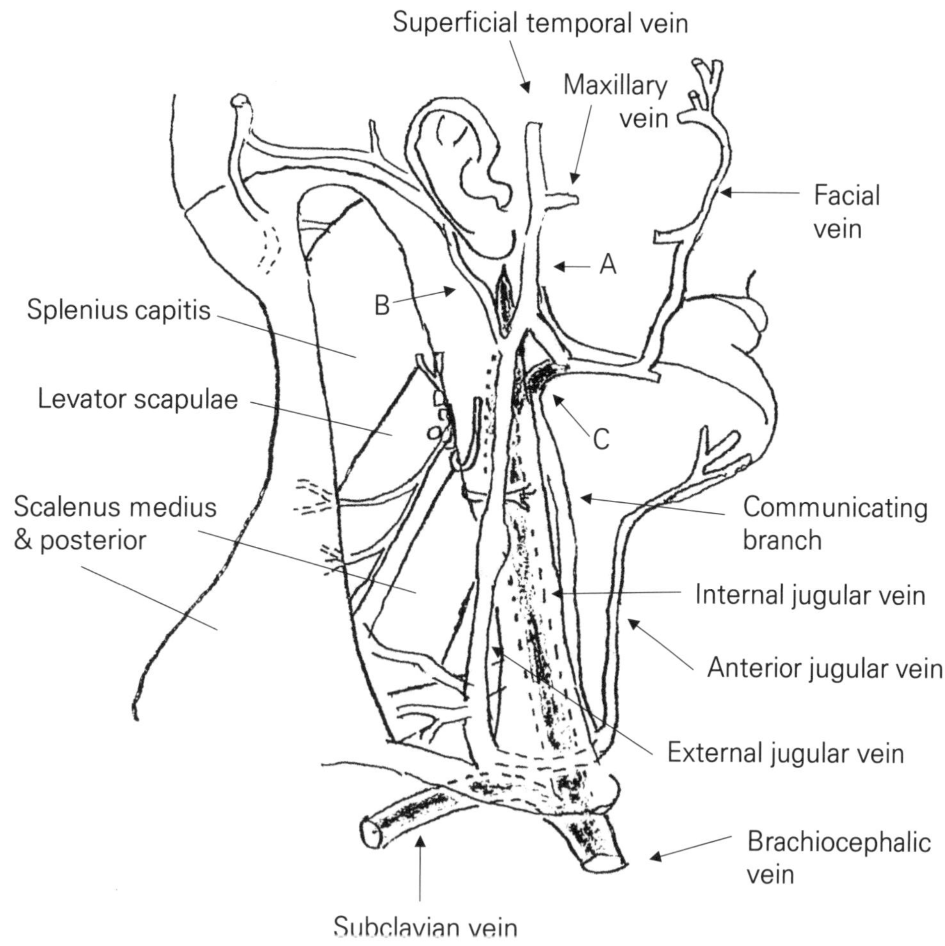

① A - retromandibular vein
② B - posterior auricular vein
③ C - common facial vein
④ A(posterior division) + B
⑤ A(anterior division) + facial vein

정답 ④

설명 external jugular vein은 retromandibular vein의 posterior division과 posterior auricular vein의 결합하여 이루어진다. 그리고 retromandibulaar vein의 anterior division은 facial vein과 합류하여 common facial vein을 이루고 internal jugular vein에 합류한다.

69 60대 여자 환자가 갑상선암으로 갑상선을 제거하는 수술(total thyroidectomy)을 받고 나서 입원해 있는 동안 갑작스러운 손의 경련과 함께 의식을 잃고 쓰러졌다. 의료진은 바로 칼슘을 복용하게 하여 환자는 의식을 회복하였다. 가장 의심해 봐야 할 것은 무엇인가?

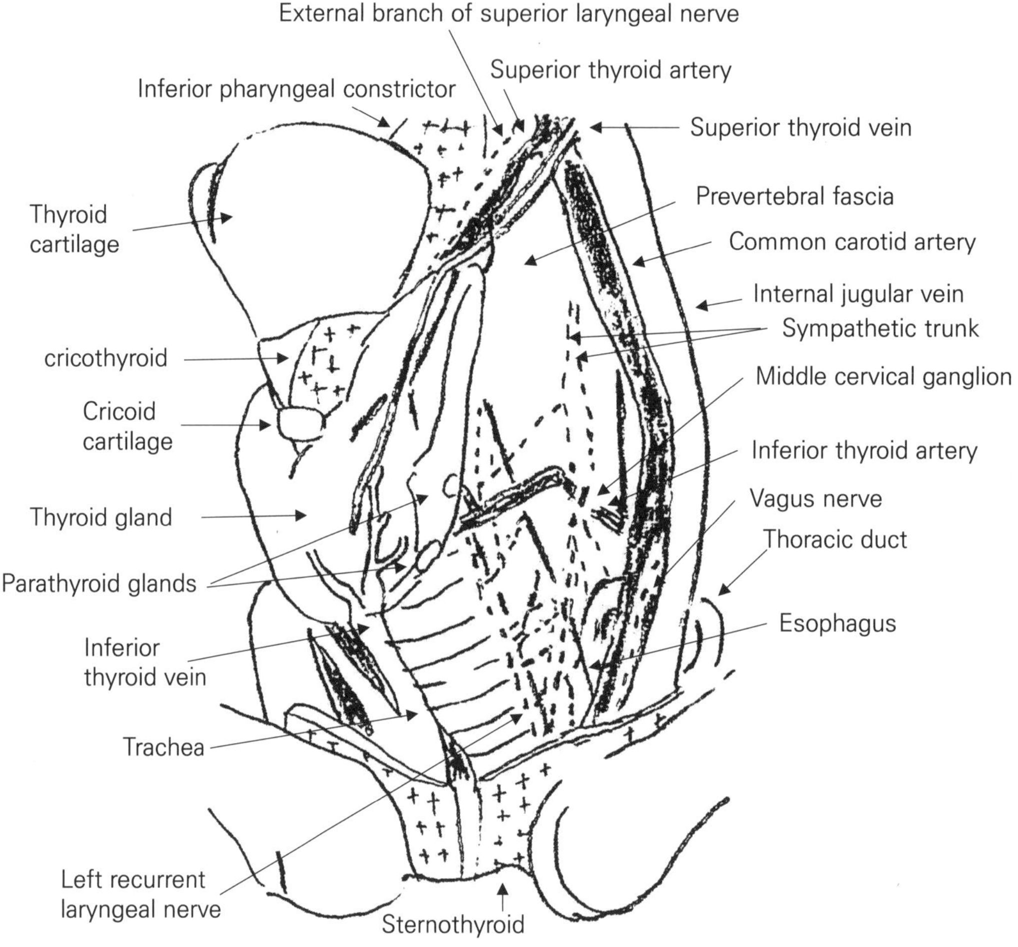

① 투여한 thyroid hormone 기능 지연　　② recurrent laryngeal nerve 손상

③ parathyroid gland 회복 지연　　④ common carotid artery 손상

⑤ 모두 가능하다

정답 ③

설명 Total thyroidectomy 후에 오는 경련(tetanus)은 보통 hypocalcemia 때문에 발생하며 이는 수술 중에 제거하지 않고 남겨 놓은 parathyroid gland가 일시적으로 기능을 하지 못하여 일어난다. 증례에서처럼 칼슘을 복용시키고 점차 회복되는 것을 관찰한다.

---

70 다음 왼쪽 nasopharynx의 내시경 사진에서 A-E로 표시한 것에 대한 설명이다. 바르지 <u>못한</u> 것은?

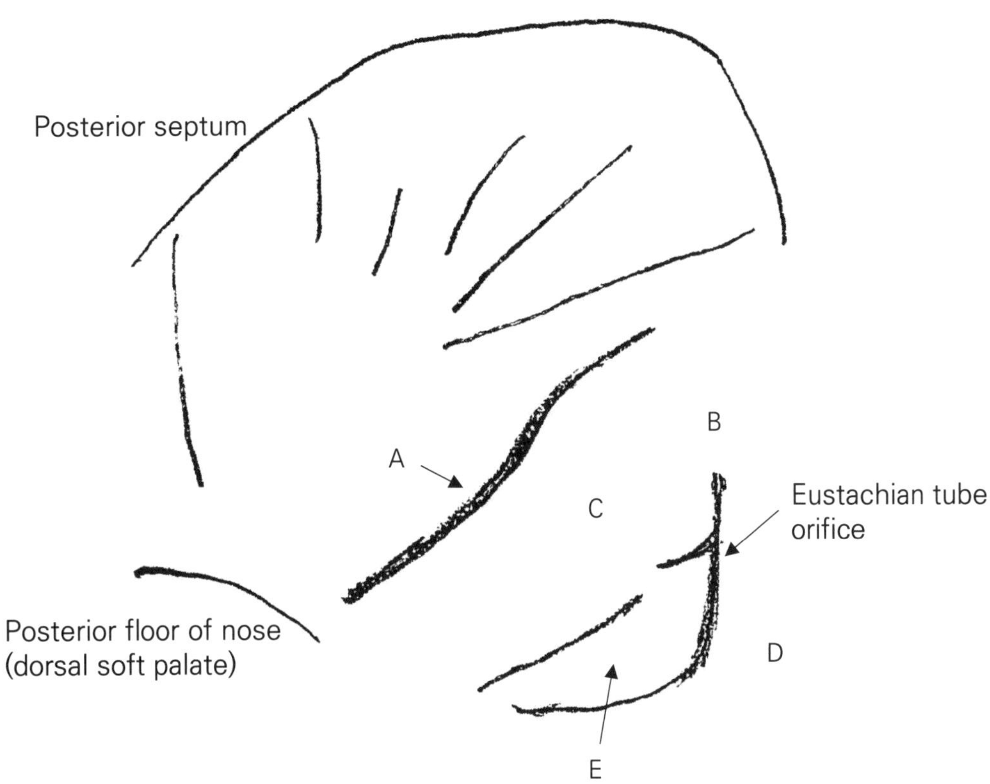

① A - pharyngeal isthmus

② B - torus tubarius

③ C - salpingo-pharyngeal fold

④ D - salpingo-palatine fold

⑤ E - torus levatorius

정답 ①

설명 nasopharynx의 구조 중에 A는 pharyngeal recess(fossa of Rosenmüller)이다. pharyngeal isthmus는 nasopharynx와 oropharynx의 경계를 말하며 soft palate, palatopharyngeus, posterior pharyngeal wall로 둘러싸여 있다.

8장

목 3 (Neck)

71 음식을 삼키면 목이 아프고 열이 나는 증상으로 개인 의원에서 급성 편도염(acute tonsillitis)으로 치료를 받던 A 씨는 증상이 개선되지 않고 나중에는 입도 벌어지지 않았다 (사진). 해당 의원 의사 B 씨는 편도 주위 농양(peritonsillar abscess, peritonsillar space 내)을 의심하고 내시경으로 이곳이 부어(올라와) 있음을 확인하고 응급 CT 검사를 위해 대학병원으로 진료 의뢰하였다. 의사 B 씨가 염증성 병변의 확장을 확인한 이곳은 어디인가?

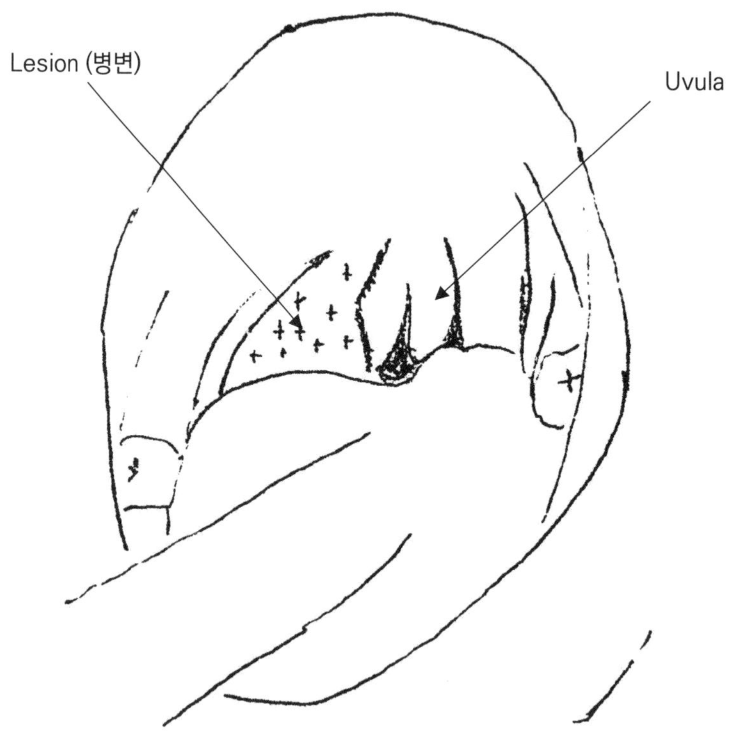

① palatoglossus   ② pyriform sinus   ③ torus tubarius

④ palatopharyngeus   ⑤ pharyngeal wall

정답 ②

설명 peritonsilar space에서 생긴 peritonsilar abscess는 바로 아래로 있는 pyrifom fossa(laryngopharynx) 안으로 염증이 전달되어 바깥으로 부풀어 올라서 내시경으로 확인할 수 있다. retropharyngeal abscess가 시작되는 것을 알리므로 응급 상황으로 입원하여 항생제 치료를 시작하고 관찰해야 한다. peritonsilar space의 주변 경계는 torus tubarius(superior), palatoglossus(anterior), palatopharyngeus(posterior), pyriform fossa(inferior)로 되어 있다.

72 다음 그림은 swallowing 각 단계인(I) oral preparatory phase(II) oral propulsive phase(III) pharyngeal phase(IV) oesophageal phase 중에 II-IV를 설명하고 있다. 그렇다면 단계 III(pharyngeal phase)에서 일어나는 현상이 <u>아닌</u> 것은?

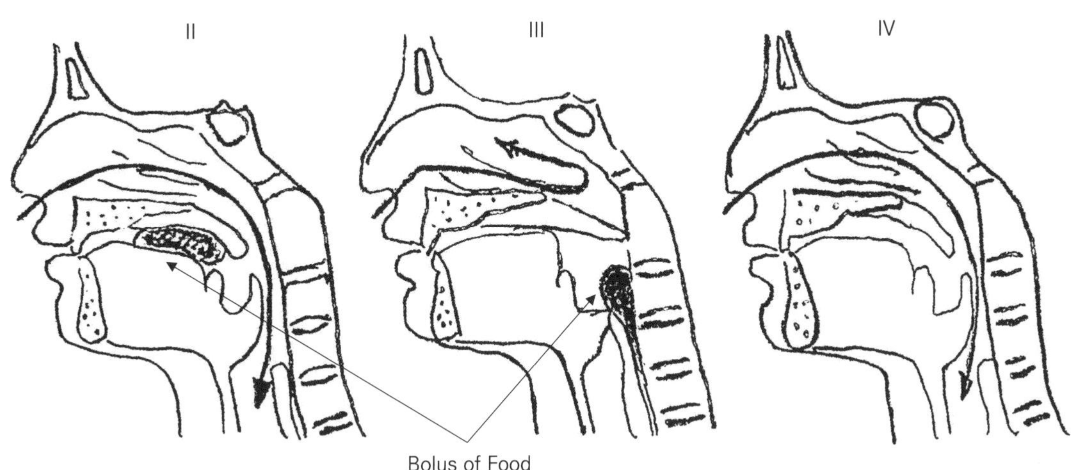

① Soft palate elevation to seal nasopharynx

② Larynx and hyoid bone elevation

③ Laryngeal closure(true and false vocal folds adduction, epiglottis retroversion)

④ Closure of oropharynx

⑤ 모두 맞다

정답 ⑤

설명 swallowing reflex에서 pharyngeal phase 특징은 보기에서 언급한 것 이외에도 auditory tube opening이 있다. 이는 swallowing의 기여물이 아니라 결과물로서 생기는 특징이며 nasopharynx와 middle ear의 기압을 맞춰 주는 역할을 한다.

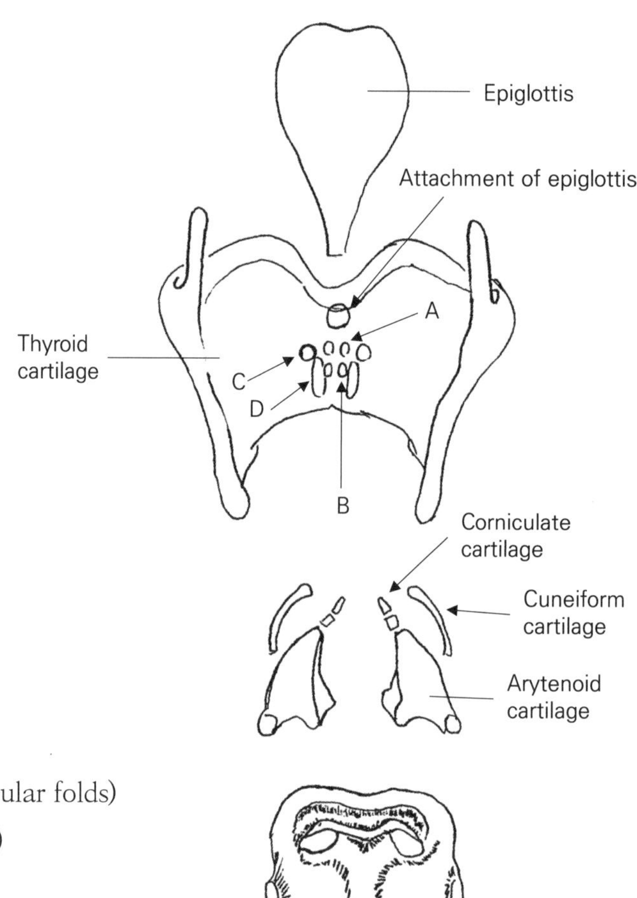

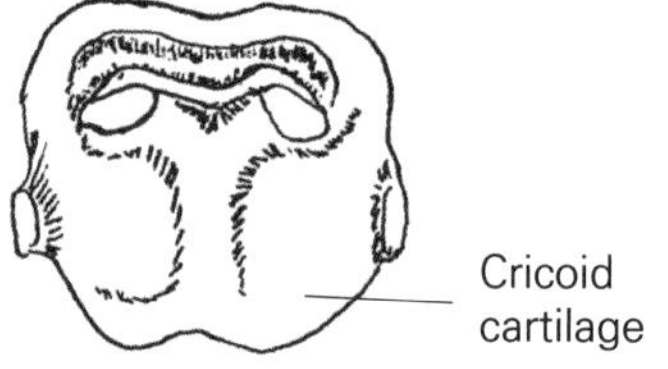

① A - false vocal cords(vestibular folds)

② B - vocal cords(vocal folds)

③ C - thyroepiglottic

④ D - thyroarytenoid

⑤ 모두 맞다

정답 ⑤

설명 thyroid cartilage의 lamina 안쪽 면에 부착하는 다섯 개의 구조물 중에 thyroarytenoid
는 vocal fold(vocal ligament+vocalis)의 가쪽에 위치하며 arytenoid cartilage,
anterolateral surface(inferior fovea)에 닿아서 vocal fold를 shortening(relaxing)
하는 역할을 한다. 반면 thyroarytenoid은 aryepiglottic fold에 닿아서
epiglottis(laryngeal inlet)를 닫는 역할을 한다.

 다음 내시경으로 관찰한 후두(larynx)와 하인두(hypopharynx)에 대한 아래의 설명 중에서 바르지 <u>못한</u> 것은?

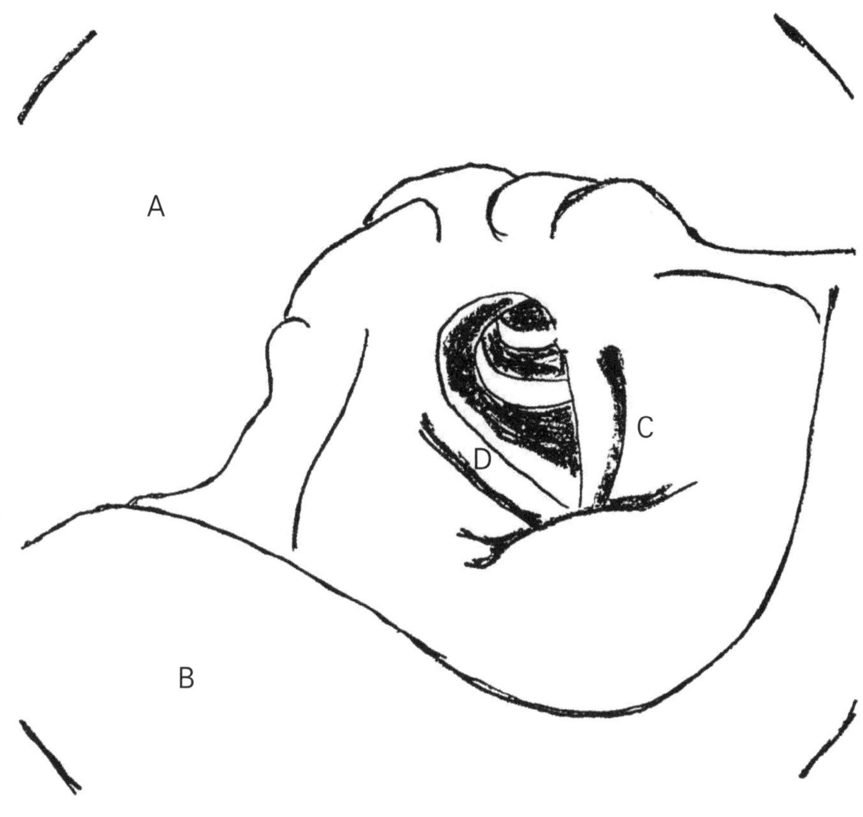

① 'A' 점막 밑으로 internal laryngeal n.와 superior laryngeal vessels가 지난다
② 'B'는 aryepiglottic fold와 연결된 epiglottis이다
③ 'C'는 quadrangular membrane의 free margin이다
④ 'D'는 vocal process와 lamina of thyroid cartilage를 연결한다
⑤ rima glottidis는 C와 D 사이 공간이다

정답 ⑤

설명 A는 pyriform fossa를 나타내고 C는 vestibular fold를 D는 vocal fold를 가리키며, vocal folds 사이의 공간을 rima glottidis라고 한다. C와 D 사이의 공간은 ventricle이라 한다.

75 기침과 애성(목이 쉼)을 주소로 내원한 환자의 검사 결과 폐암이며, 종양은 aortic arch 직하방까지 전이되었다고 한다(CT 사진, 화살표). 이 환자의 후두경 사진에 대한 아래 설명 중에 바르지 <u>않은</u> 것은?

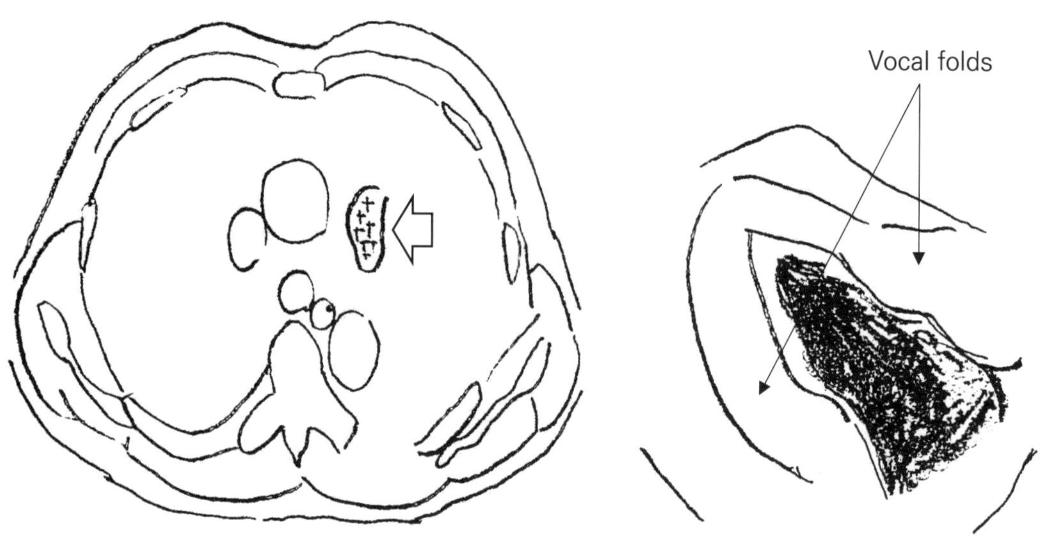

① left vocal cord가 마비되었다
② left vestibule의 감각 소실이 동반된다
③ left recurrent laryngeal n. 마비가 원인이다
④ left cricothyroid는 정상적으로 작동한다
⑤ 모두 맞다

정답 ②

설명 Right recurrent laryngeal nerve가 subclavian artery를 돌아서 올라가는 것과는 다르게 Left recurrent laryngeal nerve는 aortic arch를 돌아서 올라간다. aortic arch 직하방이 전이된 폐암 등으로 압박을 받게 되면 이 신경의 마비가 발생하며, 동측의 cricothyroid(external laryngeal nerve 지배)를 제외한 모든 laryngeal muscles의 마비를 가져온다(환자의 쉰 목소리와 후두경 사진 참조). larynx의 감각을 살펴보면 vocal folds까지 위로(vestibule, ventricle)는 internal laryngeal nerve가 vocal fold 아래(infraglottic cavity)는 recurrent laryngeal nerve가 담당한다. 따라서 left vestibule 부위의 감각 소실은 없다.

 다음 그림은 pharyngeal constrictor 근육을 나타내고 있다. 그림에서 숫자 '2'로 표시한 틈새로 밖에서 안으로 들어오는 구조물이 <u>아닌</u> 것은?

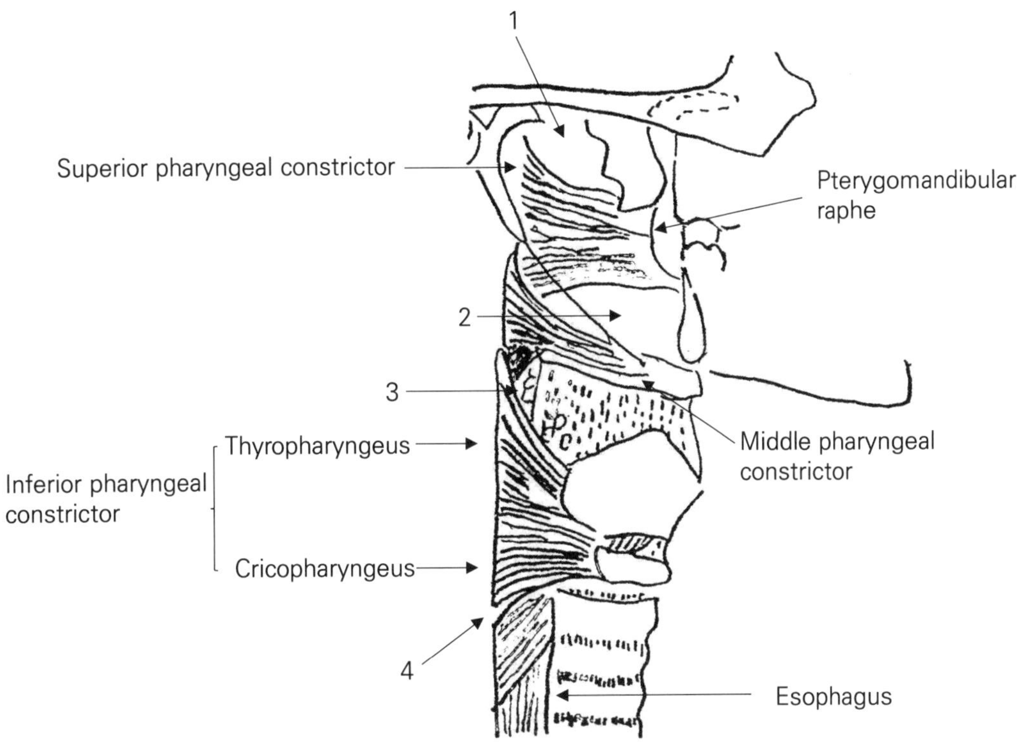

① stylopharyngeus

② glossopharyngeal nerve

③ stylohyoid ligament

④ superior laryngeal artery and vein

⑤ 모두 맞다

정답 ④

설명 그림에서 1은 auditory tube와 levator veli palatini, 2는 stylohyoid ligament, stylopharyngeus, glossopharyngeal nerve(CN IX), 3은 internal laryngeal nerve, superior laryngeal artery&vein, 4는 recurrent laryngeal nerve, inferior laryngeal artery&vein이 들어간다.

77 다음은 nasopharyngeal carcinoma(NPC, 비인두암)가 의심되어 찍은 MRI 사진(T1-weighted)이다. 이 악성 종양이 호발하는 부위는 어디인가?

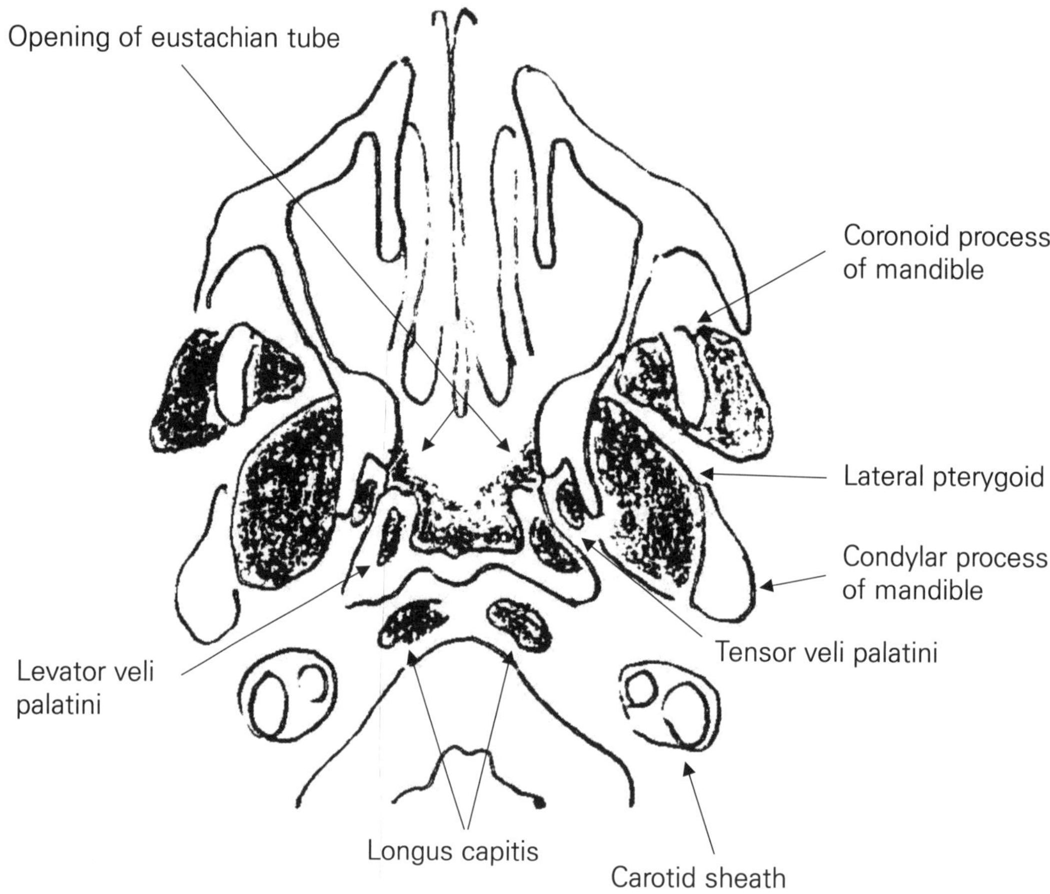

① levator veli palatini와 longus capitis 사이

② levator veli palatini와 tenso veli palatini 사이

③ pharyngobasilar fascia와 superior pharyngeal constrictor 사이

④ superior pharyngeal constrictor와 middle pharyngeal constrictor 사이

⑤ middle pharyngeal constrictor와 inferior pharyngeal constrictor 사이

정답 ①

설명 pharyngeal recess 위치를 묻는 문제이다. 이곳은 levator veli palatini와 longus capitis 사이의 주름 잡힌 공간이며 NPC 호발 부위이며 pharyngobasilar fascia를 넘어서 주변에 전이가 잘 일어난다고 한다.

 의사 A 씨는 그림에서와 같이 laryngoscope를 이용하여 vocal cord를 확인하고 tracheal intubation을 수행하였다. 그리고 청진기를 이용하여 호흡음(lung sound)을 확인하였더니 오른쪽 왼쪽 모두 들리지 않았다. 어떤 상황인가? 의사 A가 당신이라면 다음 처치를 어떻게 하겠는가?

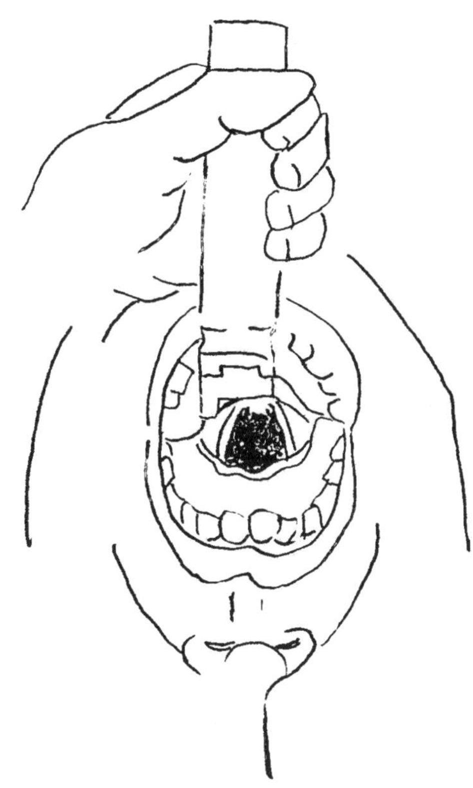

① tube tip이 식도에 있음, 즉각 tube를 빼낸다

② tube tip이 trachea에 있음, tube를 고정(ballooning)한다

③ tube tip이 Rt main bronchus에 있음, 살짝 뺀 후 다시 청진한다

④ tube tip이 Lt main bronchus에 있음, 살짝 뺀 후 다시 청진한다

⑤ 일단 기다려 본 후 다시 청진한다

정답 ①

설명 호흡음이 안 들린다면 식도에 tube가 들어갔으므로 즉각 빼내어야 한다. 만약에 방치하면 뇌 손상(brain damage)을 가져올 수 있다.

 다음 그림은 arytenoid cartilage(Rt)를 나타내고 있다. 각 부위에 부착하는 구조물에 대한 아래 설명 중 바르지 <u>못한</u> 것은?

Right cartilages

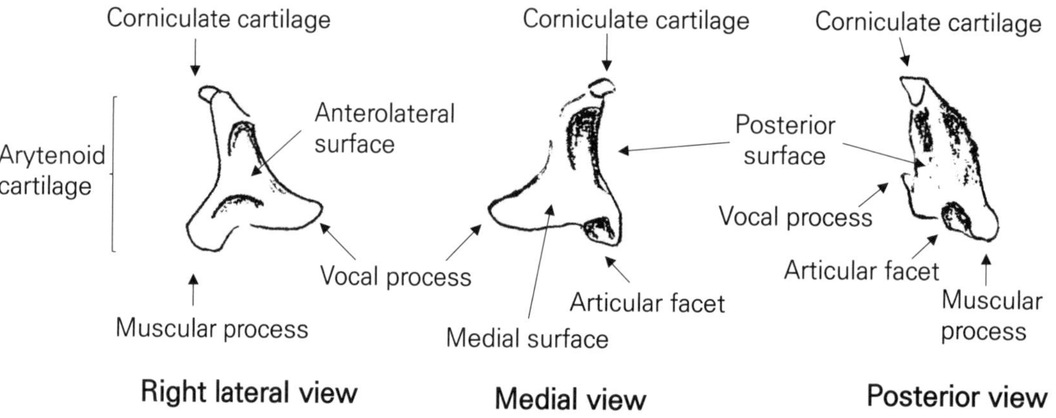

① vocal process - vocal ligament

② muscular process - lateral&posterior cricoarytenoids

③ posterior surface - interarytenoid

④ medial surface - inter-cartilaginous part of glottis

⑤ anterolateral surface, superior fovea - thyroarytenoid

정답 ⑤

설명 anterolateral surface, superior fovea에 부착하는 것은 vestibualr ligament이며, thyroarytenoid는 anterolateral surface, inferior fovea에 부착한다.

 다음 그림은 oropharynx(구강 인두)의 측면을 안쪽에서 바라본 것이다. A-D 구조물에 대한 설명이 바르지 <u>않은</u> 것은?

Medial view of
Right half of Head

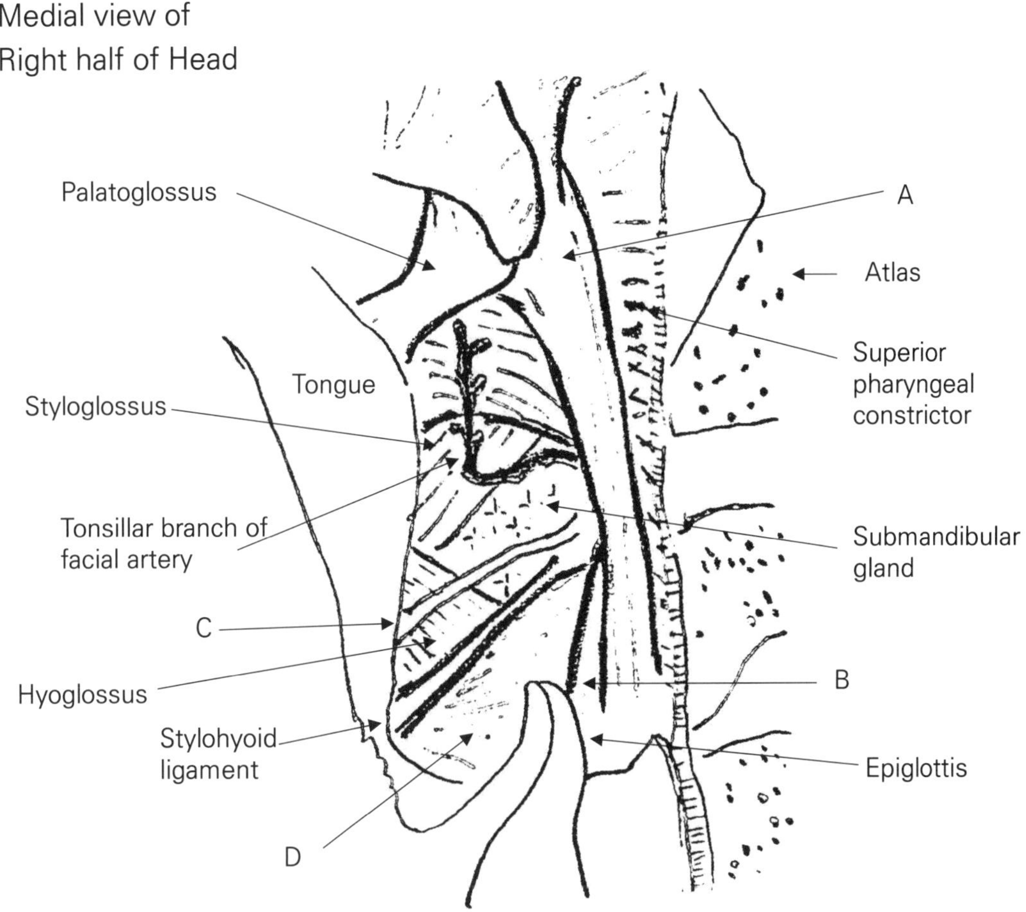

① A - palatpharyngeus

② B - stylopharyngeus

③ C - glossopharyngeal nerve(CN X)

④ D - stylohyoid

⑤ 모두 맞다

정답 ④

설명 그림에서 D는 middle pharyngeal constrictor이다.

9장

뇌신경핵 (Cranial nerve nuclei)

81 다음 그림은 뇌신경(cranial nerves)의 위치를 표시한 것이다. 안구까지의 거리가 가장 멀어서 손상을 받기 쉬운 외안근 지배 신경은 어느 것인가?

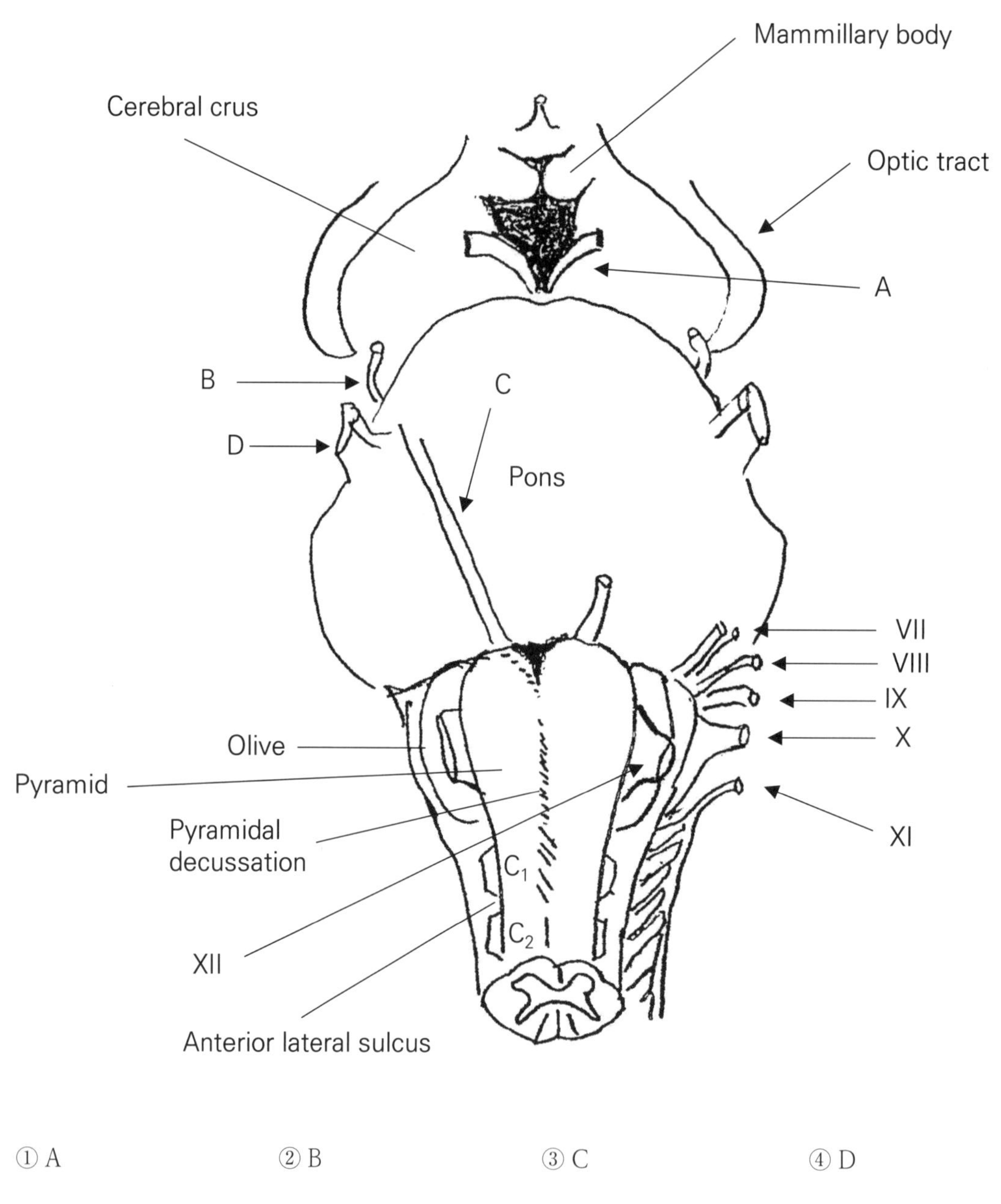

① A   ② B   ③ C   ④ D

정답 ③

설명 문제에 해당하는 신경은 abducens nerve이며 지배하는 근육은 lateral rectus이다.

82 다음 그림은 뇌신경핵(cranial nerve nuclei)을 나타낸 것이다. 이 핵과 그 기능의 예를 연결한 아래의 보기 중에 바르지 <u>않은</u> 것은?(단, 화면의 좌측은 sensory nucleus를 우측은 motor nucleus를 나타낸다)

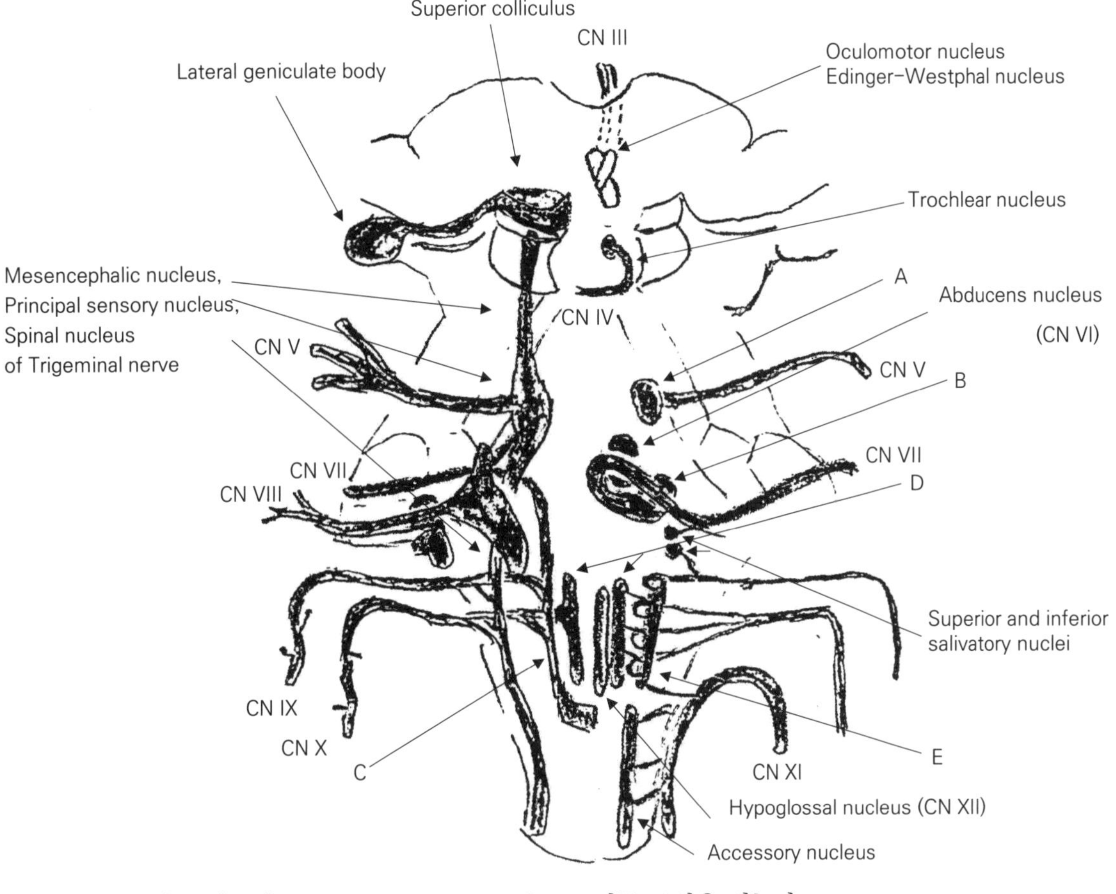

① A - 음식을 씹는다

② B - 얼굴 표정을 짓는다

③ C - 맛을 느낀다

④ D - 맛있는 음식에 침이 나온다

⑤ E - 구역질을 일으킨다

정답 ④

설명 그림에서 A는 motor nucleus of CN V, B는 facial nucleus, C는 solitary nucleus, D는 dorsal nucleus of CN X, E는 nucleus ambiguus를 나타내며, 보기(예)와 같은 기능을 보인다. D의 기능은 heart, GI and respiratory tracts에 parasympathetic efferent fibers를 보내는 것이며, '맛있는 음식에 침이 나오는' 기능은 superior and inferior salivatory nuclei가 갖고 있다.

83 다음은 Facial palsy(안면 마비) 시에 central type과 peripheral type을 설명하는 그림이다. 만약에 왼쪽 뇌에 병변(예, 뇌졸중)이 있어 facial palsy가 발생하였을 때 예상되는 마비 증상은 아래에서 어느 것인가?

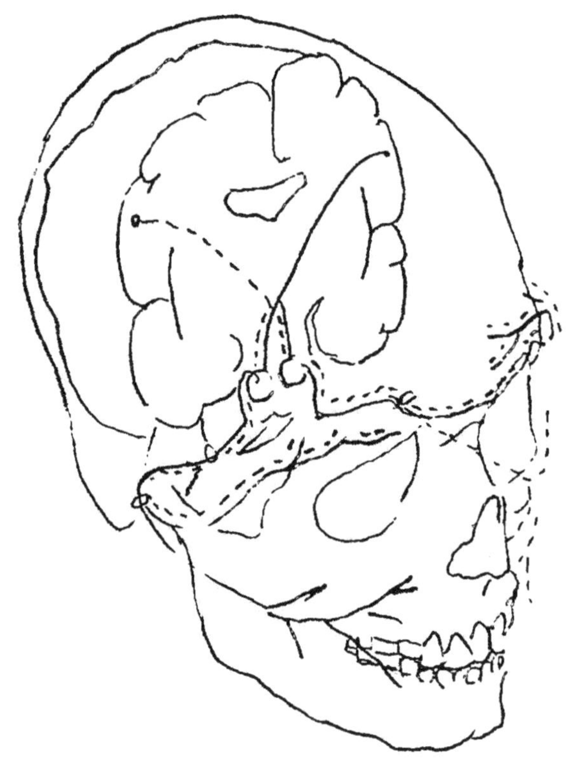

① "이마에 주름을 지어 보세요" – 오른쪽 마비
② "눈을 꼭 감아 보세요" – 오른쪽 마비
③ "김치 하고 따라 해 보세요" – 오른쪽 마비
④ "이마에 주름을 지어 보세요" – 왼쪽 마비
⑤ "김치 하고 따라 해 보세요" – 왼쪽 마비

정답 ③

설명 central type facial palsy의 경우는 병변과 반대쪽의 얼굴 마비가 오며, 이때 occipitofrontalis와 orbicularis oculi는 병변이 없는 뇌에서도 정상적인 신경지배를 받으므로 마비가 동반되지 않는다.

9장 | 뇌신경핵 (Cranial nerve nuclei)

84 다음은 vagus nerve(CN X, 미주신경)를 설명하고 있는 그림이다. 아래 미주신경 분지와 뇌신경핵(cranial nerve nucleus) 과의 짝지음이 바르지 못한 것은?

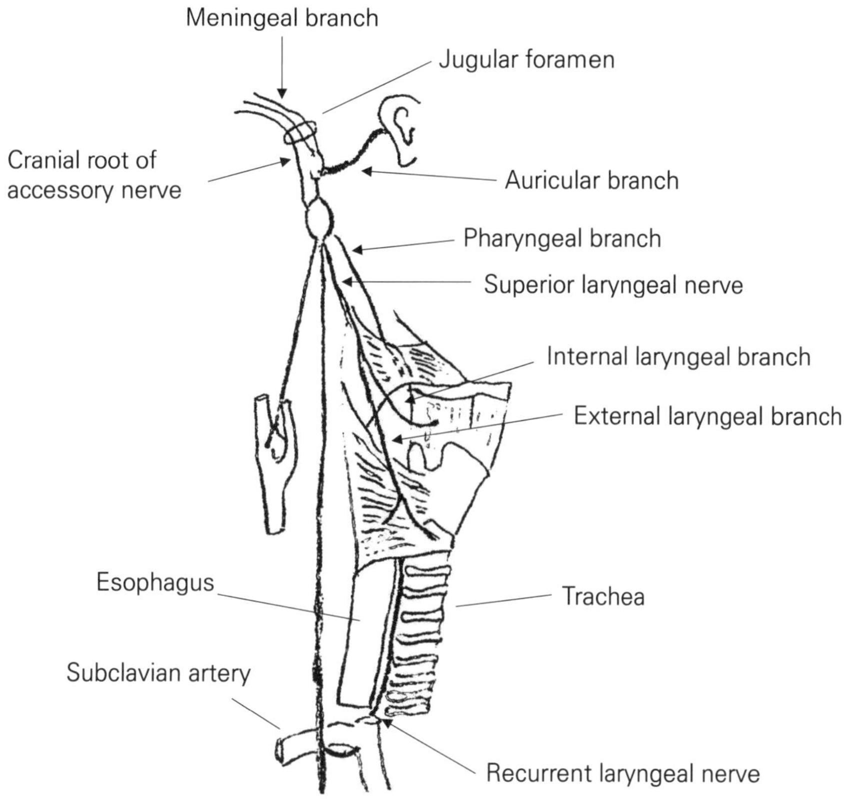

① auricular branch - spinal nucleus of trigeminal nerve

② pharyngeal branch(efferent) - nucleus ambiguus

③ vagal trunks - dorsal nucleus

④ epiglottic taste buds - solitary nucleus(gustatory part)

⑤ 모두 맞다

정답 ⑤

설명 다른 vagus nerve(미주신경) 가지의 뇌신경핵 짝지음을 보면 다음과 같다.
superior laryngeal n(nucleus ambiguus), recurrent laryngeal n.(nucleus ambiguus), GVA from respiratory and GI tracts(solitary nucleus, commissural part), baroreceptor on aortic arch(solitary nucleus, baroreceptor part) parasympathetic efferent to heart(nucleus ambiguus) 등이다.

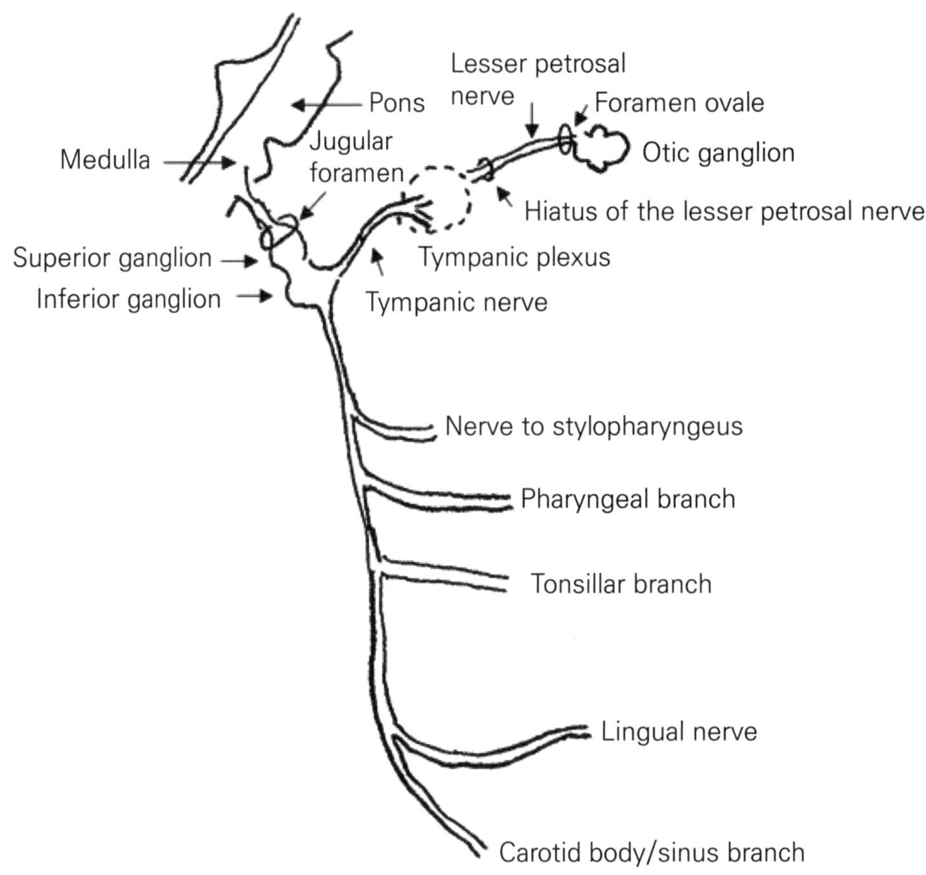

① tympanic nerve - spinal nucleus of trigeminal nerve

② nerve to stylopharyngeus - nucleus ambiguus

③ carotid sinus and body - solitary nucleus

④ lesser petrosal nerve - inferior salivatory nucleus

⑤ 모두 맞다

정답 ⑤

설명 carotid sinus [BP], carotid body [pO$_2$]는 각각 solitary nucleus의 baroreceptor part
와 dorsal respiratory part에서 담당한다.

 다음은 facial nerve(CN VII, 얼굴 신경)를 설명하고 있는 그림이다. 아래 이 신경의 분지
와 뇌신경핵과의 짝지음이 바르지 <u>못한</u> 것은?

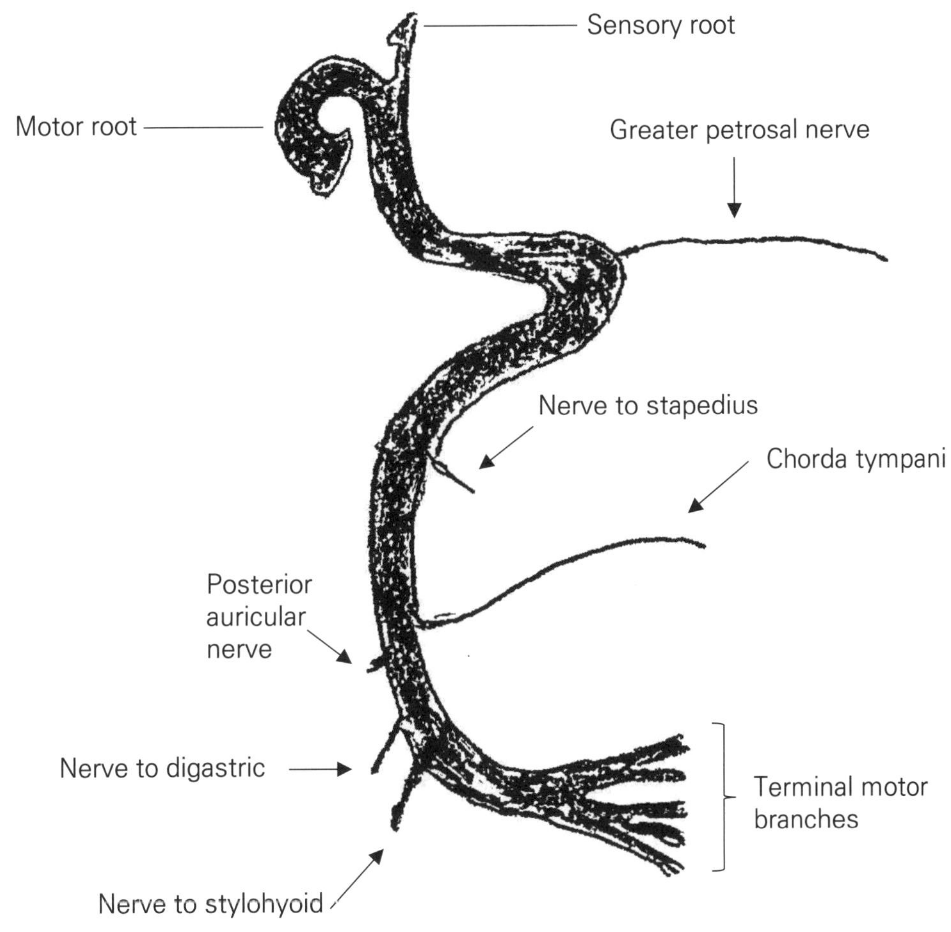

① greater petrosal nerve – superior salivatory nucleus

② nerve to stapedius – nucleus ambiguus

③ chorda tympani – solitary nucleus(gustatory part)와 superior salivatory nucleus

④ terminal motor branches – facial motor nucleus

⑤ 모두 맞다

정답 ②

설명 nerve to stapedius는 facial motor nucleus의 지배를 받는다.

87 다음은 cranial nerve nuclei(뇌신경핵)를 표시한 것이다. 좌측은 감각신경(sensory fibers)을 우측은 운동신경(motor fibers)을 나타낸다. 아래 발생학적 기능 분류에 따른 짝짓기가 바르지 않은 것은?

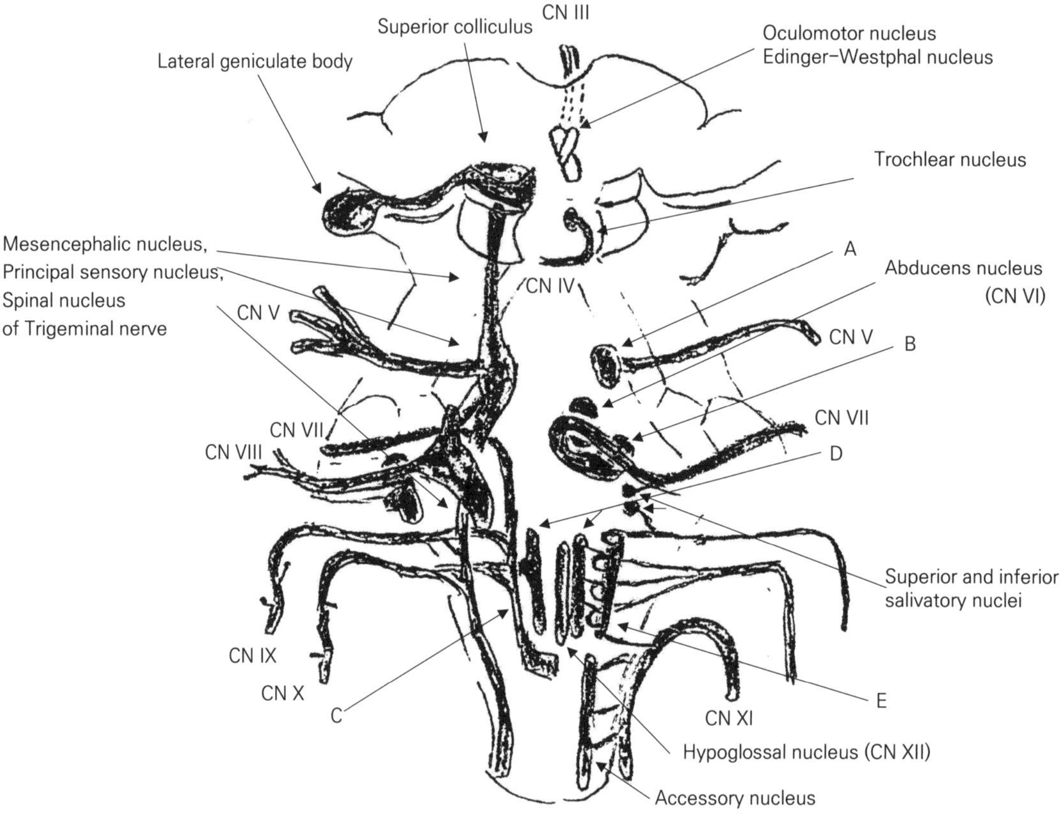

① facial motor nucleus - general somatic efferent(GSE)

② superior and inferior salivatory nuclei - general visceral efferent(GVE)

③ nucleus ambiguus - special visceral efferent(SVE)

④ cochlear and vestibular nuclei - special somatic afferent(SSA)

⑤ solitary nuleus, commissural part - general visceral afferent(GVA)

정답 ①

설명 facial motor nucleus는 trigeminal motor nucleus와 nucleus ambiguus와 함께 special visceral efferent(SVE)에 해당한다. GSE(general somatic efferent)에 속하는 것에는 oculomotor nucleus(III), trochlear nucleus(IV), abducens nucleus(VI), accessory nucleus(XI), hypoglossal nucleus(XII) 등이 있다.

88 다음은 뇌의 fornix(뇌궁)와 주변 구조를 설명하는 그림이다. 보기의 구조물 중에 현 해부
도의 위치에서 관찰할 수 <u>있는</u> 구조물은 무엇인가?

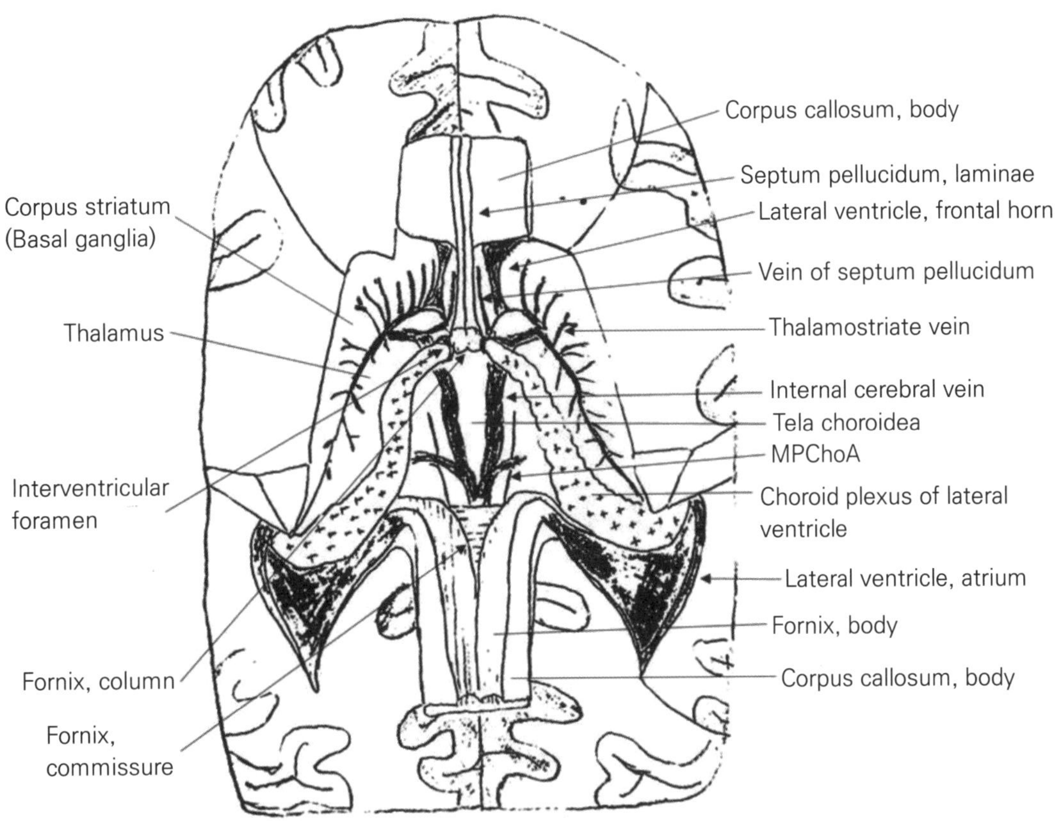

① hippocampus

② amygdaloid body

③ rostrum of corpus callosum

④ body of lateral ventricle

⑤ 모두 관찰할 수 없다

정답 ⑤

설명 뇌 중심부에 있는 구조물(thalamus, fornix, basal ganglia, corpus callosum, lateral
and third ventricles)의 상호 위치(relation)를 이해하는 것은 무엇보다 중요하다. 현 해
부도에서 lateral ventricle, body를 제외한 보기의 나머지 구조물은 위치상 볼 수 없는 곳
에 위치한다.

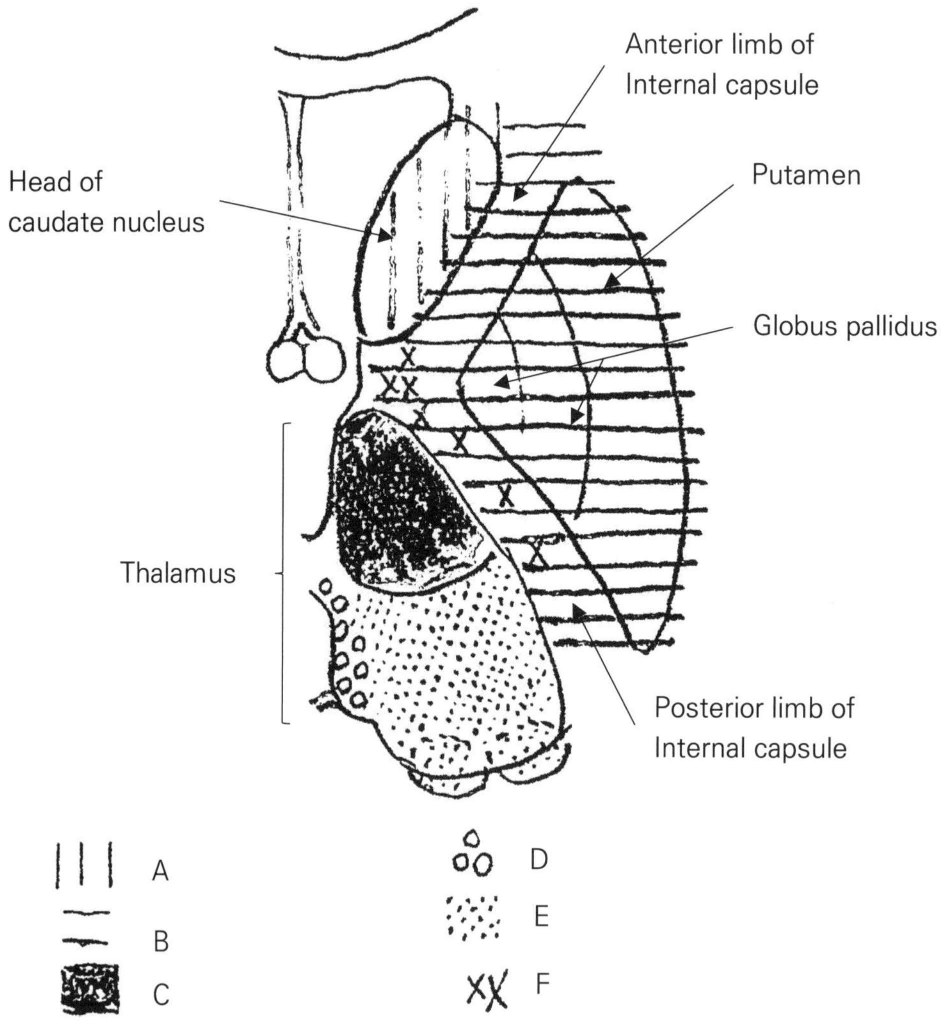

① A - long medial striate artery

② B - lenticuluostriate artery

③ C - thalamoperforating artery

④ E - thalamogeniculate artery

⑤ 모두 맞다

정답 ⑤

설명 D는 medial posterior choroidal artery(MPChoA)에 해당하며 F는 anterior choroidal artery(AChoA)에 해당한다.

 다음은 choroidal artery를 설명한 그림이다. 그림에서 fornix body/commisure의 아래
에 있는 공간으로서 medial posterior choroidal artery(MPChoA)와 internal cerebral
vein이 지나는 공간을 일컫는 용어는?

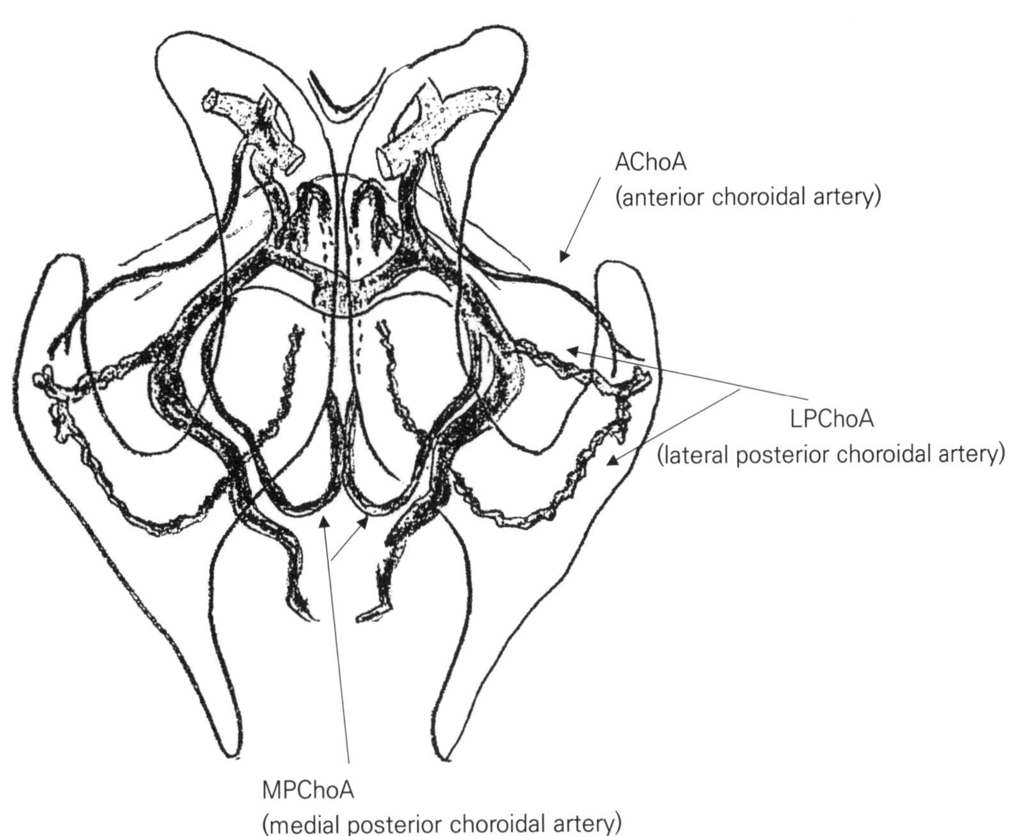

① hippocampus
② crura of fornix
③ velum interposium
④ third ventricle
⑤ midbrain

정답 ③

설명 velum interposium은 third ventricle의 지붕 역할을 하는 fornix 바로 아래 존재하
는 두 층의 tela choroidea 사이에 있는 공간(potential space)이다. 이 공간을 internal
cerebral vein과 함께 medial posterior choroidal artery(MPChoA)가 앞으로 진행하고
foramen of Monro를 지나서, 뒤에서 온 lateral posterior choroidal artery(LPChoA)
와 anastomosis(문합)한다.

10장

뇌혈관 (Brain vessels)

91 다음은 지주막하 출혈(subarchnoid hemorrhage) 환자의 CT 사진이다. 이 질환의 해부
학병리적 원인으로 알려져 있는 aneurysmal rupture(뇌동맥류 파열)의 호발 부위로서 맞
지 <u>않는</u> 것은?

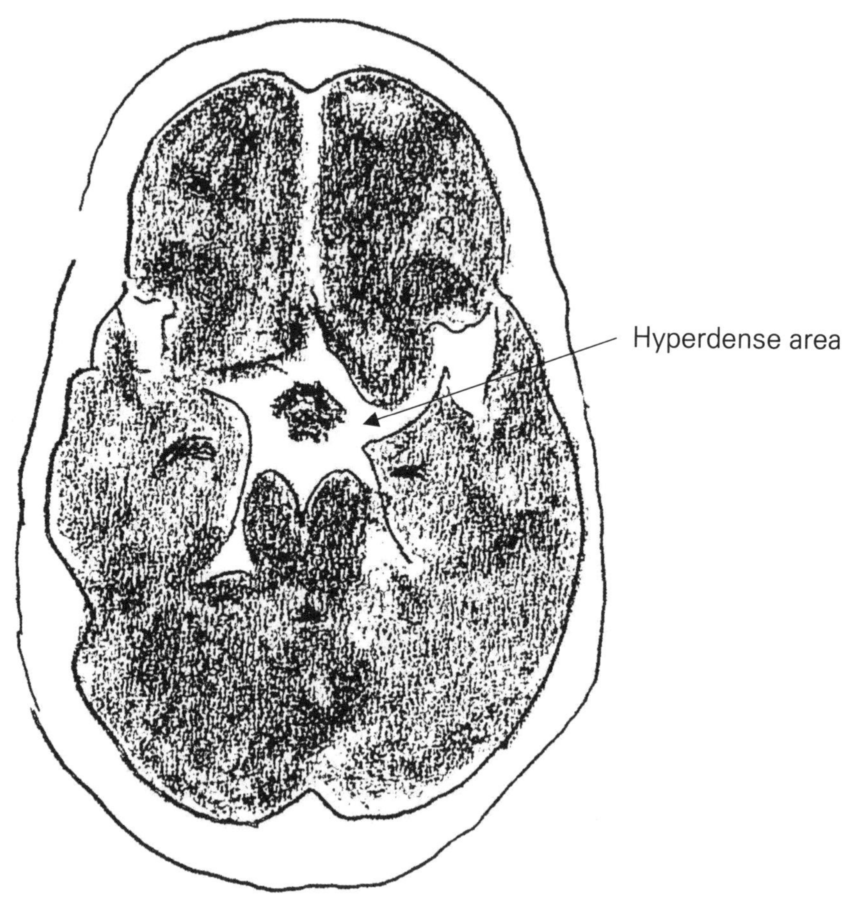

① anterior communicating artery

② posterior communicating artery

③ bifurcation of middle cerebral artery

④ tip of basilar artery

⑤ 모두 맞다

정답 ⑤

설명 subarchnoid hemorrhage(지주막하 출혈)는 aneurysmal rupture에 의해 생기며 호발
부위는 보기의 4곳 이외에도 PICA(posterior inferior cerebellar artery)가 있다.

92 특별한 머리 외상 경력이 없는 80대 환자가 두통, 구토, 의식 악화를 주소로 내원하였다. 다음은 이 환자의 뇌졸중(stroke)이 의심되어 찍은 MRI(T1-weighted) 사진이다. 이 사진에서 high signal 부위가 뇌출혈(subdural hemorrhage/SDH, 경막하 출혈)에 의한 것으로 생각된다. 이 질환의 해부학적 원인은 혈관의 파열로 알려져 있다. 어떤 혈관의 파열인가?

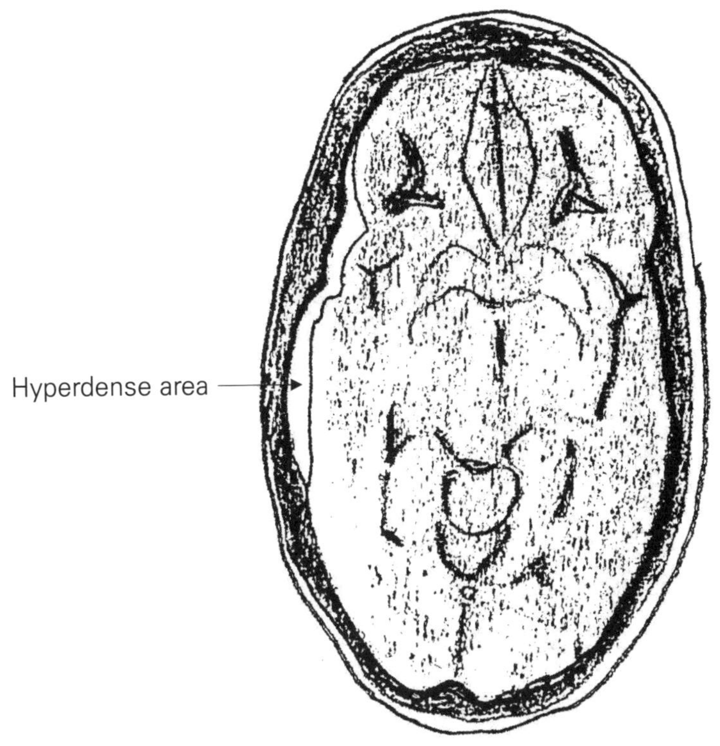

① meningeal arteries

② bridging veins between superficial cerebral vein and dural sinus

③ arteries of Willis Circle

④ intracerebral arteries

⑤ emissary veins between dural sinus and veins outside the skull

정답 ②

설명 SDH(경막하 출혈)은 braidging vein 파열에 의한 것이며 그 외 EDH(epidural hemorrhage, 경막외 출혈)는 meningeal artery 파열이, SAH(aubarachnoid hemorrhage, 지주막하 출혈)는 Willlis Circle arteries 파열이 ICH(intracerebral hemorrhage, 뇌내출혈)는 cerebral arteries 파열이 원인이 된다.

93 다음 뇌의 기저부 그림에서 X1-X4로 표시한 것은 뇌의 중심동맥(central arteries of the brain)을 나타낸다. 아래 보기에서 basal ganglia의 internal capsule, posterior limb의 혈액 공급을 담당하는 혈관으로서 가장 적합한 것은?

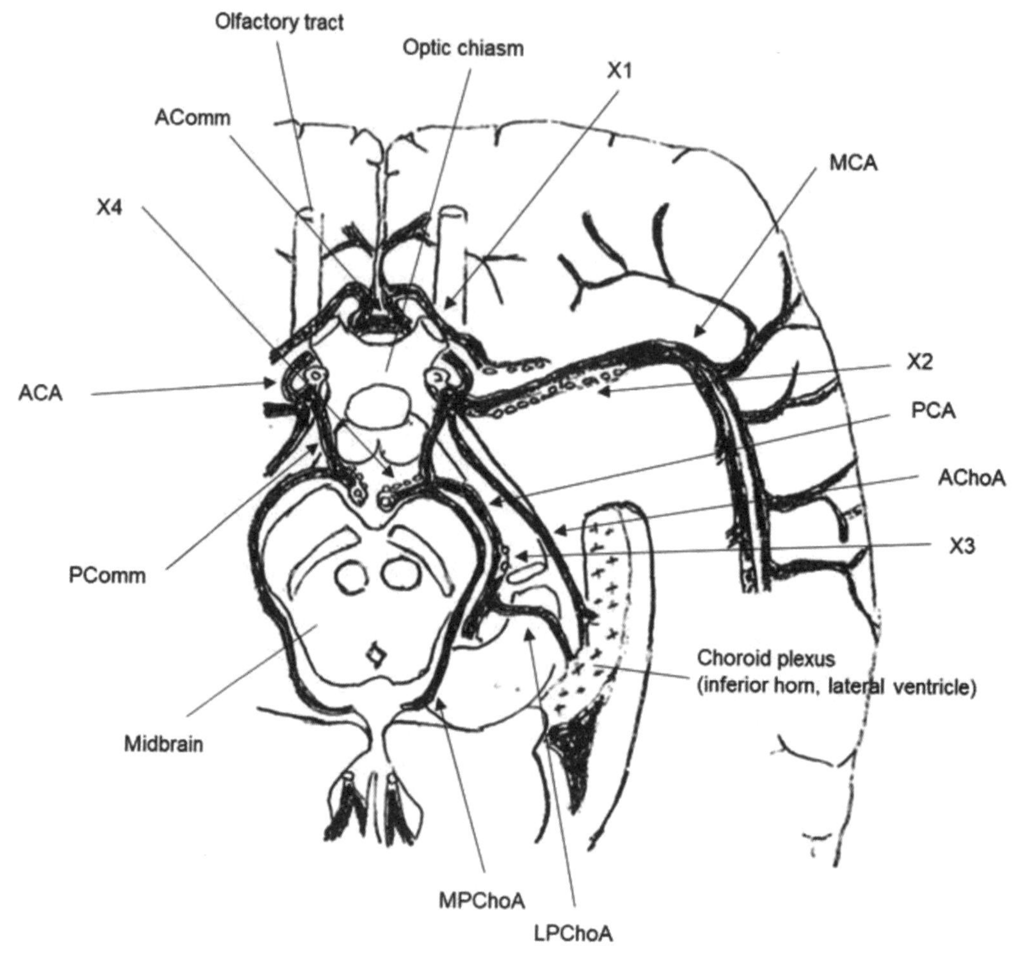

① X1
② X2
③ X2 and AChoA
④ X3 and X4
⑤ MPChoA

정답 ③

설명 그림에서 X1: long medial striate artery, X2: lenticulostriate artery, X3: thalamogeniculate artery, X4: thalamoperforating artery이며 internal capsule 의 posterior limb을 담당하는 혈관은 lenticulostriate artery와 anterior choroidal artery(AChoA)이다.

94 다음은 internal carotid artery(ICA)의 부위(segments)를 표시한 것이다. 명칭이 바르지 못한 것은?

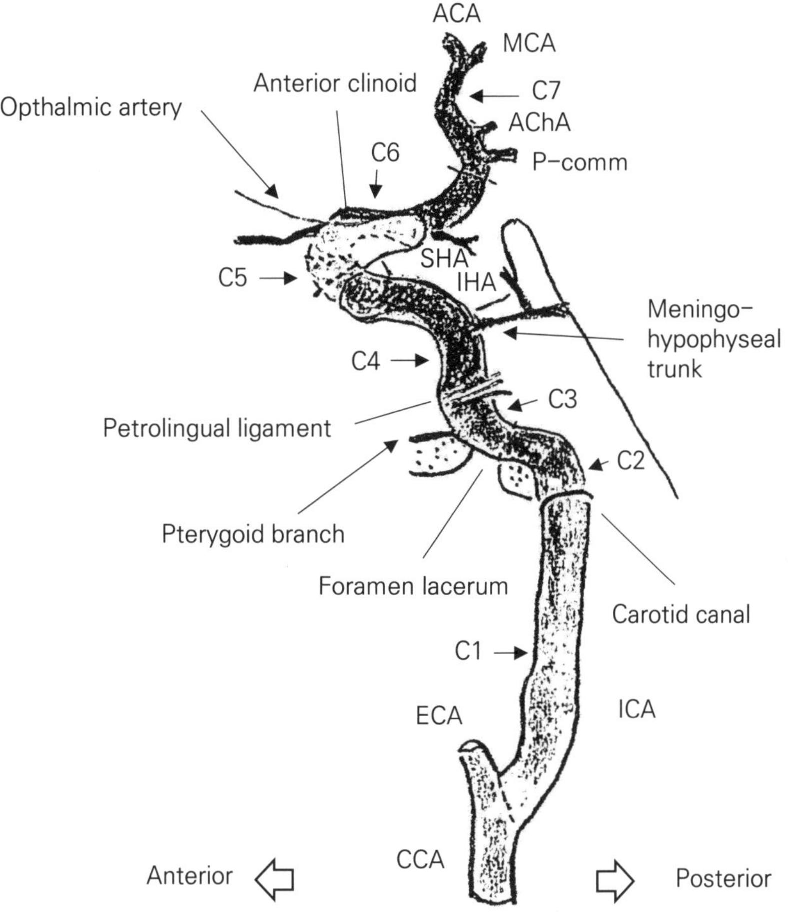

Left ICA viewed from the left side

① C3 - petrous segment

② C4 - cavernous segment

③ C5 - clinoid segment

④ C6 - opthalmic segment

⑤ C7 - communicating segment

정답 ①

설명 C3는 lacerum segment이며 C1은 cervical segment, C2는 petrous segment이다.

95 다음은 vertebral artery(VA)의 부위!(segments)를 설명한 것이다. 아래 설명 중 <u>잘못된</u> 것은?

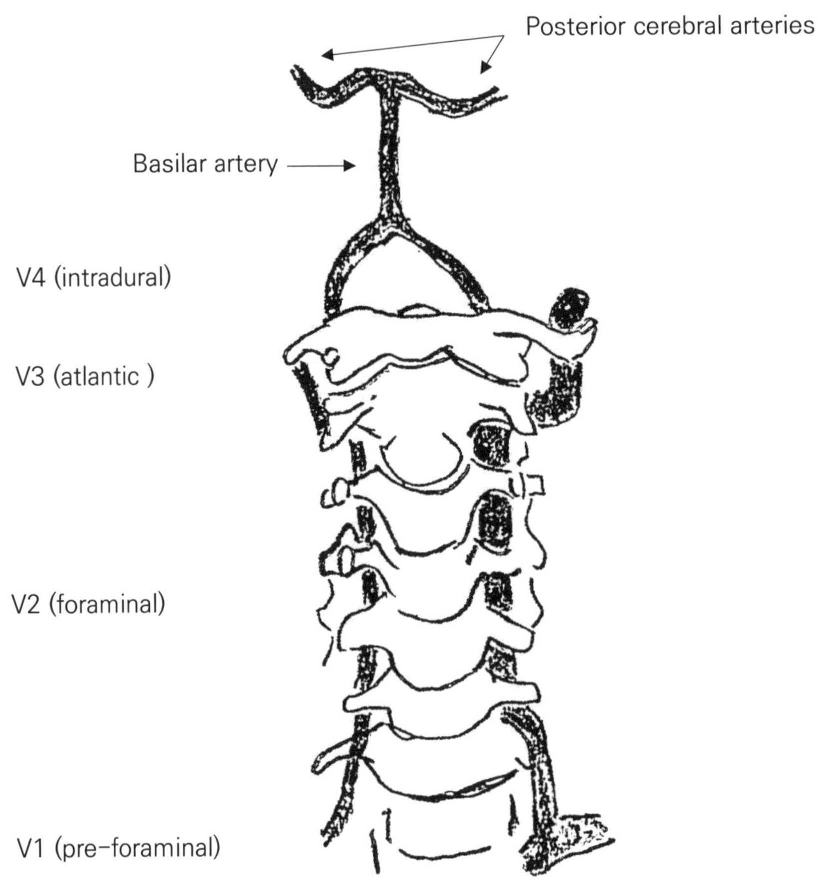

① preforaminal(V1) segment - subclavian artery에서 유래

② foraminal(V2) segment - transverse foramen of cervical vertebra 통과

③ atlantic(V3) segment - posterior atlanto-occipital membrane 통과

④ intradural(V4) segment - CN XII 와 C1 ventral root 사이 통과

⑤ 모두 맞다

정답 ⑤

설명 좌우 vertebral arteries(VA)는 합하여 pons 아래 부위에서 basilar artery를 이룬다. 2개의 VA는 좌우 ICA와 함께 Willis Circle of Willis를 이루며 이들이 대부분의 뇌 혈액의 공급을 담당한다.

96 아래 보기의 혈관은 다음 그림의 어떤 central arteries(of the brain)에 해당하는지 짝지은 것 중에서 바르지 <u>못한</u> 것은?

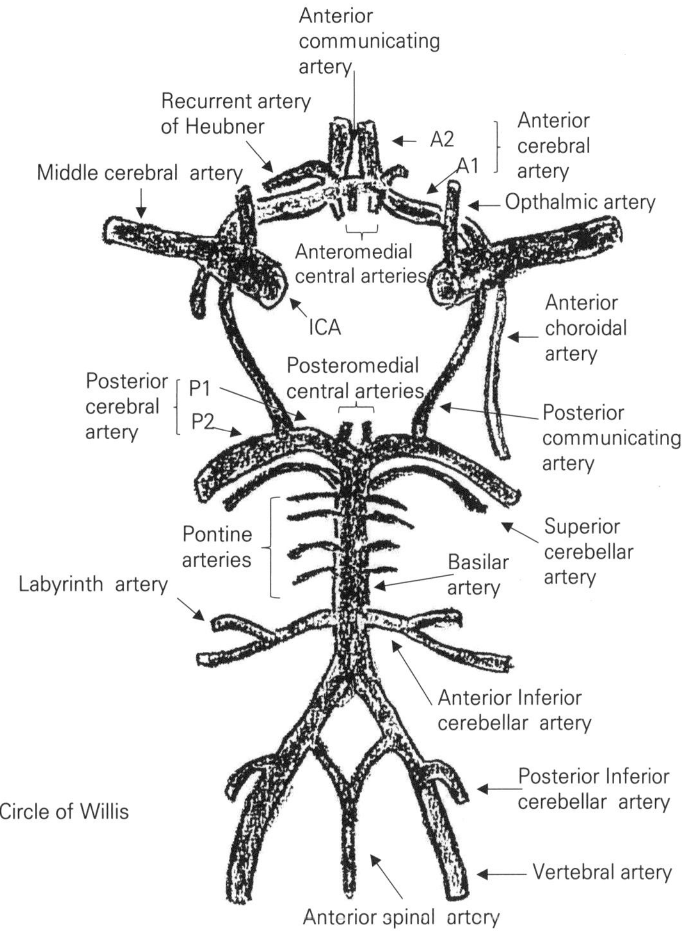

① anteromadial perforating arteries(A1) – anteromedial central arteries

② long medial striate arteries(A2) – anteromedial central arteries

③ lenticulostriate arteries(M1) – anterolateral central arteries

④ thalamoperforating arteries(P1) – posteromedial central arteries

⑤ thalamogeniculate arteries(P2) – posterolateral central arteries

정답 ②

설명 Long medial striate artery(Recurrent artery of Heubner)는 anterolateral central artery(그룹)에 해당한다.

 50대 중반의 남성인 A 씨는 건강 검진에서 다음 사진과 같은 뇌경색(cerebral infarction)의 소견이 보인다는 이야기를 들었다. 하지만 A 씨는 그동안 뇌졸중(cerebrovascular accident)을 의심할 만한 어떠한 증상도 없었다. 이와 같이 아무런 증상이 없는 경우를 무증상 뇌졸중(silent stroke)이라고 한다. 병변 부위는 어디인가?

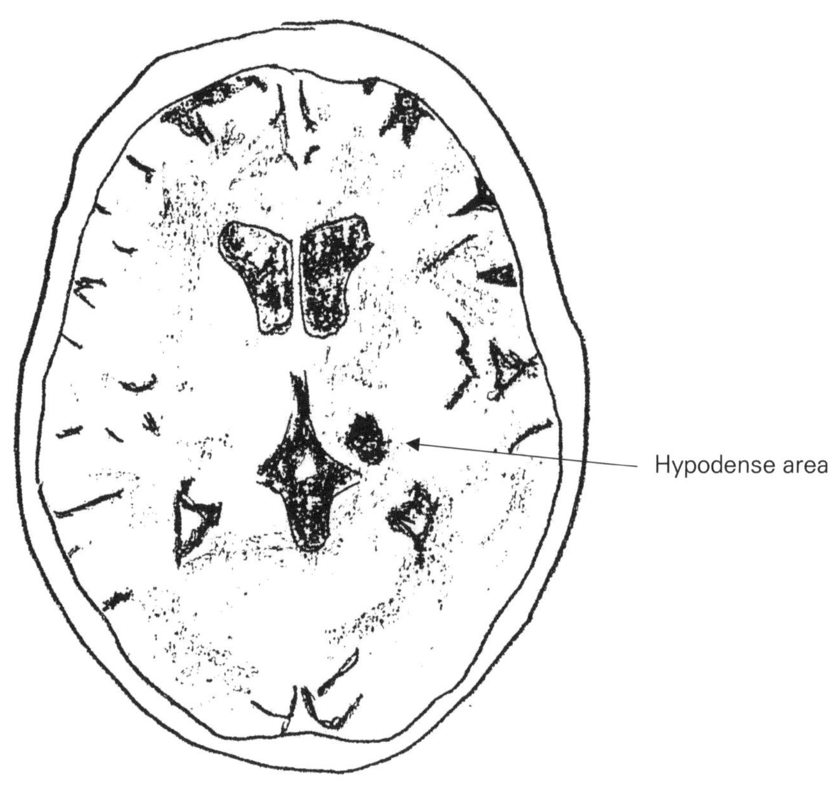

① right thalamus

② left thalamus

③ right basal ganglia

④ left basal ganglia

⑤ pons

정답 ②

설명 규모가 작은 뇌경색인 lacunar infarction은 증상이 없는 silent stroke를 일으키기도 한다(물론 증상이 있는 stroke를 일으키는 경우도 많다). 막힌 혈관이 있는 주된 부위는 basal ganglia, thalamus, pons라고 한다.

 다음은 평소 atrial septal defect(ASD, 심방중격 결손증)를 갖고 있던 젊은 환자가 뇌졸중(brain stroke)으로 내원하여 촬영한 cerebral angiogram(left common carotid artery) 사진이다. 환자는 뇌혈관의 막힌 부분(화살표)에 있던 emboli(색전)를 시술로 제거하여 회복되었다고 한다. 이 혈관의 이름은 무엇인가?

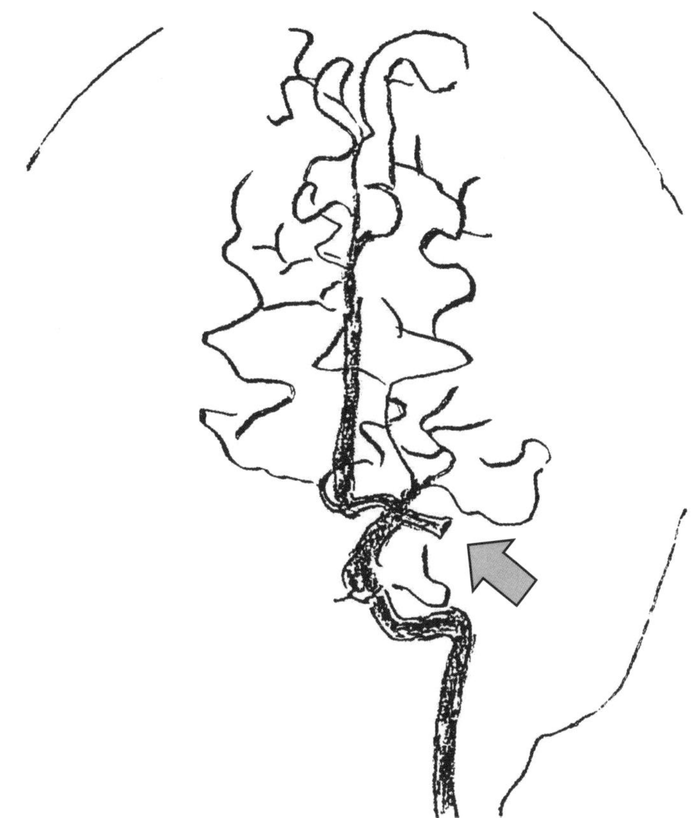

① anterior cerebral artery(Left)

② middle cerebral artery(Left)

③ posterior cerebral artery(Left)

④ pontine artery(Left)

⑤ posterior inferior cerebellar artery(Left)

정답 ②

설명 Left internal carotid artery의 PA view 사진이며 혈관(화살표)은 Left miidle cerebral artery이다.

---

99 다음은 뇌졸중이 의심되는 환자의 cerebral angiogram(right internal carotid artery injection) 사진이다. 환자는 subarachnoid hemorrhage(SAH, 지주막하 출혈) 진단하에 화살표로 표시한 부위의 동맥류(aneurysm) 파열이 의심된다고 할 때 이 혈관의 이름은 무엇인가?

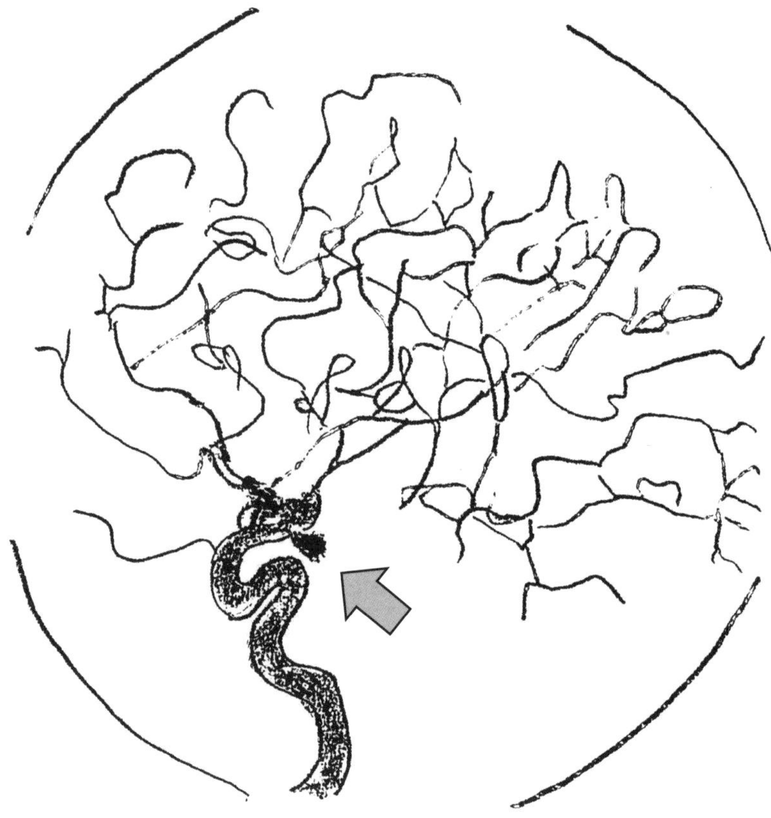

① anterior communicating artery(AComm)

② posterior communicating artery(PComm)

③ tip of basilar artery(BA tip)

④ middele cerebral artery(MCA) bifurcation

⑤ Posterior inferior cerebellar artery(PICA)

정답 ②

설명 Right internal carotid artery의 Lateral view 사진이며 혈관(화살표)은 Right posterior communicating artery이다.

---

100 다음 그림은 갑작스러운 심한 두통(thunderclap headache)으로 내원한 환자가 검사상 콜로이드 낭종(colloid cyst; 3뇌실 앞쪽 천장에 발생하여 뇌실 폐쇄를 일으키는 양성 종양)으로 확인되어 수술받는 과정을 보여 준다. 그림의 절개 3은 fornix와 thalamus가 서로 만나는 부위에서 <u>tela choroidea를 절개하여 3rd ventricle에 들어가</u> colloid cyst를 제거하는 방법(transchoroidal approach)이다. 그렇다면 절개 3을 통하여 제3 뇌실로 들어가면서 볼 수 있는 보기의 구조물로 바르지 <u>않은</u> 것은?

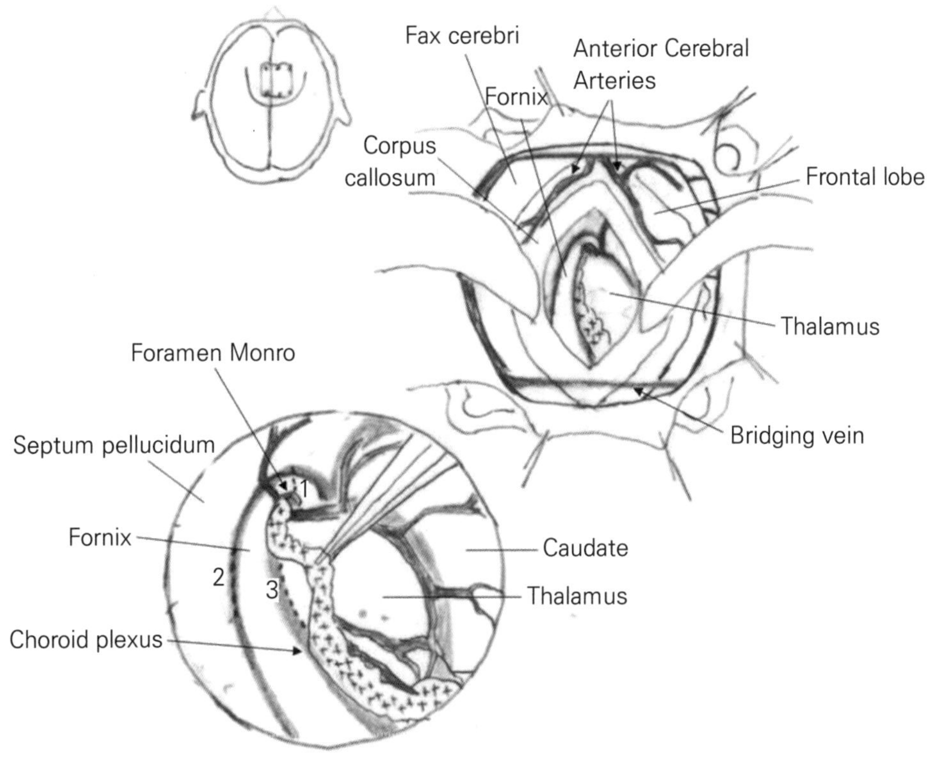

① internal cerebral veins

② MPChoA(medial posterior choroidal arteries)

③ choroid plexus of 3rd ventricle

④ interthalamic adhesion

⑤ 모두 맞다

정답 ⑤

설명 3rd ventricle 주변 구조, 특히 상부의 corpus callosum에서 접근하였을 때의 해부학을 이해하는가를 묻는 문제이다.

11장

등 1 (Back)

101 다음은 뇌척수액(cerebrospinal fluid)의 채취를 위하여 척추 천자(spinal tapping)를 하는 것을 보여 준다. 천자를 시행하여 뇌척수액을 채취하는 공간은 어디인가?

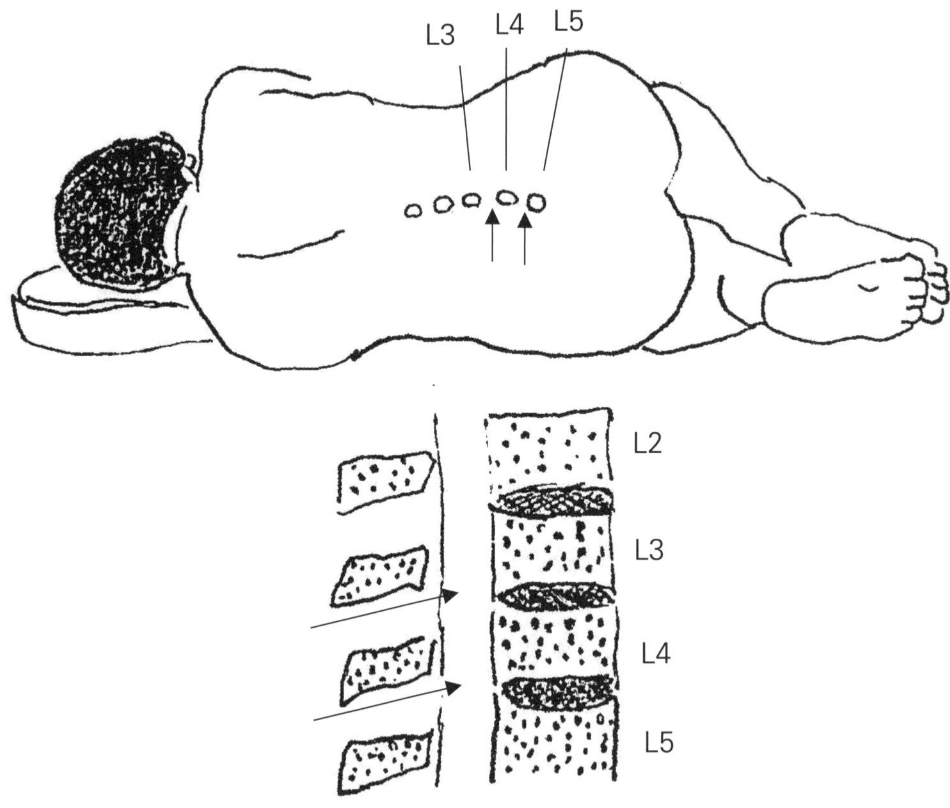

① epidural space

② subdural space

③ subarachnoid space

④ subpial space

⑤ 모든 공간에서 가능함

정답 ③

설명 진단 등의 이유로 CSF(cerebrospinal fluid, 뇌척수액)를 채취해야 하는 경우가 있다. 이와 같이 lumbar puncture(요추천자)할 때는 가로 누운 상태에서 상체를 앞으로 구부리게 하고 L3-L4 또는 L4-L5(supracristal line) 사이에서 시행한다(L2-S2: 안전 공간).

102 다음은 척추 천자(spinal tapping)를 수행하는 것을 보여 주는 사진이다. 이때 주삿바늘이 최종적으로 통과해야 하는 해부학적 구조는 무엇인가?

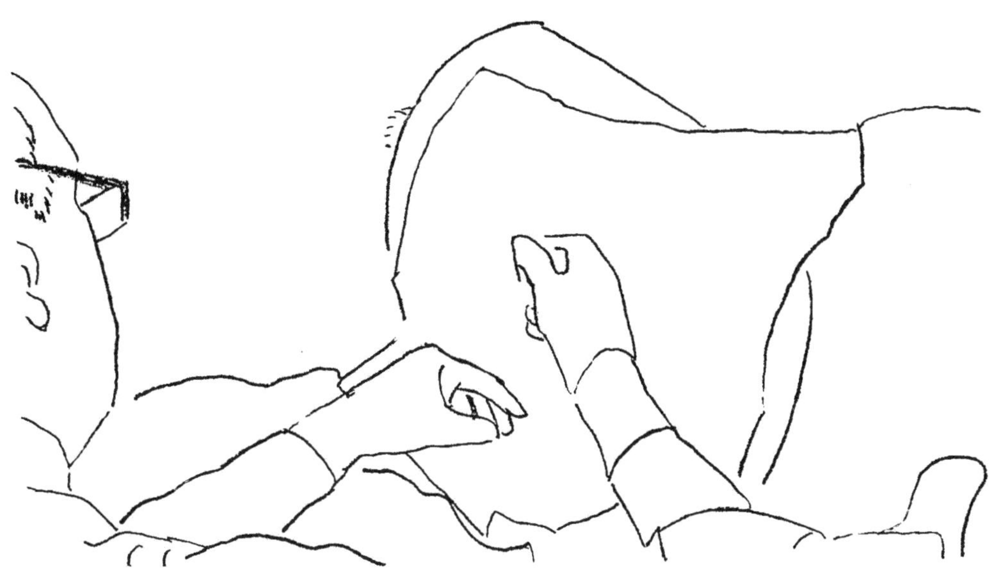

① interspinous ligament
② ligamnetum flavum
③ dura mater
④ arachnoid membrane
⑤ pia mater

정답 ④

설명 본 그림에서와 같이 spinal tapping(척추 천자)하는 위치에서는 spinal cord가 존재하지 않는 dural sac 안에 있게 된다. 결국 CSF가 존재하는 위치는 dura mater에 밀착된 arachnoid membrane에 둘러싸인 subarachnoid space이다.

---

103 다음 그림은 greater occipital nerve(GON)가 통과하거나(A, B) 돌아가는(C) 근육을 흰색 원으로 표시한 것이다. 그리고 'X'는 또 다른 신경을 나타낸다. 이들 근육 및 신경의 이름으로서 바르지 <u>않은</u> 것은?

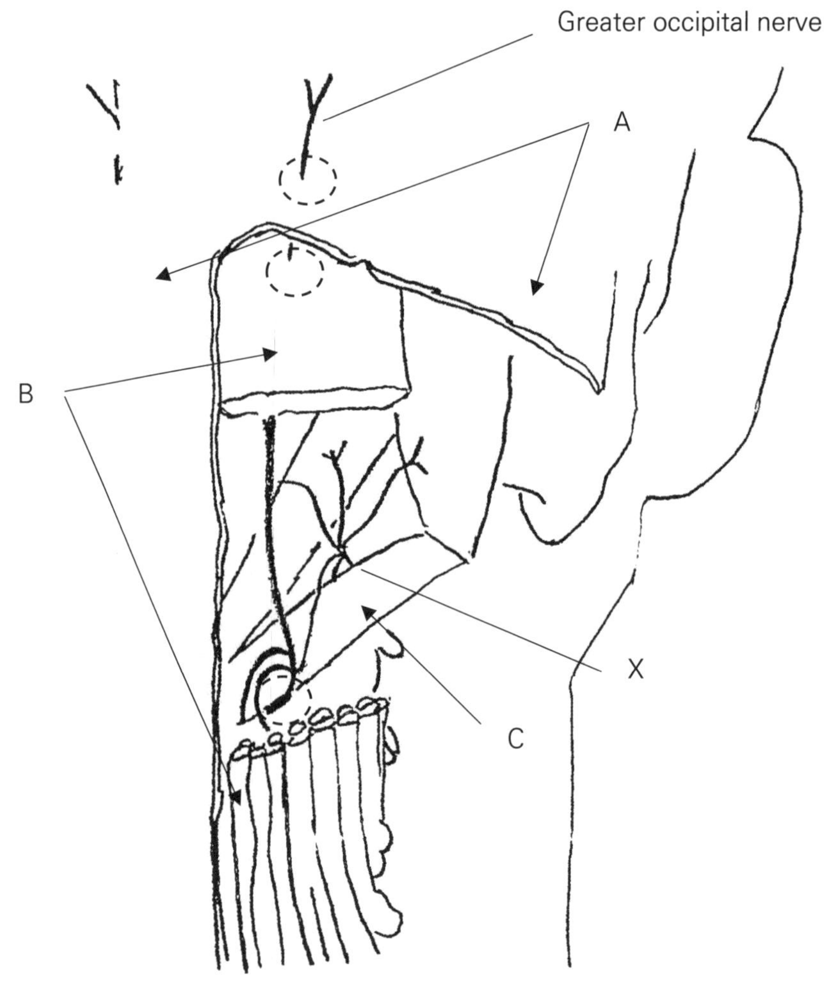

① A - trapezius

② B - splenius capitis

③ C - inferior oblique

④ X - suboccipital nerve

⑤ 모두 맞다

정답 ②

설명 B는 근육의 방향이나 insertion 부위로 보았을 때 semispinalis capitis이며 splenius capitis는 이 그림에서 생략되었으며 mastoid process로 insertion한다.

104 다음은 cervical radiculopathy를 설명하는 그림이다. 만약에 추간판 탈출(herniated nucleus pulposus, HNP)에 의한 C6 신경의 압박이 있었다면, 탈출된 추간판(herniated disc)의 위치는 어디인가?

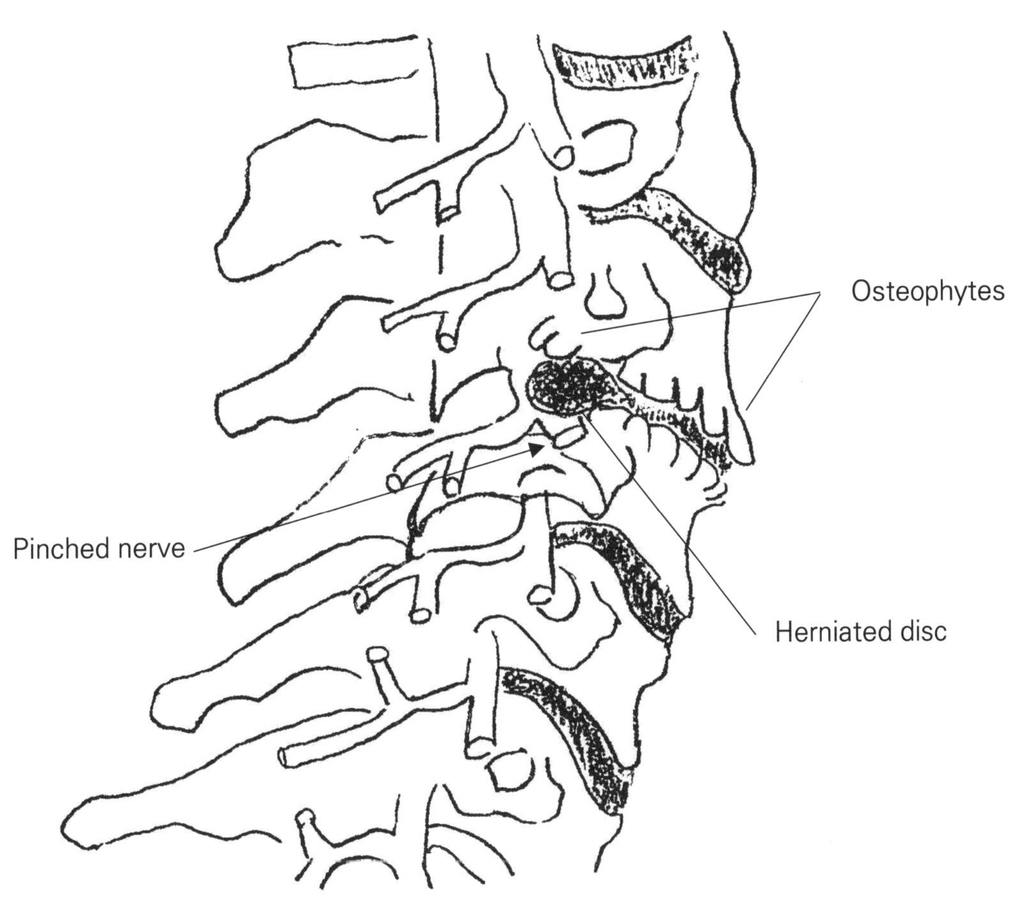

① C3~C4 척추뼈

② C4~C5 척추뼈

③ C5~C6 척추뼈

④ C6~C7 척추뼈

⑤ C7~T1 척추뼈

정답 ③

설명 cervical nerve(C_n)가 나오는 척추뼈는 C_{n-1}~C_n이다. 이는 경추 신경(C1-C8)의 첫 번째 C1이 occipital bone~C1 척추뼈에서 나오고 마지막인 C8이 C7 척추뼈~T1 척추뼈에서 나오기 때문이다. 경추 신경은 요추 신경과 함께 디스크가 흔히 발생하는 부위이다.

 평소 축구를 좋아하는 A 군은 최근 축구 경기를 마치고 엉덩이와 다리 통증이 동반된 심한 허리 통증으로 내원하게 되었다. 사진은 이 환자의 요추 부위를 RPO(right posterior oblique) 위치로 X-ray 촬영한 것이다. 사진에서 화살표로 표시한 것은 어떤 구조물이 결핍(defect)된 것인가?

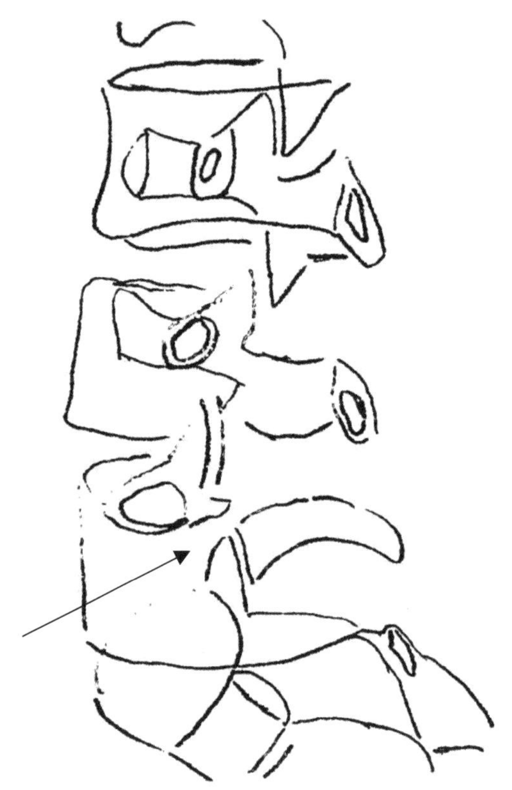

① spinous process
② 왼쪽 pedicle
③ 오른쪽 pedicle
④ 왼쪽 pars interarticularis
⑤ 오른쪽 pars interarticularis

정답 ⑤

설명 Spondylolysis(척추분리증)는 일종의 stress fracture로서 두 개의 척추뼈 사이(구체적으로는 pars interarticularis)가 금이 간(crack) 상태를 말하며 방치하면 분리된 척추뼈가 그 아래에 있는 척추뼈에 대해서 전방으로 변위되는 spondylolisthesis(척추탈위증)이 발생하므로 치료해야 한다. 본 예에서와 같이 RPO 또는 LPO 상태로 X-ray를 찍어서 해당 부위의 골절선을 확인하게 되는데 이는 흔히 Terrier dog sign이라 부르며 강아지의 목 부위에 결핍으로 나타난다. X-ray상 snout(transverse process), eye(pedicle), ear(superior articular process), forefoot(inferior articular process), neck(pars interarticularis)을 볼 수 있다.

106 다음 사진은 환자의 허리뼈 X-ray 촬영을 하고서 얻은 영상을 나타낸 것이다. 아래 설명에
서 바르지 <u>않은</u> 것은?

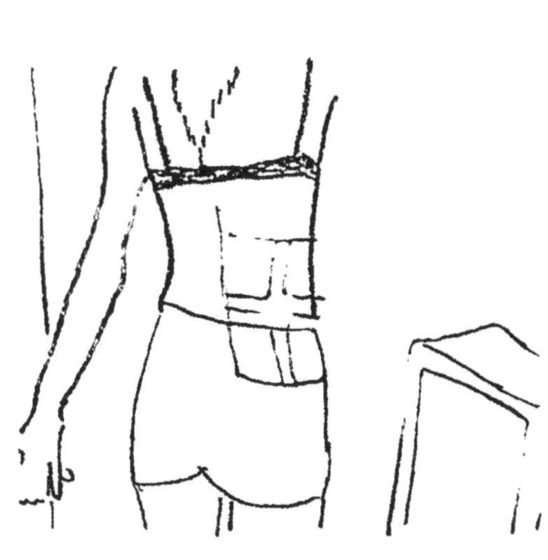 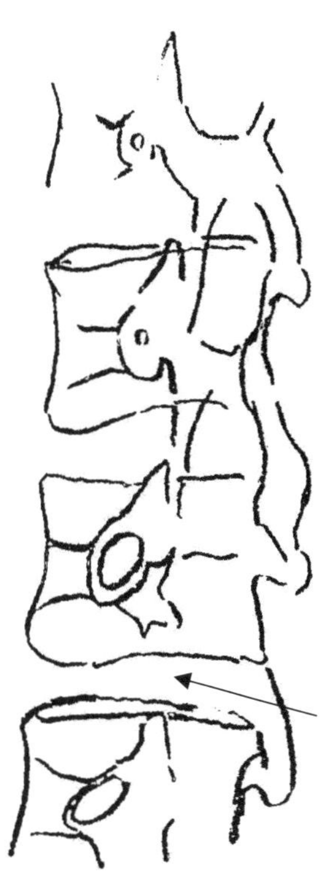

① 화살표는 the right pars interarticularis기 골절되어(radiolucent) 있음을 나타낸다

② 촬영 포지션은 LAO(left anterior oblique) view이다

③ RPO(right posterior oblique) view에서도 골절을 확인할 수 있다

④ 골절 부위(화살표, radiolucent)는 Terrier dog에서 목에 해당한다

⑤ 왼쪽 골절(the left iinterarticularis)도 같은 촬영 포지션에서 잘 확인된다

정답 ⑤

설명 왼쪽 골절(the left interarticularis)의 촬영을 위해서는 LPO 또는 RAO 포지션이 필요하다.

 다음 그림은 병증이 있는 multifidus(통증 부위, x)의 stretching 치료 과정을 나타낸다. 아래 보기의 설명 중에 바르지 <u>못한</u> 것은?

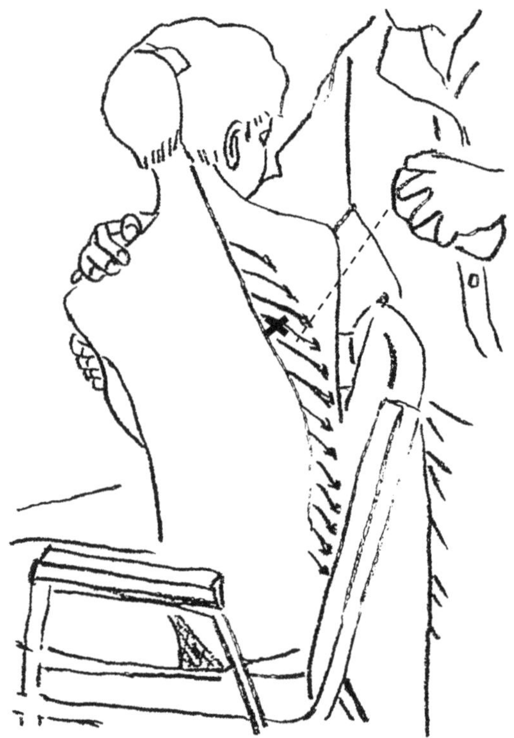

① 아픈 근육은 right multifidus이다
② 아픈 근육(multifidus)의 본래의 작용(action)은 왼쪽 회전이다
③ 아픈 근육의 스트레칭을 위해서 오른쪽 회전시켜 준다
④ 몸통을 오른쪽 회전시키는 데 수축하는 근육은 left multifidus이다
⑤ 모두 맞다 ˙

정답 ⑤

설명 근육이 과사용되면 반복적인 손상이 일어나고, 단단한 상태로 지속되면서 통증이 발생하는 상태를 myofascial pain syndrome(MPS, 근막통증증후군)이라고 하며 흔히 통증 유발점(그림에서 x 표시)을 확인하고 치료한다. 해당 근육의 스트레칭(stretching)을 위해서는 근육이 수축하는 것과 반대 방향으로 근육을 늘려 준다. 예를 들면 그림의 경우, 몸통을 왼쪽으로 돌려 주는 오른쪽의 tight(아픈) multifidus의 스트레칭은 이 근육의 수축 방향과 반대 방향인 오른쪽으로 몸통을 돌려서 아픈 근육을 늘려 주면 된다.

108 대학교수로서 정년퇴직한 60대 후반의 남성이 양쪽 손의 혈액 순환 장애, 감각 이상 및 근력 감소를 주소로 내원하였다. 다음은 목 부위를 영상 촬영한 결과이며(a: X-ray, b: CT, c: T2-MRI) 화살표로 표시한 것은 석회화(calcification)를 나타낸다고 한다. 이 부위는 해부학적으로 어디인가?

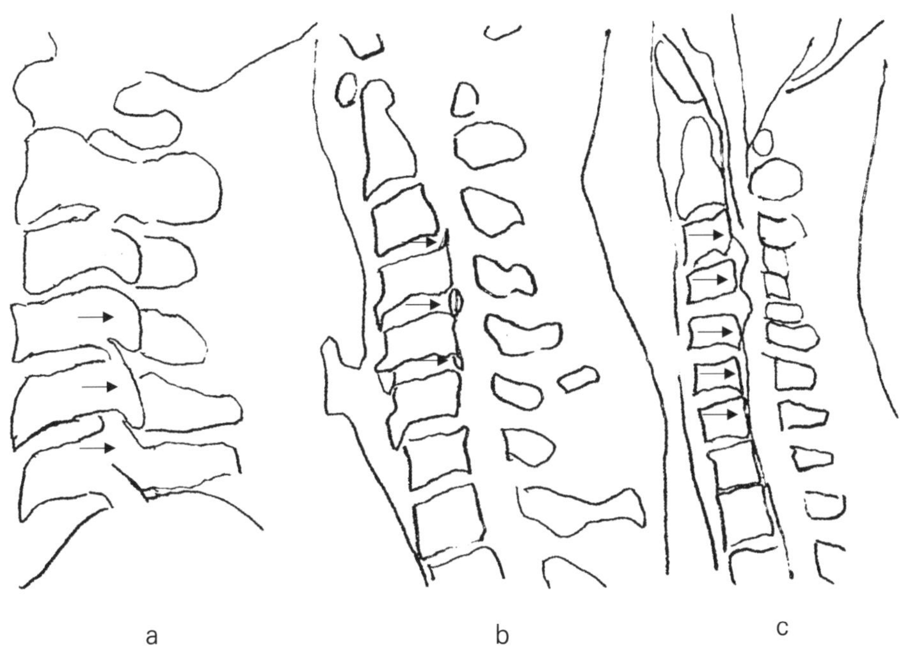

① anterior longitudinal ligament ② posterior longitudinal ligament
③ ligamentum flava ④ supraspinatus ligament
⑤ interspinous ligament

정답 ②

설명 상기 질환은 OPLL(ossification of posterior longitudinal ligament)이라는 질환으로서 주로 오랫동안 목을 숙이는 직업 환경에 종사한 사람들(예, 대학교수, 외과 의사)에게 발병하는 것으로 알려져 있다. vertebral canal 안에 있는 posterior logitudinal ligament 가 장기간의 neck flexion으로 손상을 받고 석회 침착이 되어 골화(ossification)까지 발생하면 척추관은 좁아지고 협착이 발생한다(vertebral canal stenosis, 척추관협착증). 이때 intervertebral foramen(척추 사이 구멍)을 나오는 경추 신경은 압박을 받게 되어 (radiculopathy, 신경근 병변) neuropathy(신경병증)가 발생하고 사례에서와 같은 증상을 나타내게 된다.

다음은 spinal cord(척수)에 혈액을 공급하는 동맥(anterior and posterior spinal arteries)을 나타낸다. 이와 같은 척수 동맥(spinal artery) 형성에 기여하는 혈관으로서 바르지 않은 것은?

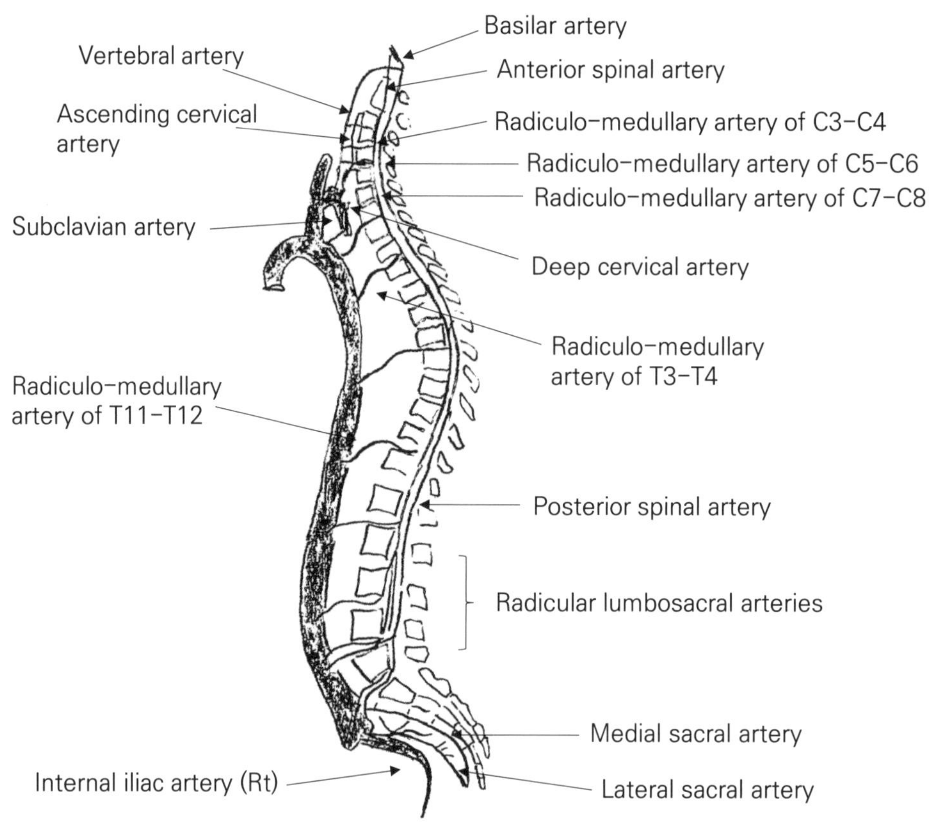

① vertebral artery

② deep cervical artery

③ ascending pharyngeal artery

④ posterior intercostal artery

⑤ lumbar and lateral sacral arteries

정답 ③

설명 spinal cord(척수)에 혈액을 공급하는 동맥은 1개의 anterior spinal artery, 2개의 posterior spinal arteries, 총 3개로 구성된다. anterior spinal artery는 2개의 vertebral arteries에서 나와 합쳐져(union) 만들어지고 posterior spinal arteries는 2개의 vertebral artery에서 각각 분지가 나와서 형성한다. 이러한 척수 동맥들은 부분별로 다른 혈관으로부터 혈류 공급을 받는데(segmental medullary arteries) 보기의 혈관들이 (3번 제외) 대표적인 경우이다.

 다음 사진은 C3 vertebra를 나타낸다. 사진에서 표시한 구조물(A-C)과 부착하는 근육의 짝지음이 바르지 <u>못한</u> 것은?

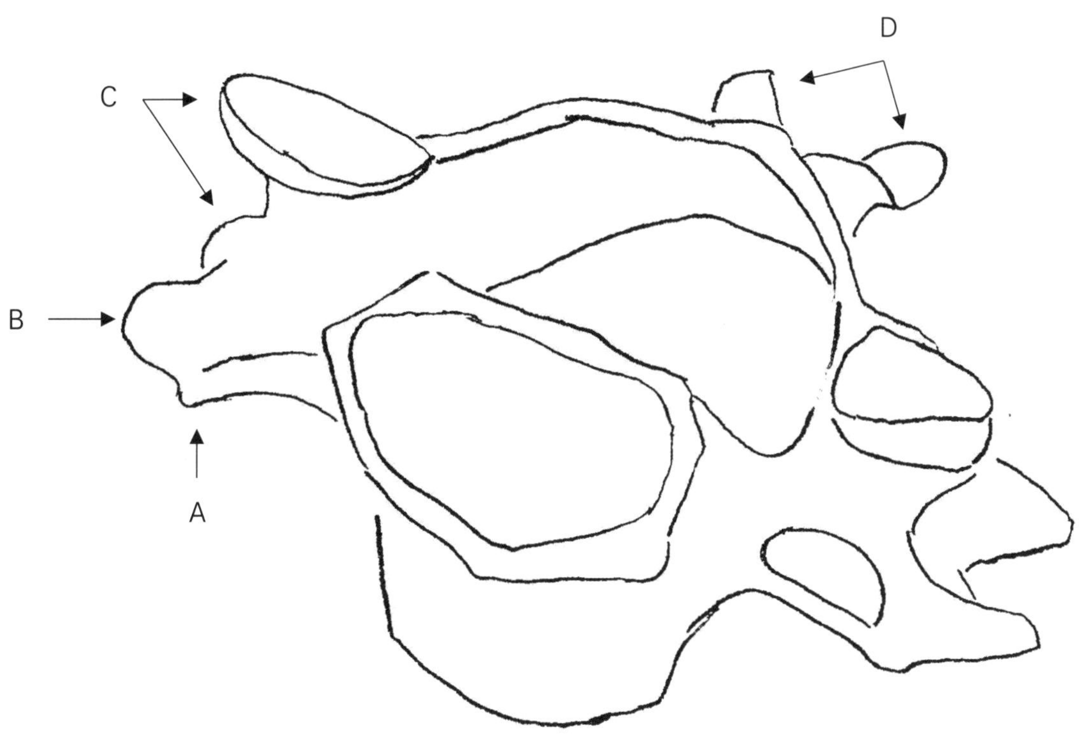

① A - longus capitis　　　　② B - longissimus capitis

③ C - semispinalis capitis　　④ D - multifidus

⑤ 모두 맞다

정답 ②

설명 그림에서 A는 anterior tubercle of transverse process, B는 posterior tubercle of transverse process, C는 superior and inferior articular processes, D는 bifid spinous process이다. longissimus capitis가 부착하는 부위(origin)는 articular process(C)이다.

multifidus는 origin 부위가 articular process(C)이고 insertion 부위는 spinous process이다.

12장

등 2 (Back)

 다음 사진은 sacrum의 dorsal surface를 나타낸다. 화살표로 표시한 구조물과 관계가 <u>없</u>는 것은?

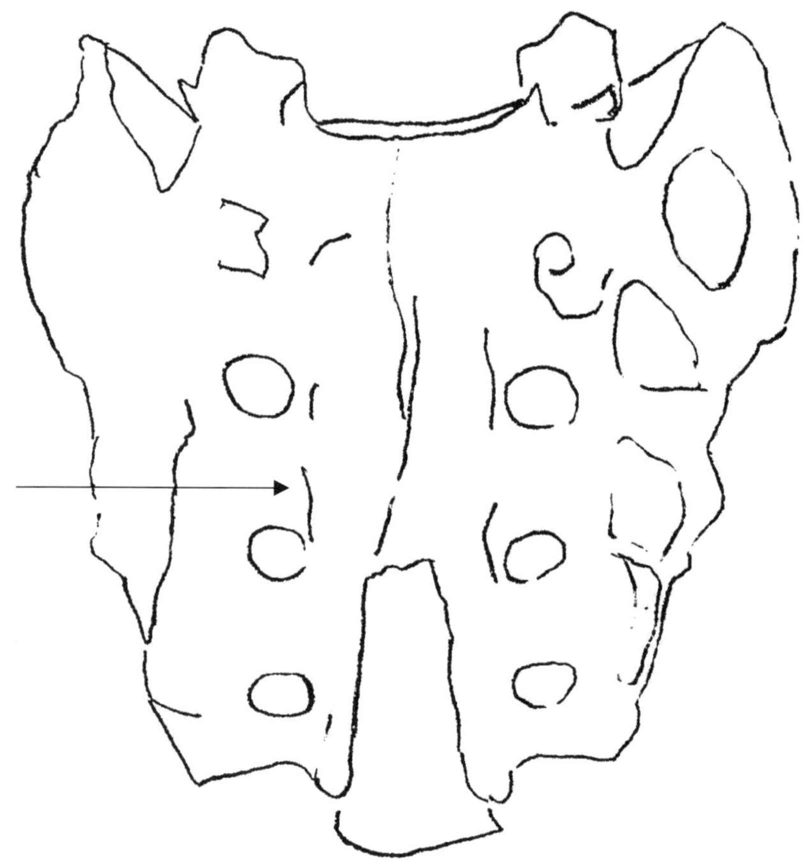

① superior articular process of sacrum

② cornu of sacrum

③ cornu of coccyx

④ intervertebral foramen

⑤ intermediate crest

정답 ④

설명 그림에서 표시한 부위는 intermediate crest로서 발생학적으로 articular process가 fusion하여 생긴 것이다. 이것과 연관된 부위는 보기와 같으며 intervertebral foramen 은 lateral crest와 연관되어 있다.

112 다음 그림은 lumbar vertebra를 나타내고 있다. 그림에서 A-E와 관계된 아래 설명 중에 바르지 <u>않은</u> 것은?

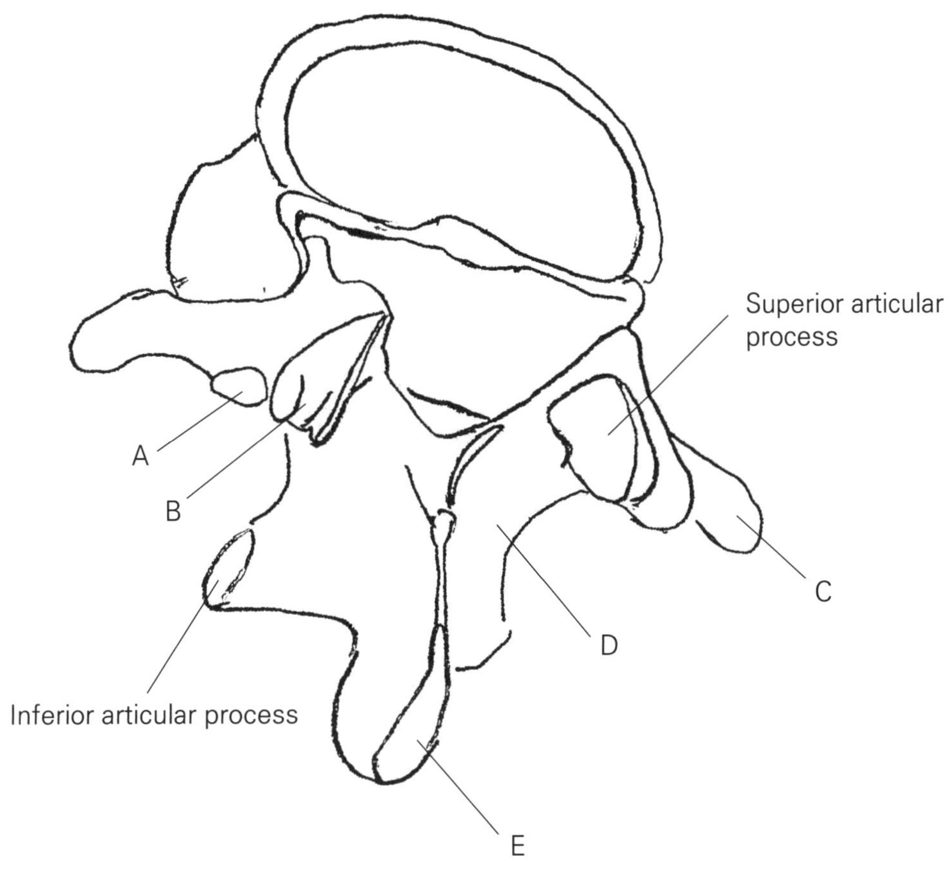

① longissimus thoracis 부착 – A

② medial intertransversarius – A와 B

③ lateral intertransversairus – C

④ multifidus 부착 – D

⑤ interspinalis 부착 – E

정답 ④

설명 그림에서 A는 accessory process, B는 mammillary process, C는 transverse process, D는 pars interarticularis, E는 spinous process이다. multifidus가 lumbar vertebra 에 부착하는 부위는 mammillary process(B)이다.

 다음 사진에서 thoracolumbar fascia를 이루는 부분은 결국 어디인가?

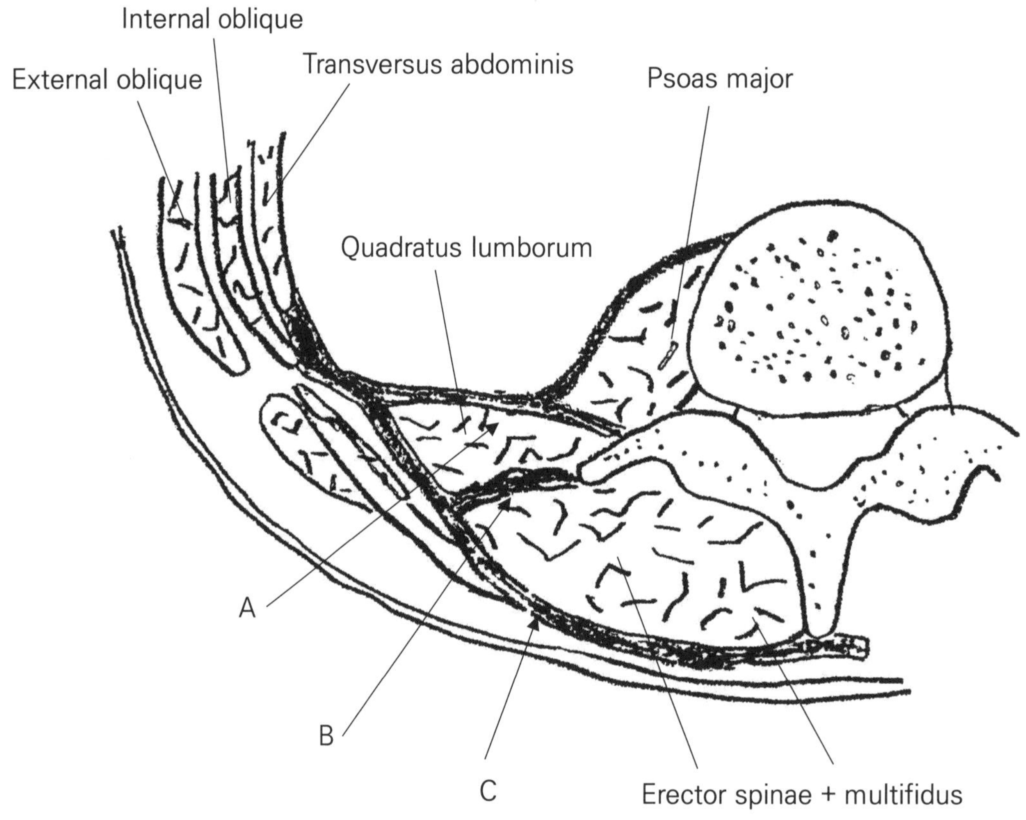

① A, B, C   ② A, B

③ A, C   ④ B, C

⑤ A

정답 ①

설명 thoracolumbar fascia를 구성하는 것은 3개의 층으로 구성되었으며 transverse process에 부착된 anterior layer(A)와 middle layer(B)는 quadratus lumborum을 싸고 있으며 spinous process에 부착된 posterior lyer(C)는 middle layer(B)와 함께 erector spinae와 multifidus를 싸고 있다.

 다음은 머리 부근의 깊은(deep) 목 부위 등 근육(cervical back muscles)을 나타낸다. 얇은 근육부터 깊은 근육 순으로 맞는 것은?

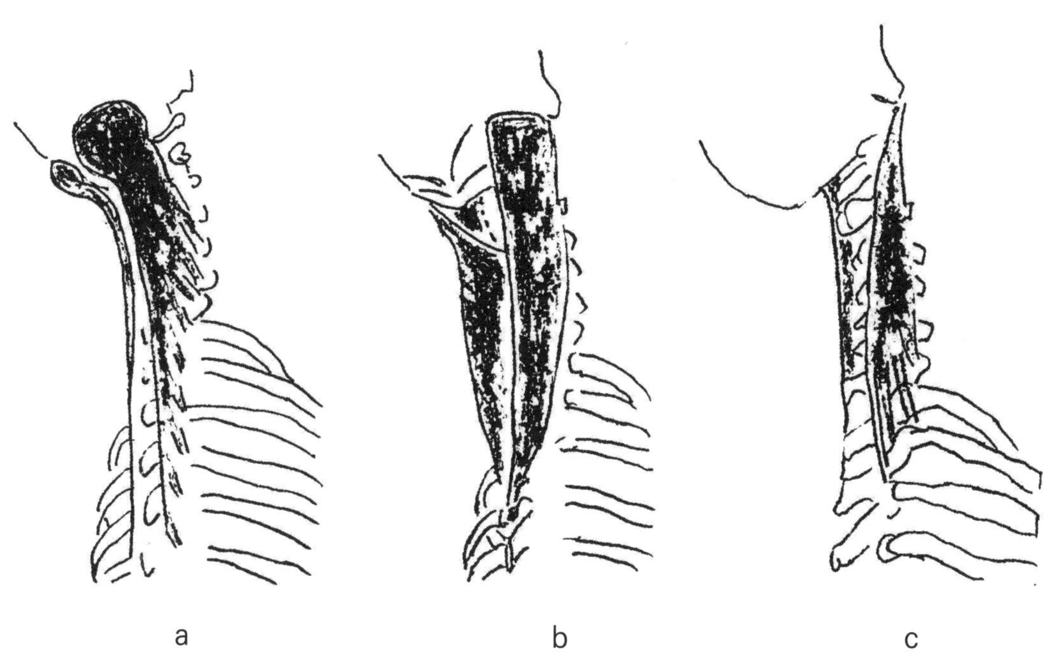

① a, b, c   ② a, c, b

③ b, a, c   ④ b, c, a

⑤ c, a, b

정답 ④

설명 목 부위 deep back muscle에서는 얇은 층에서 깊은 층 순서로 [layer 1] splenius capitis(b) splenius cervicis, [layer 2] longissimus capitis(c) longissimus cevicis, iliocostalis cervicis [layer 3] semispinalis capitis(a), semispinalis cervicis, multifidus, rotatores, [layer 4] interspinales, intertransverii를 확인할 수 있다.

---

115 다음은 suboccipital muscles를 표시한(A-D) 것이다. 이 가운데 suboccipital triangle 을 이루는 것으로 바르지 <u>않은</u> 것은?

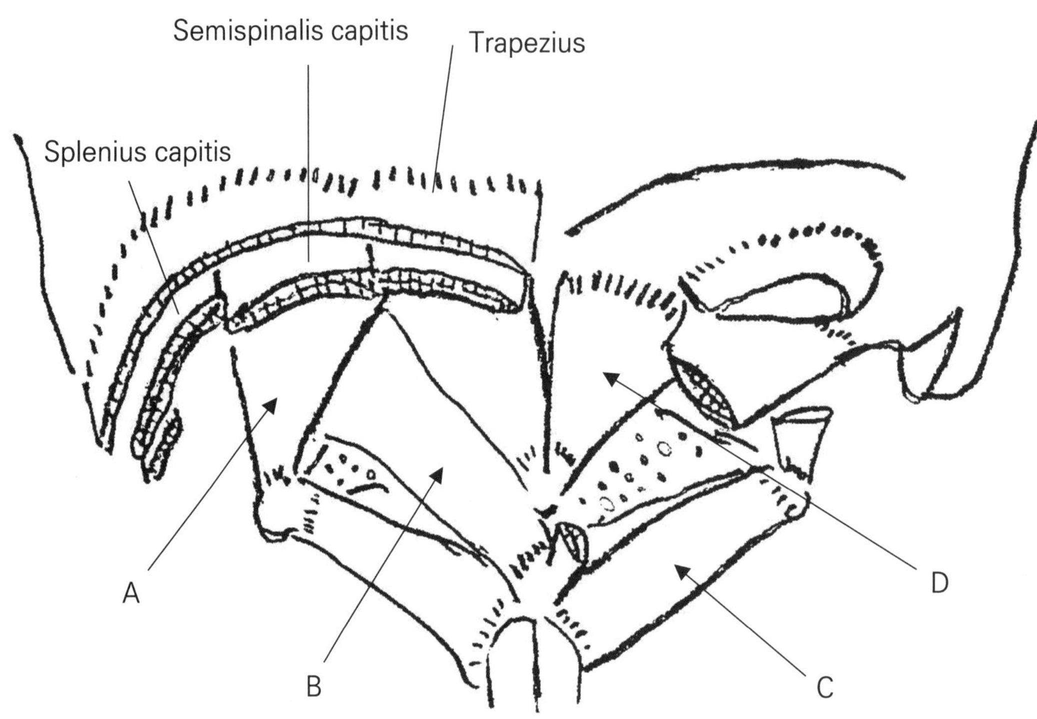

① A: obliquus capitis superior

② B: rectus capitis posterior major

③ C: obliquus capitis inferior

④ D: rectus capitis posterior minor

정답 ④

설명 suboccipital triangle 안에는 suboccipital nerve(C1)와 vertebral artery가 있다. greater occipital nerve(C2)는 경추 1번(CV_1)과 2번(CV_2) 사이에서 나와서 obliquus capitis inferior 아래로 지나간다. 3rd occipital nerve는 경추 2번(CV_2)과 3번(CV_3) 사이 에서 나와서 주변에 분포한다.

 다음은 우리 몸에서 허리를 지탱하는 근육으로 이른바 core muscle 중 하나로 알려져 있다. 무엇인가?

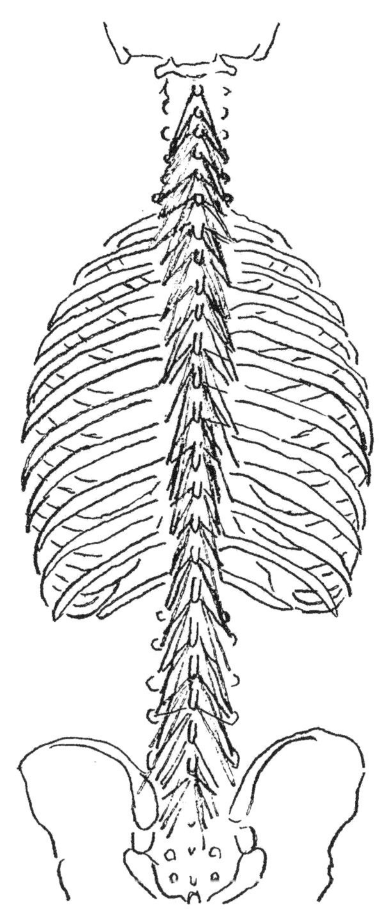

① semispinalis
② multifidus
③ rotatores
④ interspinales
⑤ intertransversarii

정답 ②

설명 multifidus는 semispinalis(capitis, cervicis, thoracis), rotatores와 함께 이른바 deep back muscles의 layer 3를 구성하는 근육으로서 근육 방향으로 보면 transverso-spinalis에 해당한다. 그 아래에 layer 4에 해당하는 interspinales와 intertransversarii와 같은 segmental muscles가 존재한다.

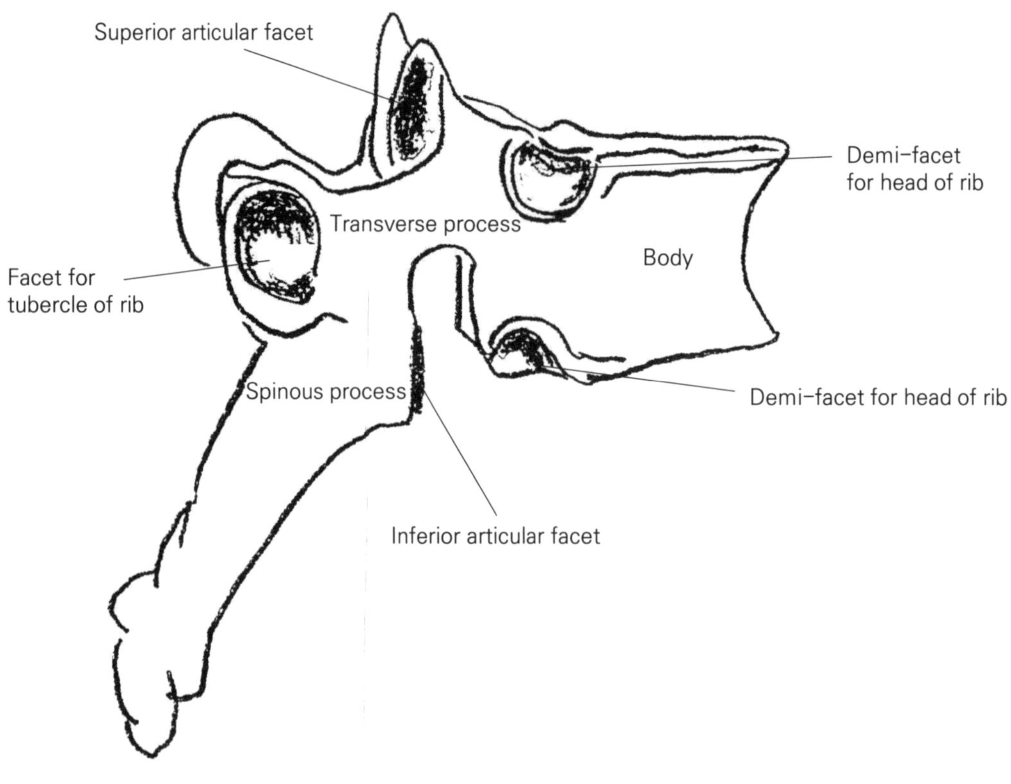

① flexion - extension

② lateral flexion

③ rotation

④ all of them

⑤ none of them

정답 ③

설명 이웃한 척추뼈끼리의 접촉면(superior and inferior articular facets)을 보면 경추는 위/아래 접촉면, 흉추는 앞/뒤 접촉면, 요추는 좌/우 접촉면인 것을 알 수 있으며, 이에 따라 관절의 운동은 경추는 flexion - extension, lateral flexion, 흉추는 rotation, 요추는 flexion - extension으로 이루어짐을 알 수 있다.

---

118 다음은 어떤 경추 앞 근육(anterior cervical muscle)을 나타내고 있다. 이 근육에 관한 아래 설명 중 바르지 <u>못한</u> 것은?

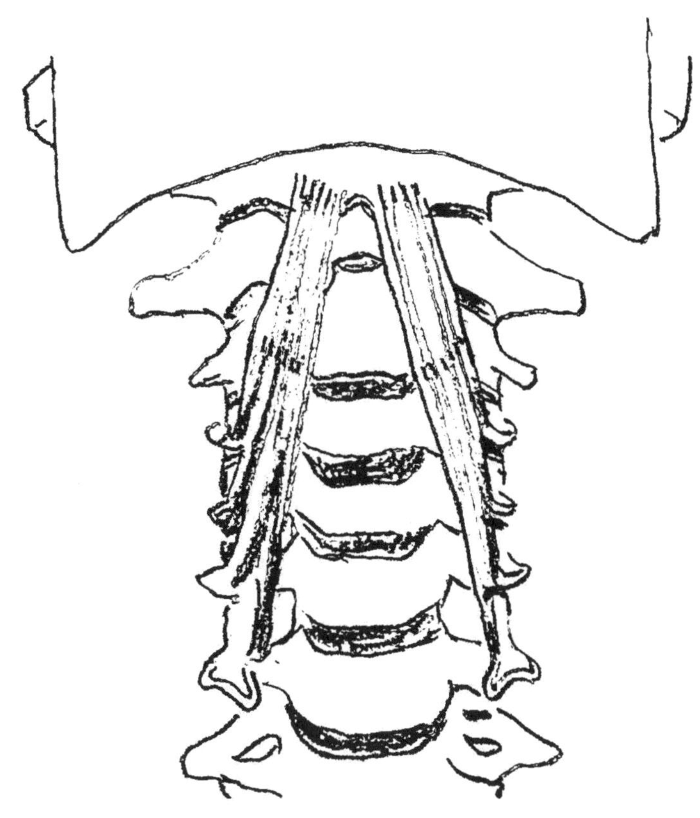

① 해당 근육의 이름은 longus capitis이다

② 이 근육이 부착하는 경추의 anterior tubercles에 아래로는 scalenus anterior가 부착한다

③ anterior tubercles 앞으로 접하여 ascending cervical artery가 지난다

④ scalenus anterior와 longus colli 사이를 vertebral artery가 지난다

⑤ 모두 맞다

정답 ⑤

설명 vertebral artery는 조금 아래쪽에서 scalenus anterior와 longus colli 사이를 지나 transverse foramen을 통과하여 올라간다.

119 다음은 occipital region(뒤통수)에서의 occipital artery(OA) 경로를 나타낸 것이다. 아래 설명 중 바르지 <u>않은</u> 것은?

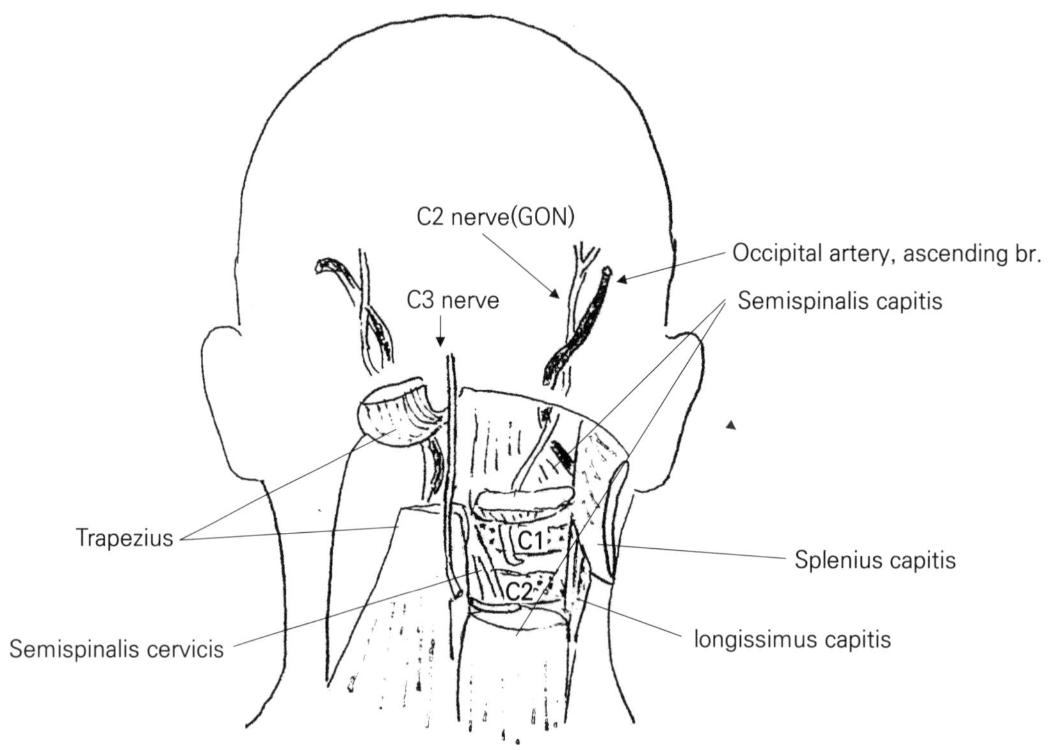

① splenius capitis, longissimus capitis 안쪽을 지난다

② rectus capitis lateralis 안쪽을 지난다

③ ascending branch는 trapezius를 뚫고 나간다

④ superficial descending branch는 splenius capitis를 뚫고 trapezius 밑으로 지난다

⑤ deep desending branch는 semispinalis capitis와 cervicis 사이를 지난다

정답 ②

설명 external carotid artery에서 나온 occipital artery는 internal jugular vein의 바깥을 돌아서 SCM, splenius capitis, longissimus capitis, digastricus 안쪽을 지나 occipital groove를 만들고 rectus capitis lateralis, obliquus capitis 바깥을 지난 뒤 semispinalis capitis에 이르게 된다. 여기서 ascending branch와 descending branch 둘로 갈라지며 descending br는 다시 superficial br(on semispinalis capitis)와 deep br(under semispinalis)가 되어 진행한다.

120 다음은 요추의 intervertebral foramen(IVF, 척추 사이 구멍)을 나타낸 것이다. 이곳을 통하여 척수 신경이 나감을 고려할 때, 이른바 신경근병증(radiculopathy)을 일으키는 요소로서 적합하지 <u>않은</u> 것은?

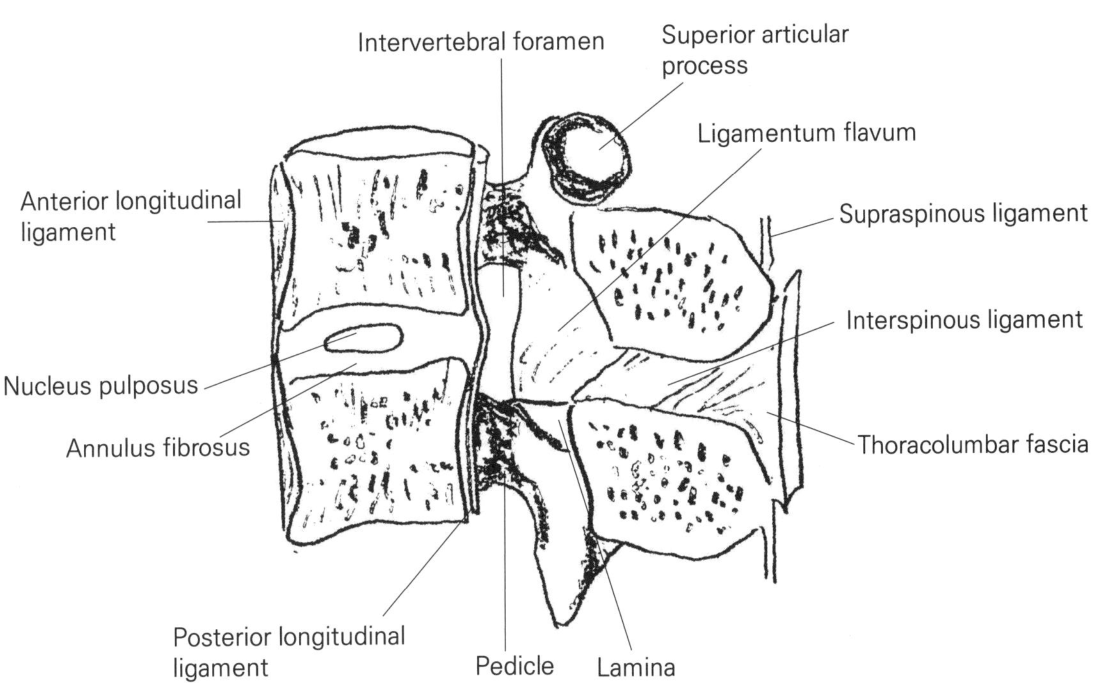

① herniated intervertebral disc

② thickened ligentum flavum

③ bone spurs(osteophytes)

④ 모두 맞다

정답 ④

설명 vertebral canal(spinal) stenosis(척추관 협착증)와 같이 신경뿌리(roots of spinal cord)를 압박하여 신경근병증(radiculopathy)를 일으키는 구조적 원인은 보기의 3가지 경우이다.

13장

팔 1 (Upper limb)

121 다음 그림은 무릎을 구부린 채로 양손을 바닥에 대고 어깨 굽혀 펴기(scapular push-up)를 하는 동작을 나타내고 있다. 어깨에 힘을 빼고 충분히 스트레칭한(stretching) 상태(B)에서 팔꿈치를 편 상태로 팔을 밀어내는(A), 이 동작을 수행하는 주 근육은 무엇인가?

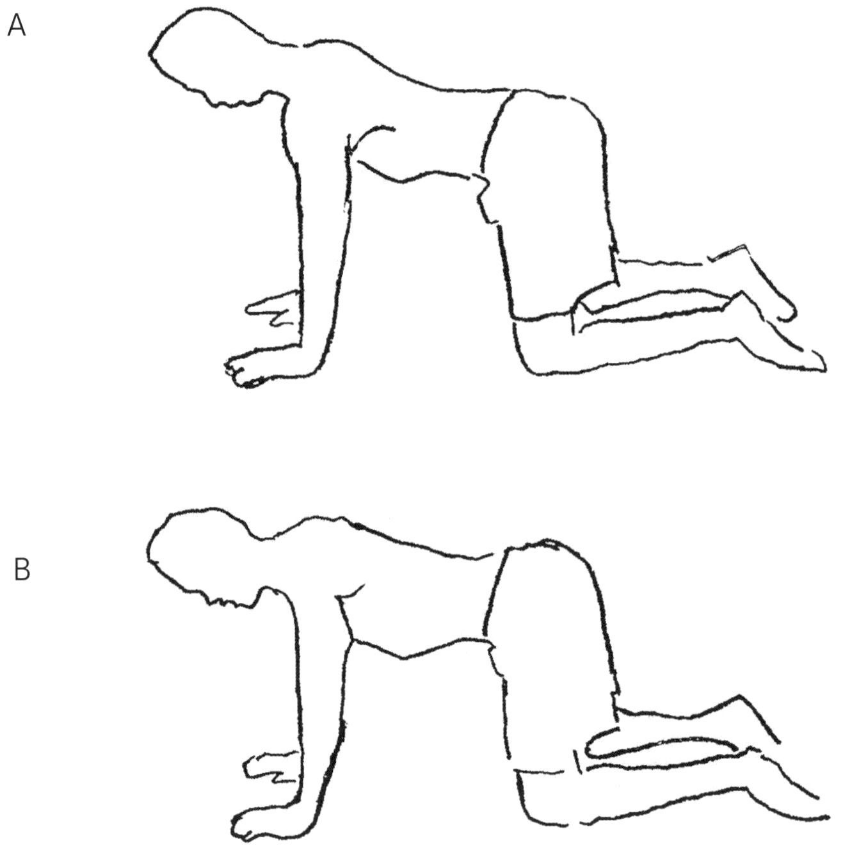

① serratus anterior

② rhomboids(minor and major)

③ upper trapezius

④ levator scapulae

⑤ lower trapezius

정답 ①

설명 스트레스를 많이 받는 어깨에 대해서 추천되는 운동의 하나로서 serratus anterior에 관한 stretching(B)과 strengthening(A) 운동이다.

---

122 어깨 충돌 증후군(shoulder impingement syndrome)은 shoulder joint 주변의 근육 중에서 특히 supraspinatus(가)와 subscapularis(나)가 주변 뼈와 마찰을 일으켜 손상 이 발생하는 것이 원인으로 알려져 있다. 정상인에서 이러한 마찰을 방지하는 역할을 하는 bursa로서 각각 바른 것은?

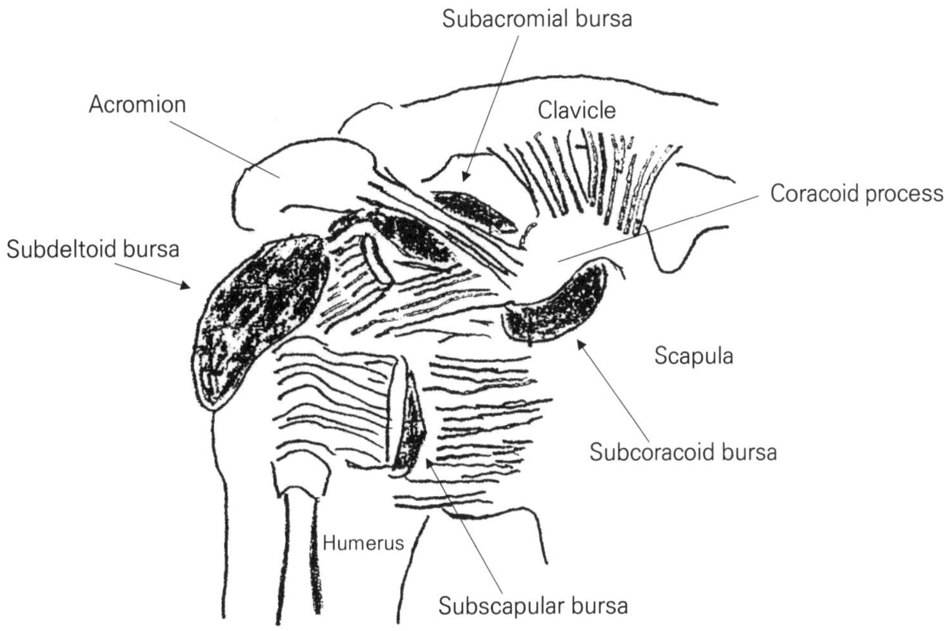

① 가 - subacromial bursa　나 - tendon sheath of biceps
② 가 - subacromial bursa　나 - subscapular bursa
③ 가 - tendon sheath of biceps　나 - subscapular bursa
④ 가 - tendon sheath of biceps　나 - subcoracoid bursa
⑤ 가 - subscapular bursa　나- subcoracoid bursa

정답 ②

설명 어깨통증으로 내원하는 환자에 있어서 관절낭의 염증(inflammation of joint capsule) 이 원인이며 비교적 예후가 좋은 frozen shoulder(오십견, adhesive capsulitis)와 감 별해야 할 주요 질환은 shoulder impingement syndrome(어깨 충돌 증후군, rotator cuff tendinitis)이다. 이것은 주변 뼈와 subacromial bursa와 subscapular bursa(또는 subcoracoid bursa)에 의해서 각각 충돌이 방지되고 있는 supraspinatus(위쪽에 있는 acromion과 부딪침)나 subscapularis(scapular neck 또는 coracoid process와 부딪 침)가 어떠한 이유로 충돌이 생기고 결국 파열(tear)이 발생하는 질환이다.

123 그림의 왼쪽에서와 같이 구부정한 자세를 rounded shoulder라고 한다. 이러한 경우에 환자는 앞으로 숙인 머리를 지탱하기 위하여 upper trapezius와 levator scapula가 긴장 (tight)하게 된다. 그리고 펴지 않는 가슴을 유지하려는 작용으로 이 근육이 함께 긴장하게 된다. 무엇인가?

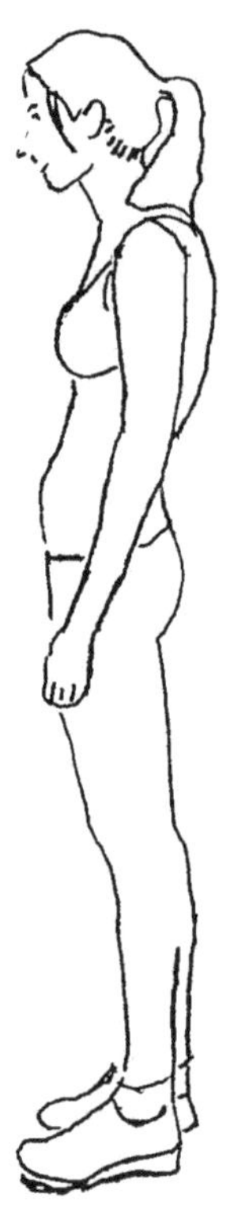 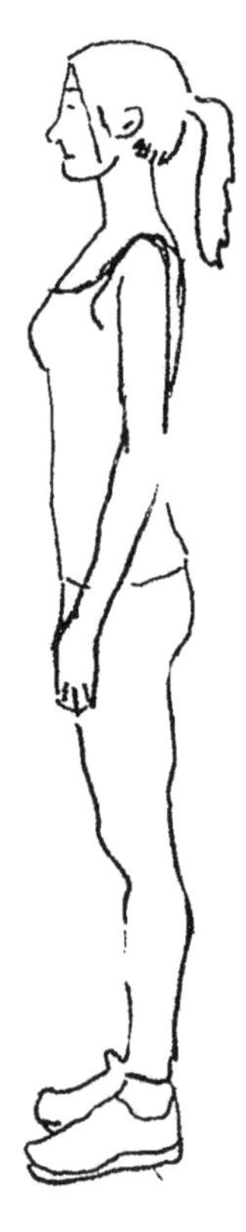

① deep neck flexors　　　　　② middle trapezius

③ lower trapezius　　　　　　④ serratus anterior

⑤ pectoralis major and minor

정답 ⑤

설명 Rounded shoulder(라운드 숄더)는 목과 등이 앞으로 굽은 자세를 말하며 이때 긴장된 (tight) 근육과 약화된(weak) 근육을 설명하는 것이 upper crossed sydrome(상부 교차 증후군)이다. 이에 따르면 상기의 긴장된 근육과 함께 약화된 근육은 lower trapezius와 deep neck flexors(longus capitis, longus colli, rectus capitis)이다.

---

124 40세 여성인 A 씨는 우연히 겨드랑이에 무통성 덩어리가 만져져서 진찰을 위하여 병원에 갔다. 그리고 정밀 검사 결과 전이된 유방암이라는 이야기를 듣게 되었다. 그렇다면 유방암 환자에서 가장 많이 전이되는 림프절(가)과 촉진이 가장 용이한 림프절(나)은 무엇인가?(단, LN: lymph nodes)

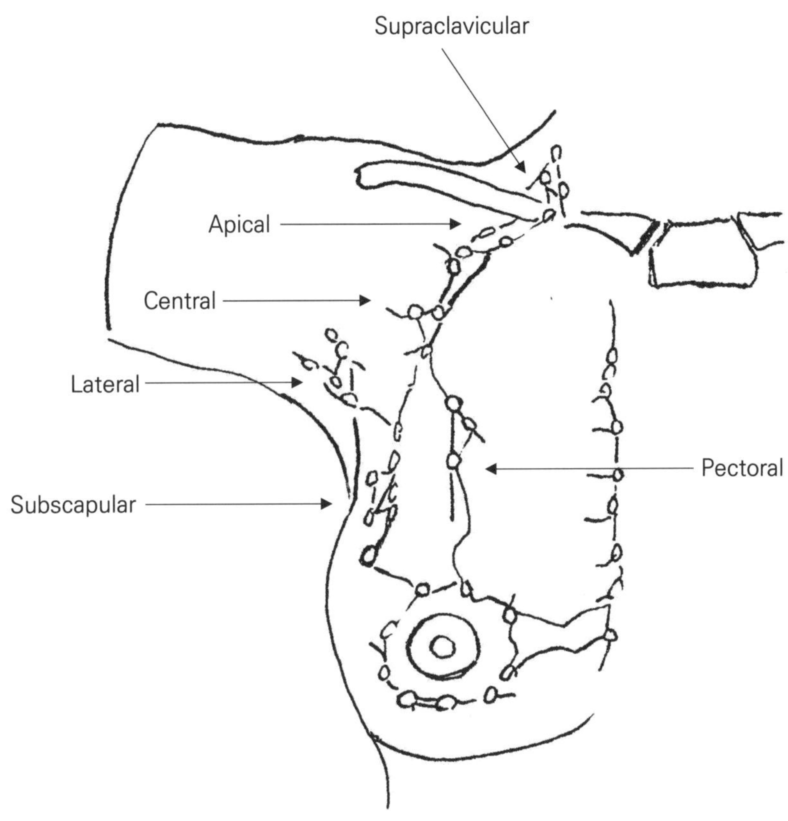

① 가 - pectoral LN　　나 - subscapular LN

② 가 - pectoral LN　　나 - lateral LN

③ 가 - pectoral LN　　나 - central LN

④ 가 - subscapular LN　　나 - lateral LN

⑤ 가 - subscapular LN　　나 - central LN

정답 ③

설명 흔히 자가 진단으로 유방암을 발견하게 되는 것은 본 예와 같이 겨드랑이에서 전이된 종양이 만져지는 경우이다. 이때에 촉지되는 림프절은 유방에서 가까운 pectoral lymph nodes를 거쳐 온 central lymph nodes이다.

125 20대 남성이 배구 경기 중에 머리 위로 오는 공을 오른손으로 때리다가 같은 쪽 어깨에 극심한 통증을 느끼게 되어 응급실에 내원하였다. 내원 시 이 환자는 오른쪽 팔을 그림과 같은 상태로 붙잡고 있었으며, X-ray 검사 결과 humeral head(상완골두)가 anterior dislocation(전방탈골)되어 있었다고 한다. 그리고 환자의 탈골된 어깨는 담당 의사에 의해서 성공적으로 수복(reduction)되었다고 한다. 의사는 환자에게 재탈골 가능성에 주의를 주면서 향후 오른쪽 어깨 근육에 마비가 올 수가 있으니 특히 어깨를 들고(abduction of shoulder) 바깥으로 돌리는(external rotation of shoulder) 운동을 열심히 할 것을 주문하였다. 이것은 탈구로 인한 어떤 신경의 마비 가능성을 염두에 두고 한 말인가?

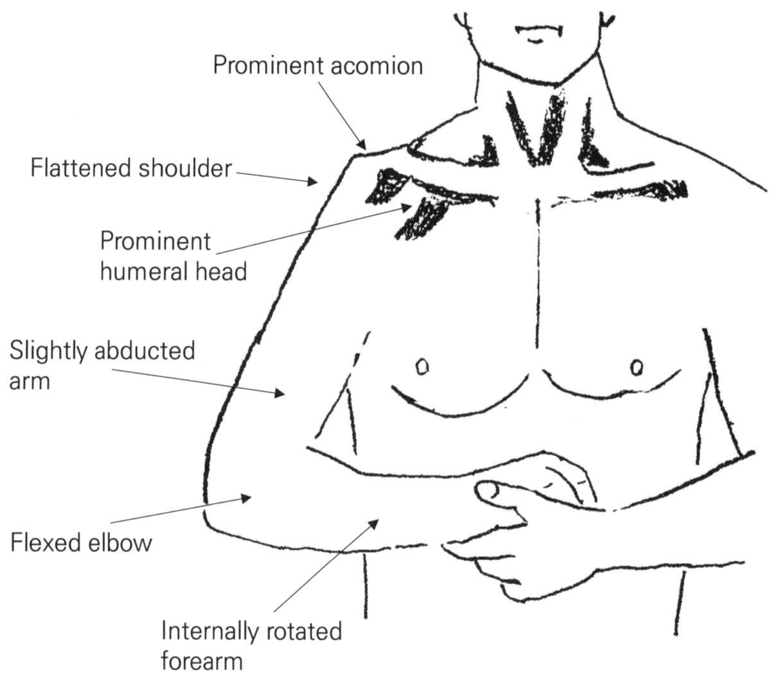

① accessory nerve
② subscapular nerve
③ suprascapular nerve
④ axillary nerve
⑤ all of them

정답 ④

설명 Shoulder dislocation 치료에 있어서 중요한 것은 습관성 탈구(재발률이 높아서 비롯되는)와 axillary nerve palsy 후유증(어깨 관절과의 근접성 때문에 생기는)에 대한 주의라고 한다.

126 다음과 같이 50대 여성이 잠을 자고 일어나 보니 오른쪽 뒷목이 너무 아파서 환부 쪽으로 목을 돌릴 수조차 없어 내원하였다. 그림에서 'X'로 표시된 통증 유발점(trigger point)에 saline injection(생리식염수 주사)을 실시하고(A), 스트레칭(stretching, B)을 시술하였다.

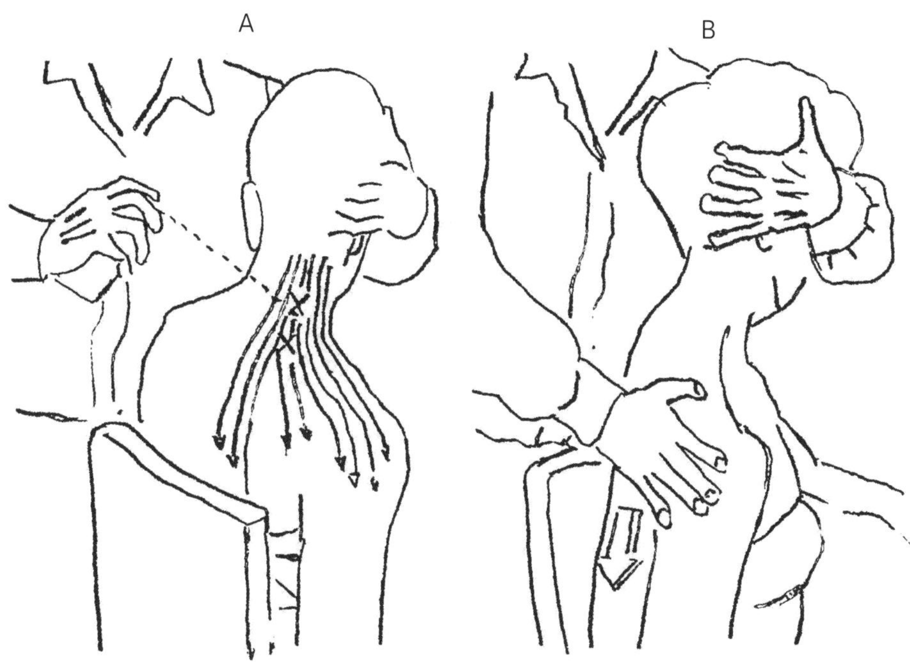

① trapezius
② sternocleidomastoid
③ levator scapulae
④ splenius capitis
⑤ rhomboids

정답 ③

설명 잘못된 위치로 잠을 잔 후 뒷목이 아파서 목을 돌릴 수도 없었던 경험은 누구나 한 번쯤 있는 일이다. 이때는 진통소염제 복용이나 국소용 피스를 시도해도 쉽게 통증이 사라지지 않아 상당한 기간 고생하게 된다. 이러한 환자에게는 통증 유발점(trigger point)의 압박(compression)이나 주사(injection)에 의한 통증 완화(pain release)와 그 후에 근육 섬유의 작용 방향과 반대 방향으로 근육을 늘려 주는 스트레칭(stretching)과 같은 적절한 치료가 이루어져야 한다. 보기의 근육들은 서로 비슷한 위치에 있으나 잘못된 위치의 수면 뒤에 오는 뒷목 통증은 대부분 levator scapulae에 의한 것으로 알려져 있으며, 시술자가 근육의 부착 부위(origin, insertion)를 사전 인지하고 근육의 방향을 따라가면서 통증 유발점(trigger point)을 찾아내야 한다.

127 다음은 왼쪽 shoulder joint(어깨 관절)의 arthroscopic view(관절경 뷰, lateral portal)에서 관찰되는 구조물을 도식화한 것이다. subacromial bursa와 subscapular bursa가 위치하고 있는 곳은 그림에서 어디인가?

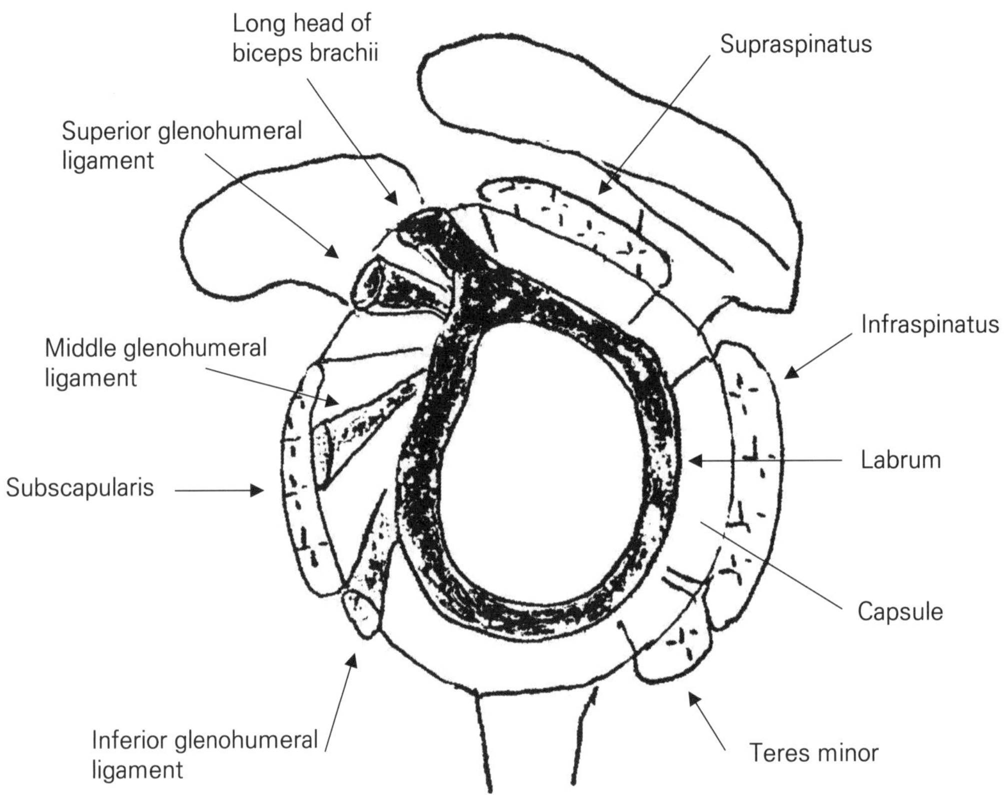

① 12시 방향, 9시 방향
② 12시 방향, 3시 방향
③ 12시 방향, 6시 방향
④ 12시 방향, 12시 방향

정답 ①

설명 subacromial bursa는 supraspinatus와 acromion 사이에 위치하고(12시 방향), subscapular bursa는 subscapularis와 scpular neck 사이에 위치한다(9시 방향).

13장 ㅣ 팔 1 (Upper limb)

128 골프 스윙을 하다가 갑작스러운 통증으로 내원한 환자는 그림과 같이 왼쪽 scapula 아래쪽의 등 부위에 압통을 호소하였다. 검사 결과 근육(힘줄)이 과부하에 의하여 늘어나 찢겨진 strain(좌상)으로 진단되어 치료를 받았다. 가장 가능성 있는 손상 근육은 무엇인가?

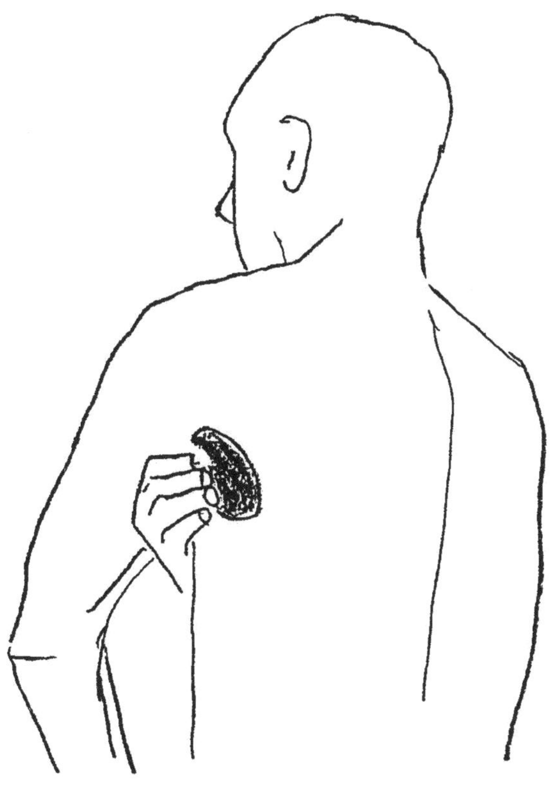

① latissimus dorsi

② trapezius

③ levator scapulae

④ two rhomboids

⑤ serratus posterior inferior

정답 ①

설명 과부하로 근육이나 힘줄이 늘어나거나 찢겨진 경우를 strain(좌상), 인대가 늘어나거나 찢겨진 경우를 sprain(염좌)이라고 한다. 골프 스윙과 관련하여 여러 가지 부상(injury)이 올 수 있으며 상기의 latissimus dorsi strain(광배근 좌상) 이외에도 serratus anterior의 강력한 수축이 원인이 되는 rib fracture in golf(갈비뼈 골절, Duffer's fracture)도 드물지 않게 볼 수 있다.

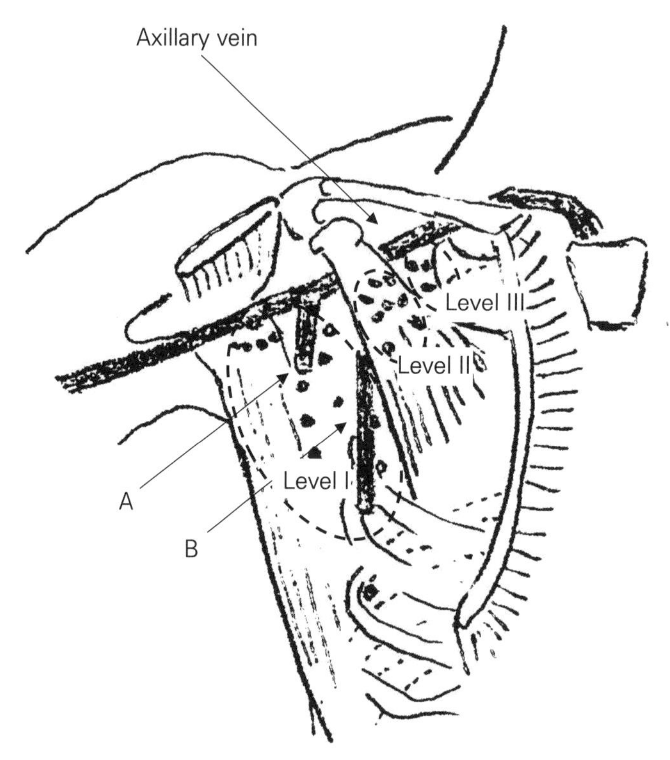

	A	B
①	posterior circumflex humoral vein	anterior circumflex humoral vein
②	posterior circumflex humoral vein	subscapular vein
③	anterior circumflex humoral vein	subscapular vein
④	subscapular vein	thoracodorsal vein
⑤	subscapular vein	lateral thoracic vein

정답 ⑤

설명 axillary lymph nodes는 anterior group(pectoral nodes)이 lateral thoracic vein을
posterior group(subscapular nodes)이 subscapular vein을 lateral group(humeral
nodes)이 axillary vein을 따라간다(level 1). 이러한 세 그룹의 림프절은 pectoralis
minor 뒤에 있는 central group(central nodes)에 모이고(level 2), 올라가 pectoralis
minor를 벗어나면 apical nodes로 진행한다(level 3).

 다음은 오른쪽 어깨를 뒤에서 관찰한 것이다. 그림에서 A-E로 표시한 구조물이 바르지 <u>않</u>은 것은?

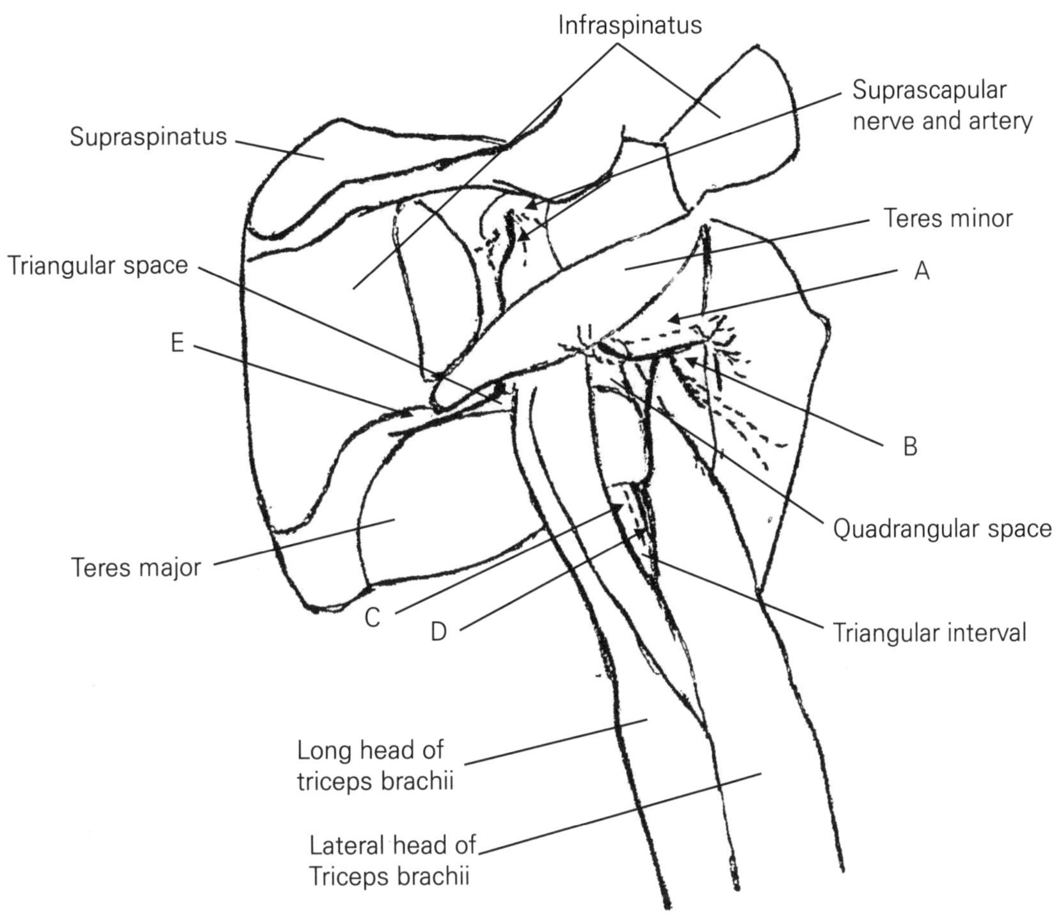

① a - axillary nerve(C5, 6) ② b - posterior circumflex humeral artery

③ c - median nerve(C5-T1) ④ d - profunda brachii artery

⑤ e - circumflex scapular artery

정답 ③

설명 그림에서 quadrilangular space, triangular space, triceps hiatus(triangular interval)와 같은 공간은 teres minor, teres major, humerus, triceps brachii(long head)에 의하여 그 경계가 이루어진다. c는 radial nerve이다.

14장

팔 2 (Upper limb)

50대 남성인 A 씨는 1달 전에 침대를 1인용으로 바꾸어 양손을 배 위에 올리고 팔꿈치는 구부린 상태로 잤다고 한다. 며칠 전에는 자다가 잠깐 깨어 보니 왼쪽 손의 4번째와 5번째 손가락이 감각이 없고 구부릴 수가 없었다고 한다. 마비 증상은 주물러주니 곧 없어졌으나 같은 증상이 반복되어 내원하였다. 이 환자에 대한 아래 설명 중 바르지 <u>못한</u> 것은?(단, 그림은 왼쪽 아래팔의 앞쪽 얕은 근육을 표시한 것)

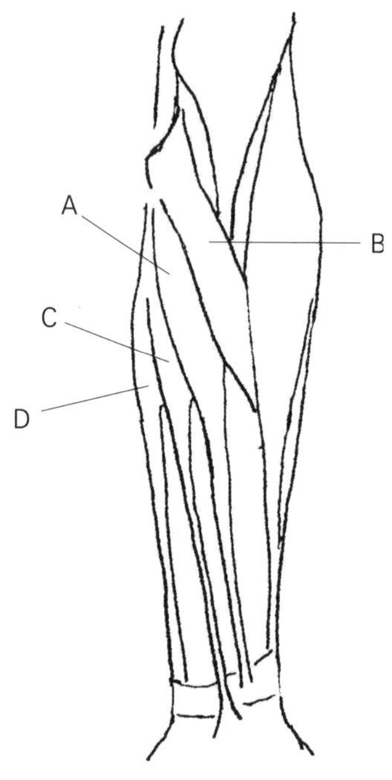

① ulnar nerve가 압박되어서 생긴 것이다

② 이 신경의 포획(entrapment)에 관련된 근육은 'B'일 것이다

③ 마비 상태 4-5번째 손가락 관절은 flexed PIP, DIP 그리고 extended MP 상태였을 것이다

④ 마비 상태에서 4-5번째 손가락 및 손바닥은 앞뒤 모두 감각이 이상했을 것이다

⑤ 2인용 침대에서 팔꿈치를 구부리지 말고 잘 것을 처방한다

정답 ②

설명 ulnar nerve(척골신경 혹은 자신경)는 팔꿈치에서 medial humeral epicondyle, olecranon process, tendinous arch of flexor carpi ulnaris로 둘러싸인 cubital tunnel을 통과하여 아래팔로 진행한다. 팔꿈치 부위가 장시간 눌리게 되면(leaning on your elbow) 이 부위를 통과하는 ulnar nerve는 신경 마비가 올 수 있다(cubital tunnel syndrome). 그림에서 flexor carpi ulnaris에 해당하는 근육은 'B'가 아닌 'D'이다.

132 40대 여성인 A 씨는 주부인데 최근 그림에서 표시한 바와 같이 1-3번째 손가락, 손바닥에 이상 감각(찌릿찌릿)과 함께 통증도 있어 병원에 갔다가 손목 터널 증후군(carpaltunnel syndrome)이라는 말을 들었다고 한다. 이 질환의 원인이 되는 포획(entrapment)된 median nerve(정중 신경)의 신경 지배에 대한 설명 중 바르지 <u>않은</u> 것은?

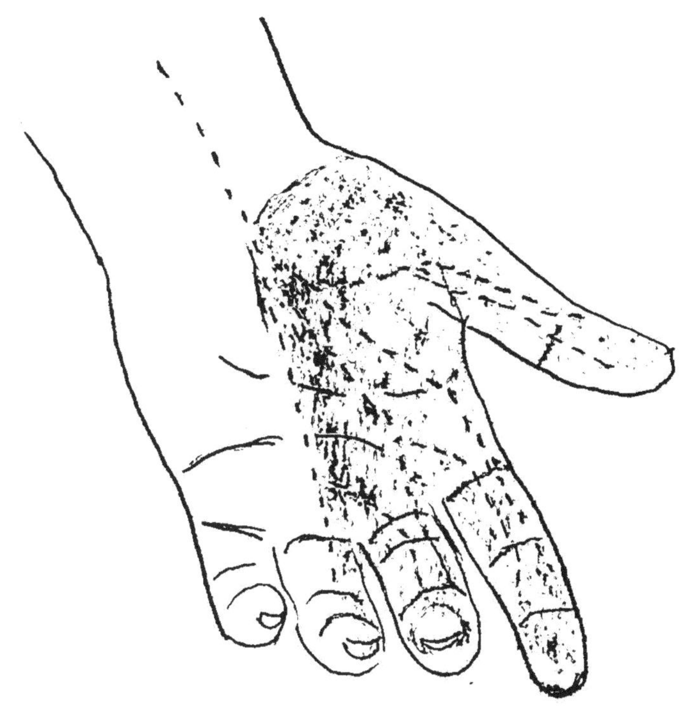

① 외측(1-4) 손가락 및 손바닥의 앞쪽 감각
② 1번째, 2번째 lumbricals 운동
③ thenar muscles 운동
④ pronator teres 운동
⑤ 모두 맞다

정답 ⑤

설명 median nerve(정중 신경)는 cubital fossa에서 pronator, two heads 사이를 통과하여 다시 FDS(flexor digitorum superficialis)와 FDP(flexor digitorum profundus) 사이를 지나 아래팔로 내려와서 AIN(anterior interosseous nerve)을 내고 flexor retinaculum 밑을 지나 손으로 들어간다. 이 신경이 지배하는 아래팔 근육은 pronator teres 이외에도 flexor carpi radialis, palmaris longus, FDS, (이하 AIN이 지배) flexor pollicis longus, FDP, pronator quadratus가 있다.

133 다음 그림과 같은 자세로 팔(arm)에 지속된 압박이 가해지면 손목을 들 수가 없는 상태가 될 수도 있으며 이는 어떤 신경의 마비가 원인이 된다고 한다(Saturday night palsy). 이것에 대한 설명 중 바르지 <u>않은</u> 것은?

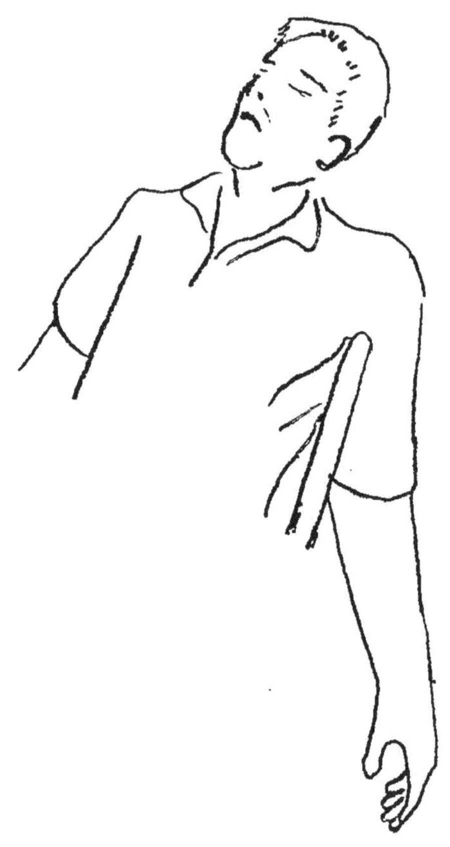

① 마비된 신경은 radial nerve이다

② 신경이 supinator 근육을 통과할 때 압박받은 것이다(radial tunnel syndrome)

③ 알코올에 의한 의식장애가 원인이 될 수가 있다

④ 주된 증상은 손목을 들 수가 없는 것(wrist drop)이다

⑤ 모두 맞다

정답 ②

설명 상기 마비 증상은 radial nerve가 radial groove(humerus)를 지나는 부분이 의자에 의해 장시간 눌려서 생긴 것이다.

134 다음은 팔꿈치 아래 부위의 수술 때 이용되는 겨드랑이 상완신경총 차단술(axillary block of brachial plexus)의 시술 방법과 해당 부위 초음파 사진을 나타낸다. 이러한 시술 때 특히 합병증이 발생하지 않도록 주의해야 하는 구조물은?

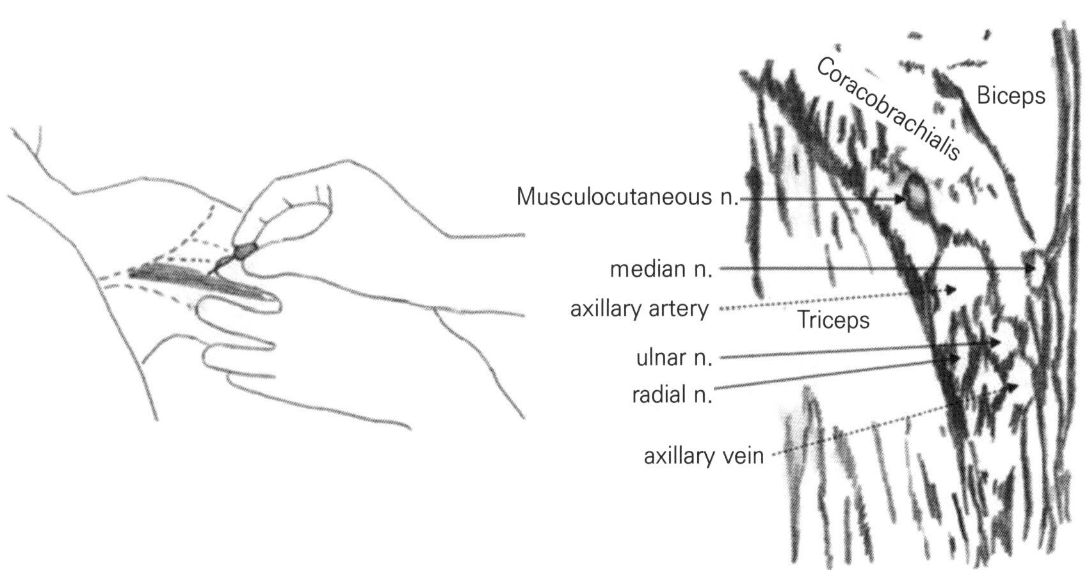

① axillary artery

② recurrent laryngeal nerve

③ phrenic nerve

④ sympathetic nerve

⑤ all of them

정답 ①

설명 brachial plexus 마취는 신경의 주행을 따라 이루어지는데 가장 많이 이루어지는 곳은 interscalene block과 그리고 본 예의 axillary block이라고 한다. 일반적으로 axillary block에서 마취가 되는 주요 신경들(terminal branches of brachial plexus)은 axillary artery를 둘러싸면서 진행한다. 따라서 합병증에 가장 유의해야 하는 구조물은 axillary artery이다.

 다음 그림은 scapula(견갑골, 어깨뼈) 주변의 혈액 공급을 나타낸 것이다. 그림에서 표시한 A-E가 <u>잘못된</u> 것은?

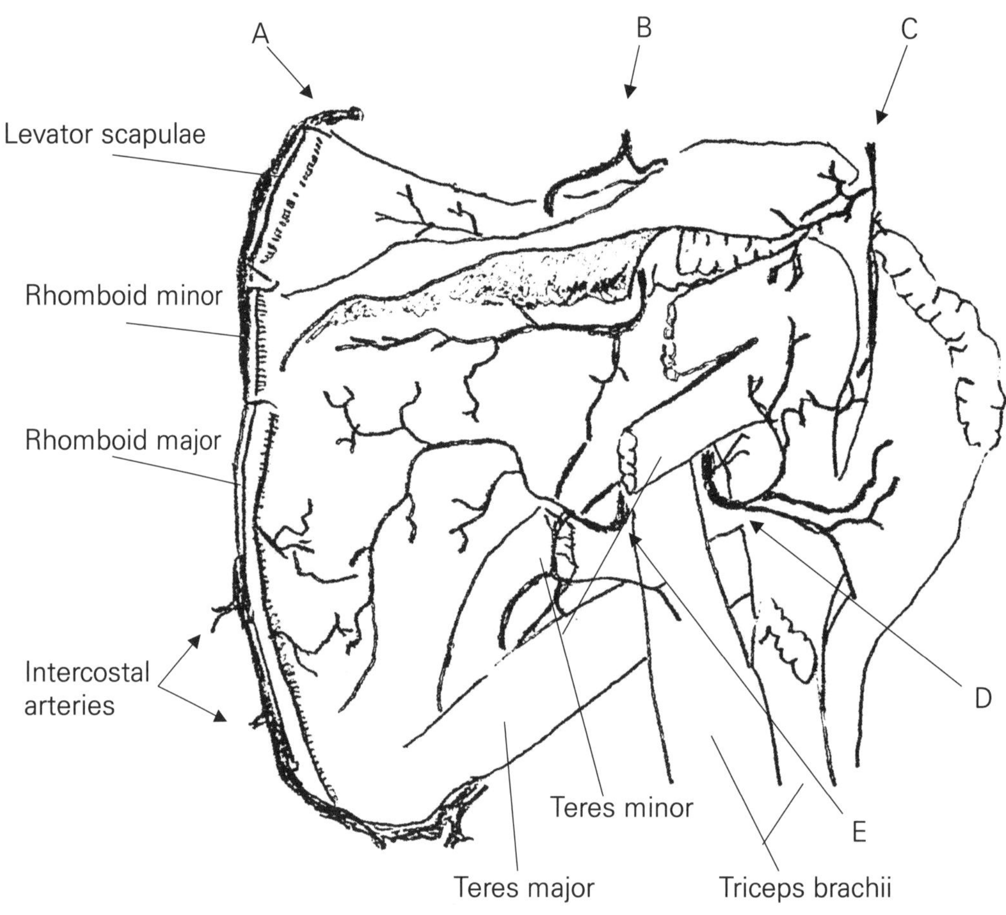

① A - dorsal scapular artery

② B - suprascapular artery

③ C - superior thoracic artery

④ D - posterior circumflex humeral artery

⑤ E - circumflex scapular artery

정답 ③

설명 그림에서 'C'는 thoraco-acromial artery, acromial branch이다.

136 다음 그림과 같은 brachial plexus에서 분지하는 신경과 해당 레벨(level)을 짝지은 것이다. 바르지 <u>않은</u> 것은?

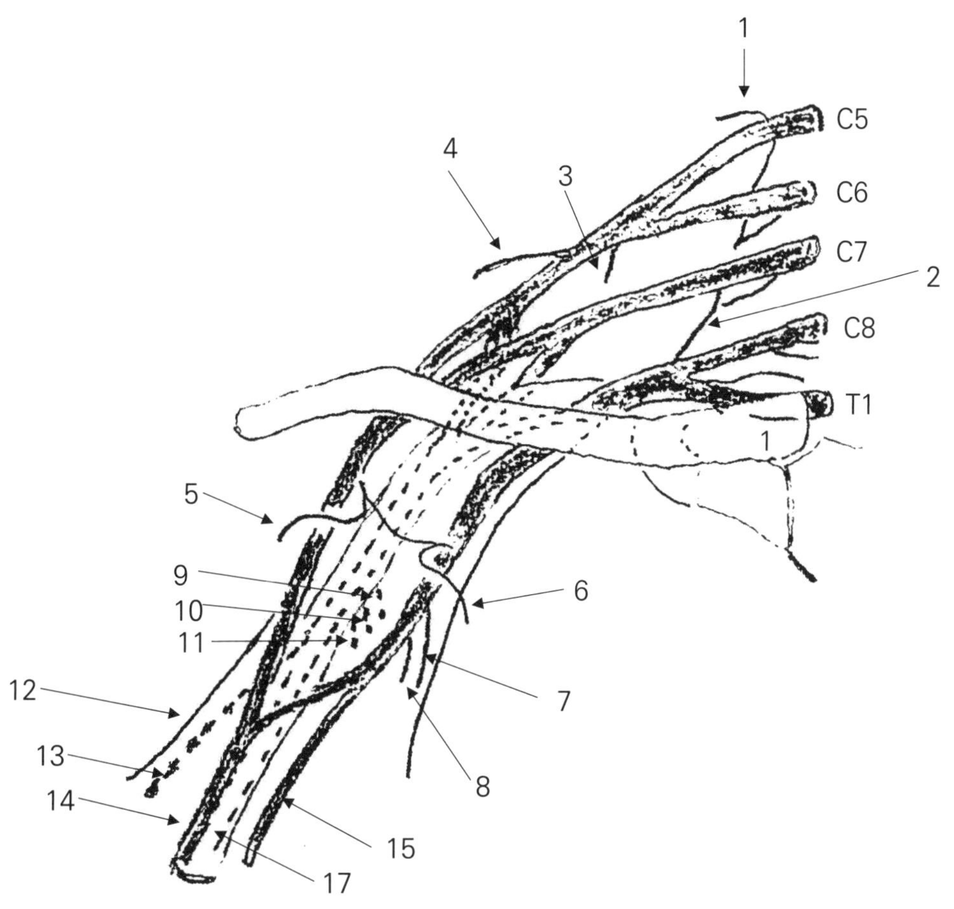

① axillary nerve - terminal branch

② thoracodorsal nerve - posterior cord

③ medial brachial cutaneous nerve - medial cord

④ suprascapular nerve - middle trunk

⑤ dorsal scapular nerve - root(C5)

정답 ④

설명 Brachial plexus의 레벨(level)은 root, trunk, division, cord, branch(Rugby Team Drink Cold Beer) 순이다. 그리고 suprascapular nerve는 superior trunk에서 나온다.

---

137 다음 그림에서 표시한 clavipectoral triangle(clavicle, deltoid, pectoralis major에 의해 경계)과 관계가 <u>없는</u> 것은?

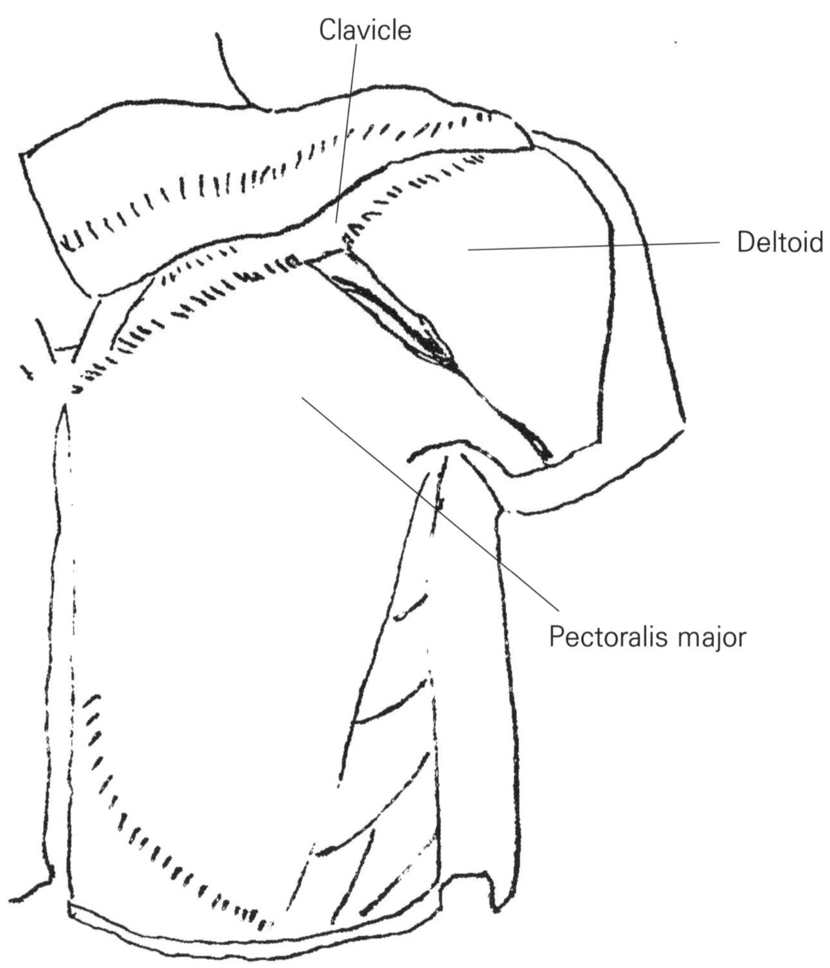

① clavipectoral fascia   ② cephalic vein

③ thoracoacromial artery   ④ medial pectoral nerve

⑤ lateral pectoral nerve

정답 ④

설명 clavipectoral triangle을 덮고 있는 것은 clavipectoral fascia이며 이를 뚫고 지나는 것은 cephalic vein, thoracoacromial artery, lateral pectoral nerve이다. medial pectoral nerve는 pectoralis minor를 통과하여 pectoralis major에 분포한다.

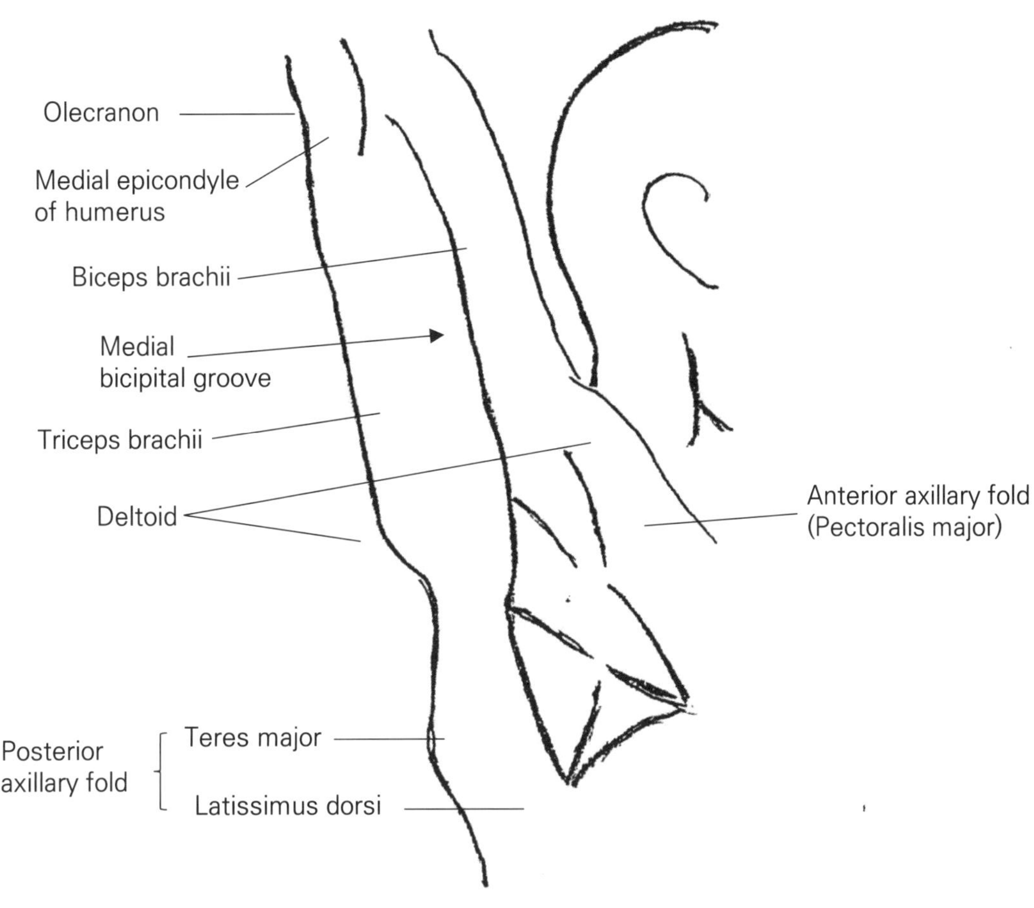

① medial bicipital groove - medial intermuscular septum

② anterior axillary fold - pectoralis minor

③ deltoid - abduction of arm

④ latissimus dorsi - internal rotation of arm

⑤ teres major - adduction of arm

정답 ②

설명 anterior axillary fold를 이루는 것은 pectoralis major이다.

 다음은 radial nerve가 담당하는 팔(arm)의 감각 지배 영역을 나타낸다. 이러한 감각신경
으로 바르지 <u>않은</u> 것은?

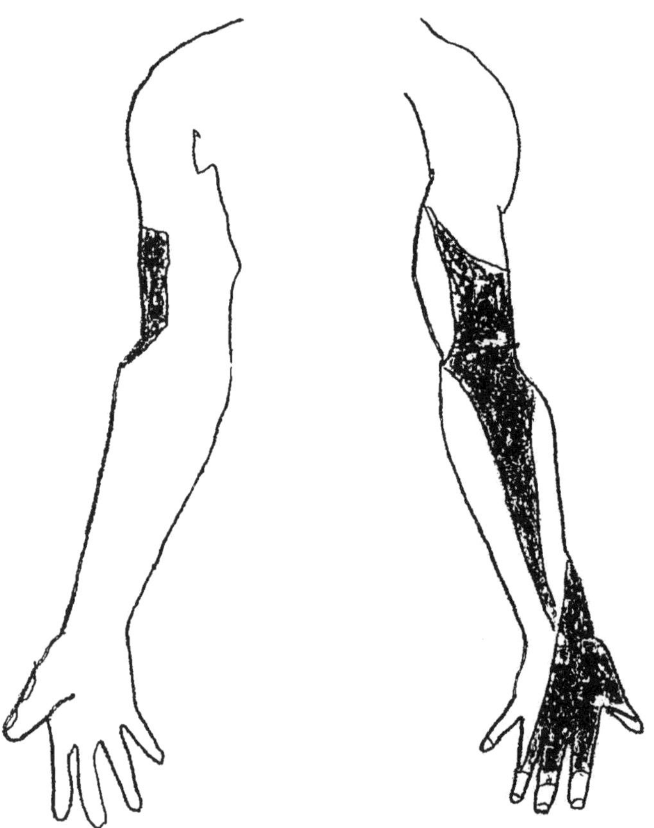

① lower lateral brachial cutaneous nerve

② posterior brachial cutaneous nerve

③ posterior antebrachial cutaneous nerve

④ lateral antebrachial cutaneous nerve

⑤ 1st-4th dorsal and dorsal digital

정답 ④

설명 radial nerve는 그림에서 나타낸 바와 같이 상지(upper arm)의 감각을 담당하는 중요한 신
경이다. lateral antebrachial cutaneous nerve는 musculocutaenous nerve가 담당한다.

140 다음은 pulled elbow(팔꿈치 아탈구)가 발생하는 기전을 설명하는 그림이다. 주로 2살 전
후의 어린이의 팔을 갑자기 잡아당겨서 생기는 경우가 많다고 한다. 이 질환에서 탈구로
인하여 humerus와 radial head 사이에 끼이게 되어(gets trapped), 통증을 유발시키는
구조물은?

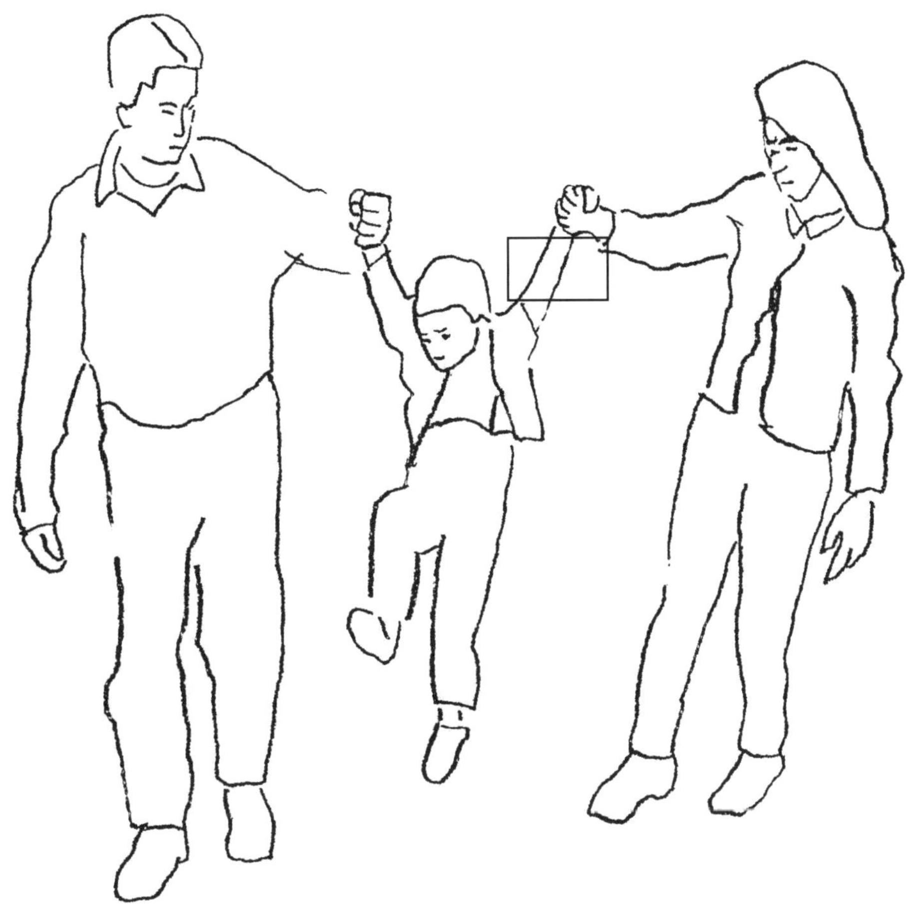

① annular ligament(AL)   ② ulnar collateral ligament(UCL)
③ radial collateral ligament(RCL)   ④ lateral ulnar collateral ligament(LUCL)

정답 ①

설명 Pulled elbow가 생기는 것은 radial head가 proximal radio-ulnar joint를 이루고 있는
annual ligament로부터 외부의 잡아당기는 힘에 의해 빠져나와서 생기는 질환이다. 치료
는 어렵지 않게 도수 정복이 가능하다고 알려져 있다.

15장

팔 3 (Upper limb)

141 다음 그림은 목 디스크(cervical HNP)가 의심되는 환자가 통증을 느낀 부분을 표시한 것(빨간색)이다. 이 환자에게서 신경근병증(radiculopathy, nerve root가 눌린 것)이 발생한 부위는 어디인가?

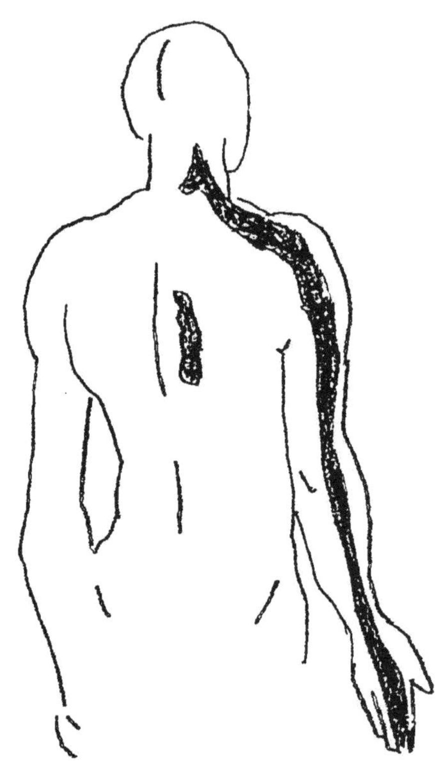

① C4-C5 척추뼈 사이
② C5-C6 척추뼈 사이
③ C6-C7 척추뼈 사이
④ C7-T1 척추뼈 사이
⑤ T1-T2 척추뼈 사이

정답 ③

설명 그림에서 감각 이상(통증)을 호소하는 부위 중에 3번째 손가락은 C7이 담당한다. 따라서 C7 radiculopathy를 일으킬 수 있는 HNP(목 디스크)는 C6-C7 척추뼈 사이에서 발생하였다고 볼 수 있다.

 평소에 자전거를 타는 운동(사진)을 즐기던 A 씨는 약 1달 전부터 통증과 함께 왼쪽 4번째, 5번째 손가락이 마비되어 움직이지 않다가 주물러 주면 다시 회복되기를 반복하여 놀란 마음에 내원하였다. 이 환자에 의하면 마비되었을 때 4-5번째 손가락은 PIP(proximal interphalangeal) DIP(distal interphalangeal) joint 부분이 펴지지 않고 MP(metacarpophalangeal) joint 부분은 펴진 채였다고 한다. 이 신경이 압박되었던 부분은 어디인가?

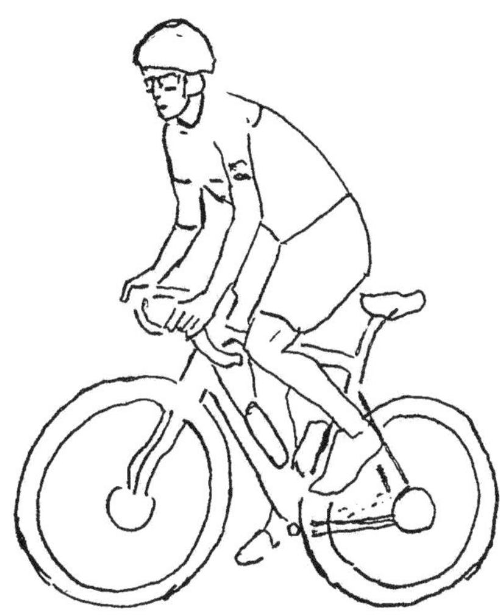

① between two heads of supinator

② between two heads of pronator teres

③ between two heads of flexor carpi ulnaris

④ between flexor retinaculum and flexor tendons

⑤ between fibrous arch and pisohamate ligament

정답 ⑤

설명 4번째와 5번째 손가락의 PIP 및 DIP extension을 담당하는 근육인 3번째와 4번째 lumbrical을 지배하고 MP extension을 담당하는 모든 interossei를 지배하는 신경인 ulnar nerve의 일시적인 마비가 온 것이다. 이 신경이 압박받는 곳은 팔꿈치(cubital tunnel syndrome) 이외에도 본 예에서와 같이 pisiform과 hamate 사이를 연결하는 pisohamate ligament(아래)와 fibrous arch(위)가 만드는 터널(ulnar tunnel, Guyon's canal)을 지나는 동안 압박에 의해서도 발생할 수 있다(ulnar tunnel syndrome). 이 질환은 흔히 handle bar를 꽉 잡아야 하는 사이클리스트에게 발생하는 경우가 많다고 한다 (cyclelist's palsy, handlebar palsy).

다음 사진은 immobilization of hand(예, cast, splint)가 필요할 때 contracture를 피하기 위하여 취하는 안전한 포지션(position of safe immobilization, POSI)을 나타낸다. 이 포지션으로 바르지 <u>않은</u> 것은?

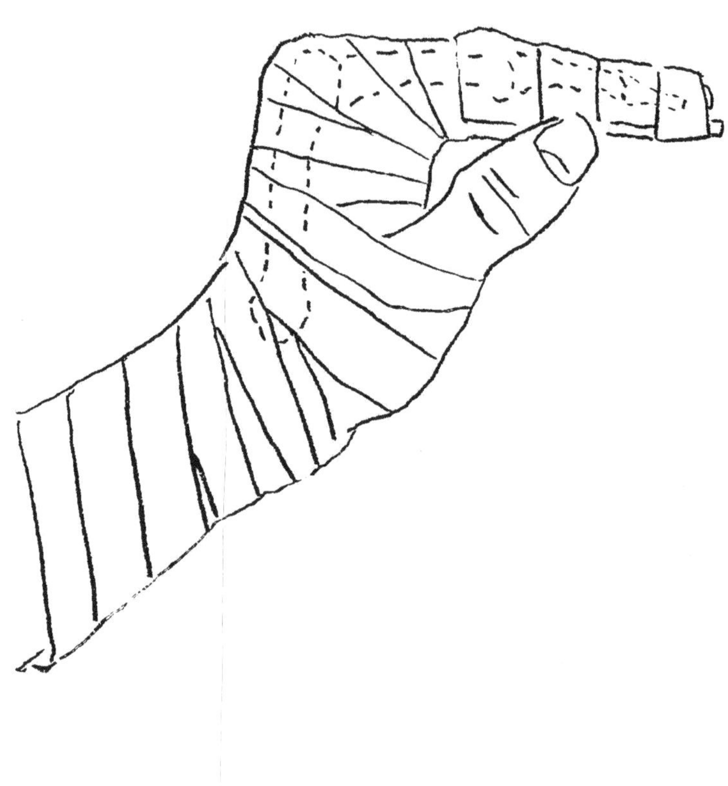

① wrist extension(30-45°)

② MP flexion(70-90°)

③ PIP full extension

④ DIP full extension

⑤ 모두 맞다

정답 ⑤

설명 상기와 같은 safe position은 결국 immobilization 기간 중에 주 관절 부위의 contracture를 막기 위함이다.

144 다음은 본인의 정원에서 전기톱으로 나뭇가지를 자르는 작업을 하다가 손가락을 다쳐 봉합수술을 받고(수술 당시 뼈, 혈관, 신경 손상은 보이지 않았음) 몇 개월이 지난 환자의 손가락 사진이다. 환자는 사진에서와 같이 네 번째 손가락을 펼 수가 없다고 한다. 사고 당시 손상받은 부위는 어디인가?

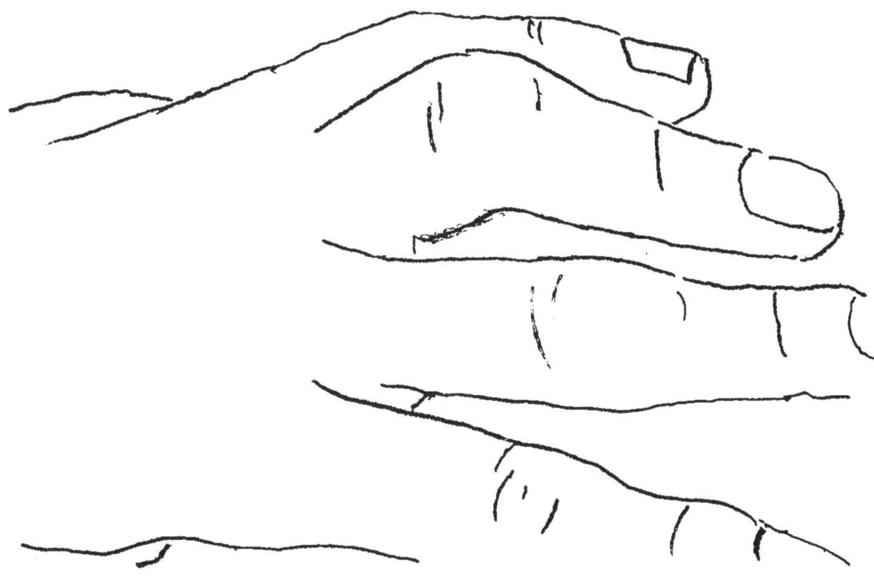

① flexor digitorum superficialis

② flexor digitorum profundus

③ extensor digitorum, central band

④ extensor digitorum, lateral bands

⑤ palmar and dorsal interossei

정답 ③

설명 그림과 같은 병변(Boutonniere deformity)은 PIP joint의 extension이 안 되는 상태이며 extensor hood의 central band에 가해진 injury 때문이라고 한다. 반면에 flexed DIP joint(extension 장애, Mallet finger)는 lateral bands injury 때문에 발생한다고 한다.

 다음 그림은 엄지의 세균 감염이 새끼손가락 부위의 손바닥과 함께 손목 부위까지 퍼져 있는 상태(농양, abscess)를 나타낸다. 아래에서 감염(농양)이 있을 것으로 생각되는 부위로서 바르지 <u>않은</u> 것은?

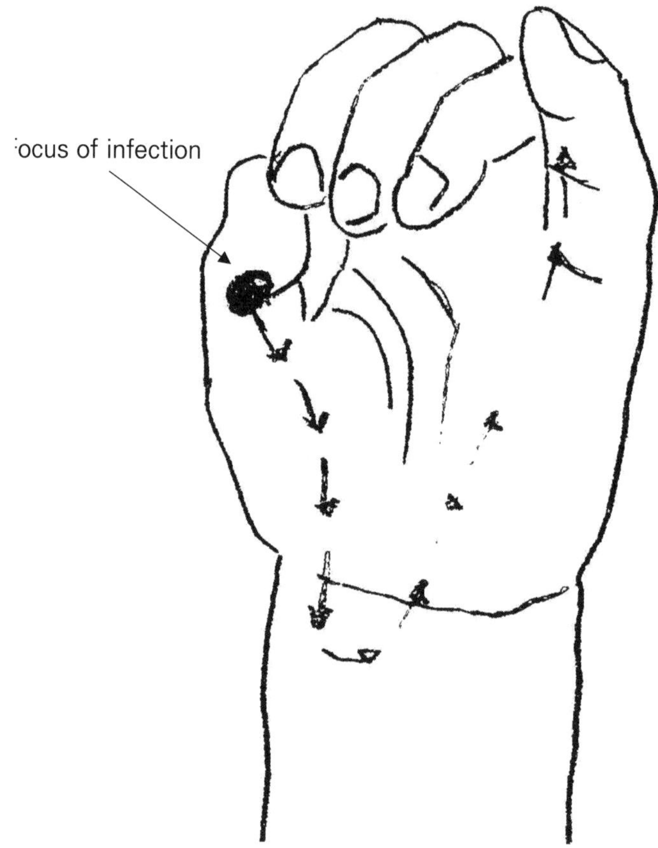

① radial bursa in thenar space

② ulnar bursa in midpalmar space

③ space of Perona(space between pronator quadratus and flexor digitorum profundus)

④ 모두 맞다

정답 ④

설명 thenar space에 있는 flexor pollicis longus의 tendon sheath(radial bursa)의 감염이 midpalmar space에 있는 common flexor sheath(ulnar bursa)에 옮기고 5th finger flexors의 tendon sheath까지 이르게 된 것으로 보인다. 한편 손목에서는 radial bursa 와 ulnar bursa의 연결 부분이 터져서 perona space까지 감염이 퍼진 것으로 보인다.

146 40 대 여성 A 씨는 최근 태어난 늦둥이의 수유를 포함한 육아로 힘든 날을 보내고 있는데 엄지손가락 아래 손목 부위가 아파서 주먹을 쥘 수조차 없어 내원하였다. 그림과 같이 엄지를 잡은 채로 주먹을 쥐고 손목을 구부려 보니 환자는 심한 통증을 느꼈다. 이 질환은 이 곳을 지나는 힘줄(근육)을 싸고 있는 tendon sheath에 생긴 염증이 원인이라고 한다. 이것은 어떤 근육의 힘줄(tendon)인가?

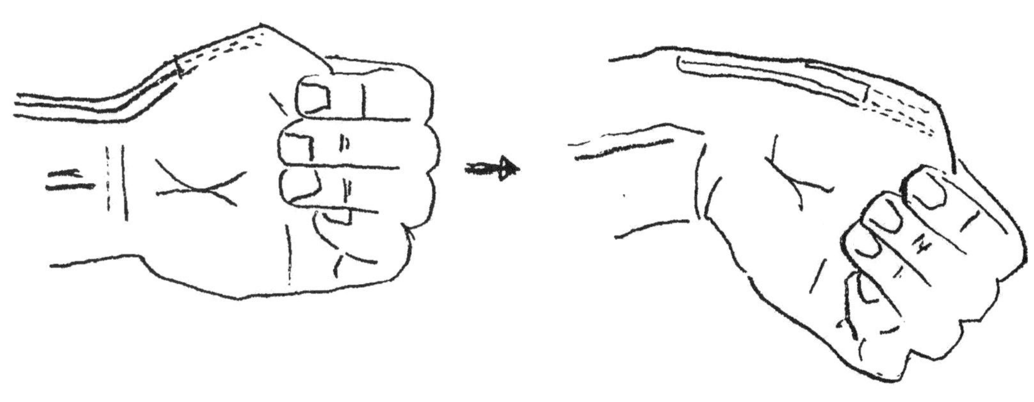

(보기)

a. abductor pollicis longus

b. abductor pollicis brevis

c. extensor pollicis longus

d. extensor pollicis brevis

① a, b   ② a, c   ③ a, d   ④ b, c   ⑤ c, d

정답 ③

설명 그림의 테스트는 Finkelstein test이며 해당 근육은 abductor pollicis longus(APL)와 extensor pollicis brevis(EPB)이다.

 다음은 distal radius(Rt)의 posterior and lateral view를 차례로 보여 주고 있으며, 그림에서 화살표는 dorsal tubercle을 나타낸다. 그림에서 '3'에 지나는 tendon(근육 힘줄)은 무엇인가?

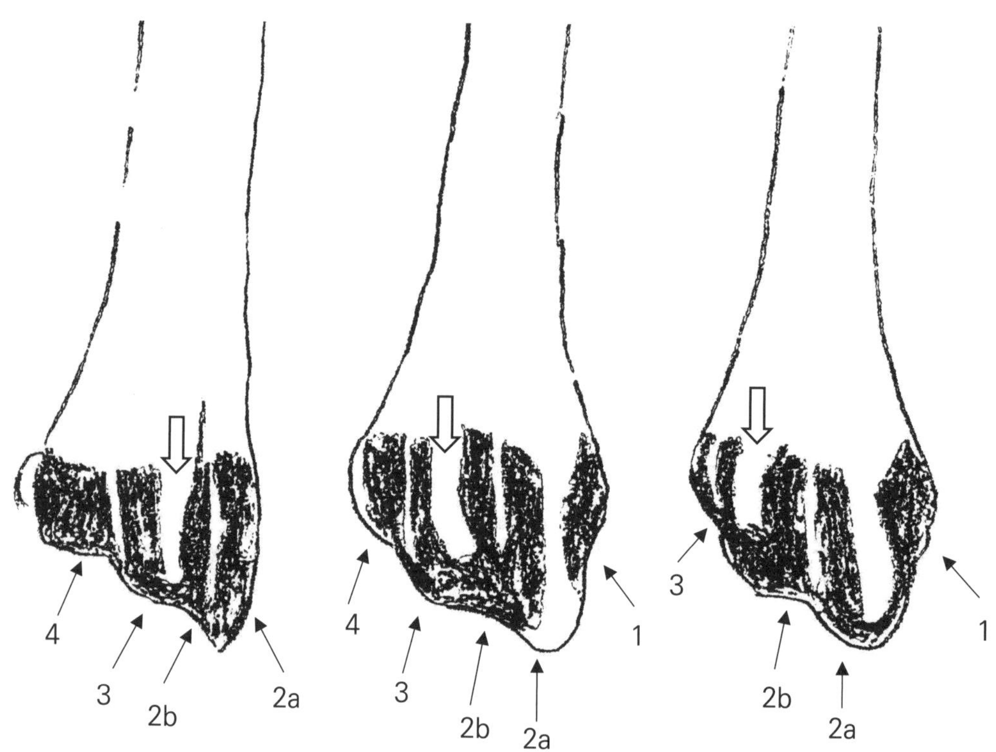

① abductor pollicis longus, extensor pollicis brevis

② extensor polloicis longus

③ extensor carpi radialis longus

④ extensor carpi radialis brevis

⑤ extensor digitorum and extensor indicis

정답 ②

설명 그림에서 '1'은 abductor pollicis longus, extensor pollicis brevis, '2a, 2b'는 extensor carpi radialis longus and brevis, 3은 extensor pollicis longus, 4는 extensor digitorum and indicis, extensor digiti minimi(ulna와 접촉 부위 위를 지남)의 힘줄이 각각 지나고 그림에서 나타나지 않은 ulna의 distal end는 extensor carpi ulnaris가 지난다.

148 다음 사진은 손목뼈(carpal bones)를 나타내는 사진이다. 사진에서 숫자로 표시한 부분 (7-10)에 부착하는 근육을 짝지은 아래 보기에서 바르지 <u>않은</u> 것은?

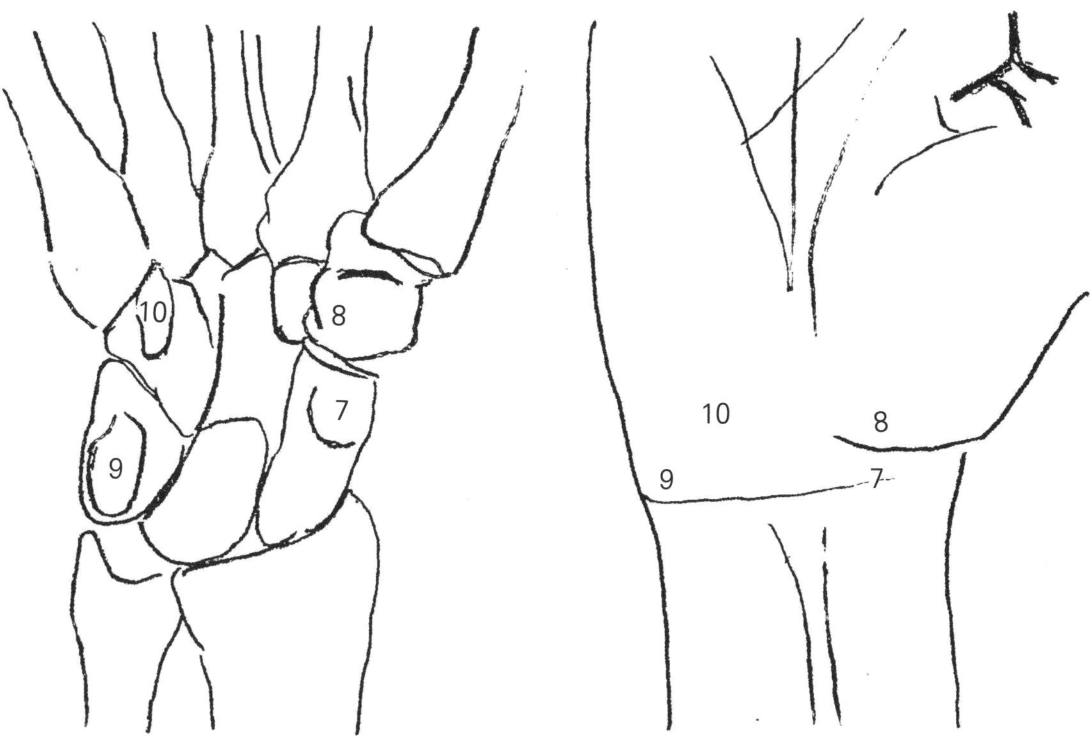

① 7 - abductor pollicis brevis

② 8 - flexor pollicis brevis

③ 9 - abductor digiti minimi

④ 10 - opponens digiti minimi

⑤ 모두 맞다

정답 ⑤

설명 그림에서 '7'은 tubercle of scaphoid, '8'은 tubercle of trapezium, '9'는 pisiform, '10'은 hook of hamate를 나타낸다.

 다음 사진은 Left ulna의 posterior surface를 나타낸다. 그림에서 a-c로 표시한 부위에 대한 설명 중 바르지 못한 것은?

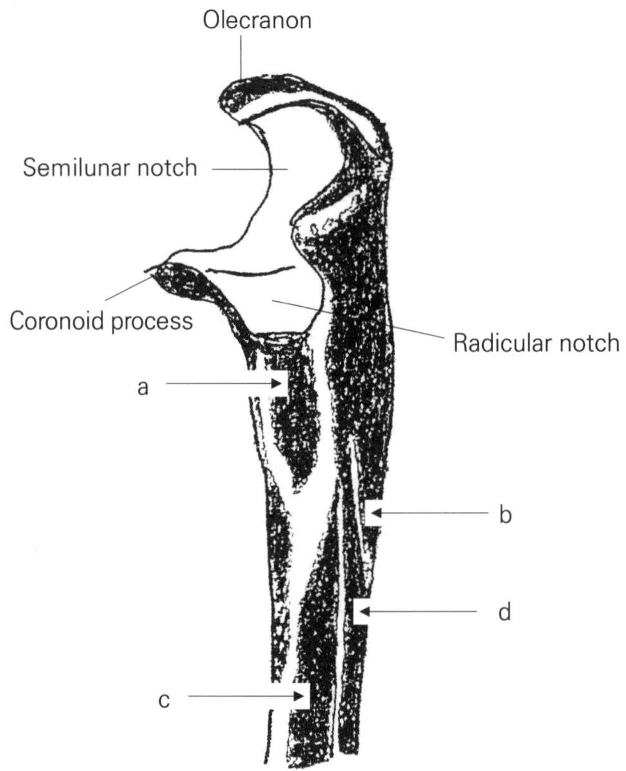

① a - supinator fossa

② b - oblique ridge

③ c - lateral(radial) part of longitudinal ridge

④ d - medial(ulnar) part of longitudinal ridge

⑤ 모두 맞다

정답 ⑤

설명 ulna의 posterior surface(뒷면)는 먼저 supinator fossa의 뒤쪽 경계인 supinator crest에서 뒤쪽으로 선을 긋고(oblique ridge) 중간에서 다시 아래로 선을 그어서(longitudinal ridge) 나눌 수 있고, oblique ridge 상방은 anconeus가 부착하고 longitudinal ridge의 ulnar(medial) side는 extensor carpi ulnaris로 덮여 있고 radial side(lateral side)는 abductor pollicis longus(일부), extensor pollicis longus, 그리고 extensor indicis가 부착한다.

150 다음은 오른쪽 4번째 손가락(dorsal surface)을 나타낸 것이다. 그림에서 표시한 근육은 각각 몇 번째인가?

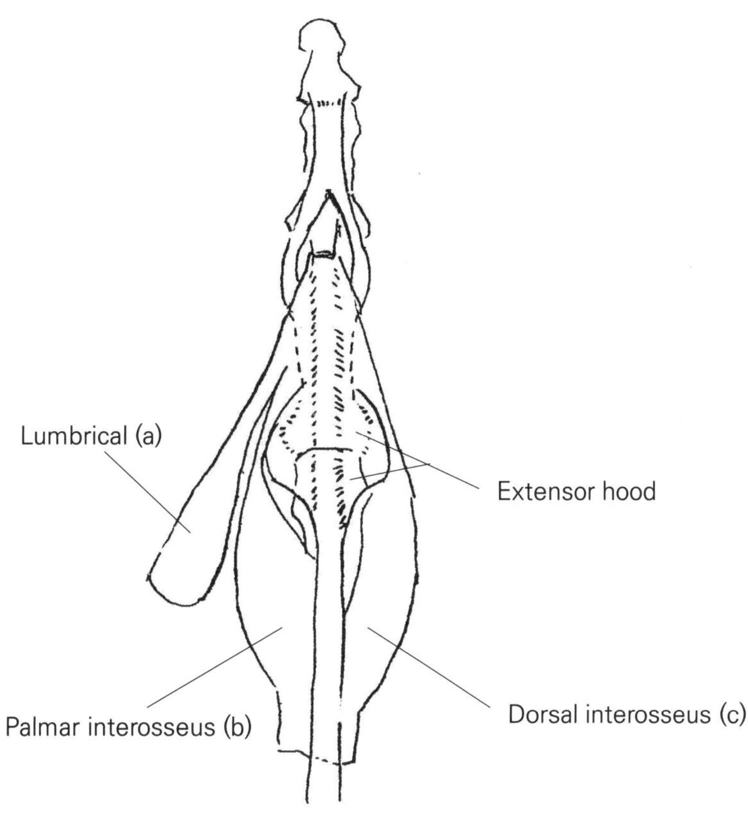

	a	b	c
①	4번째	4번째	4번째
②	3번째	2번째	4번째
③	3번째	3번째	4번째
④	2번째	2번째	4번째
⑤	2번째	3번째	4번째

정답 ②

설명 손가락의 MP joint 부위에서 extensor digitorum의 tendon은 lumbrical, palmar interossei 그리고 dorsal interossei의 tendon을 받아서 함께 extensor hood(expansion)를 이루고 MP, PIP, DIP 관절의 flexion, extension의 섬세한 운동(작용)을 나타낸다.

16장

가슴 1 (Thorax)

 다음 그림은 호흡 운동의 들숨(흡기, inhalation)과 날숨(호기, exhalation)을 설명한다. 아래 보기는 exhalation(호기, 날숨)과 관계있는 근육을 나열한 것이다. 바르지 <u>않은</u> 것은?

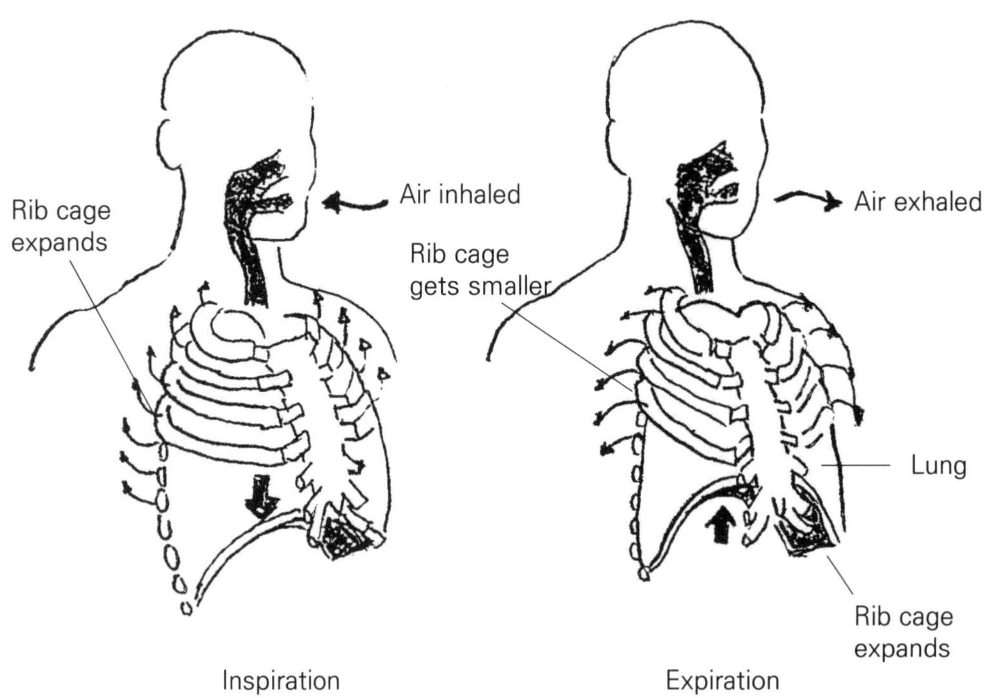

① internal intercostal, interosseous part

② abdominal muscles

③ elastic recoil of lung

④ external intercostal

⑤ 모두 맞다

정답 ④

설명 호흡(숨쉬기)에 관여하는 주요 구조물을 보면 diaphragm, external inteercostal, parasternal intercostal은 inhalation(들숨)을 담당하고 Elastic recoil(lung and ribcage), abdominal muscle, interosseous internal intercostal은 exhalation(날숨) 을 담당한다.

152 최근 코로나-19 감염 또는 백신과 연관하여 주목받았던 기얀-바레 증후군(Guillain-Barre syndrome)은 면역성 질환으로 주로 팔, 다리, 얼굴, 심지어는 횡경막의 말초신경까지 침범하여 근무력(muscle weakness)을 일으키는 것으로 알려져 있다. 그림은 이러한 환자를 나타내며 특히 숨이 가빠 하는 모습을 보여 주고 있다. 아래 설명 중에서 바르지 <u>못한</u> 것은?

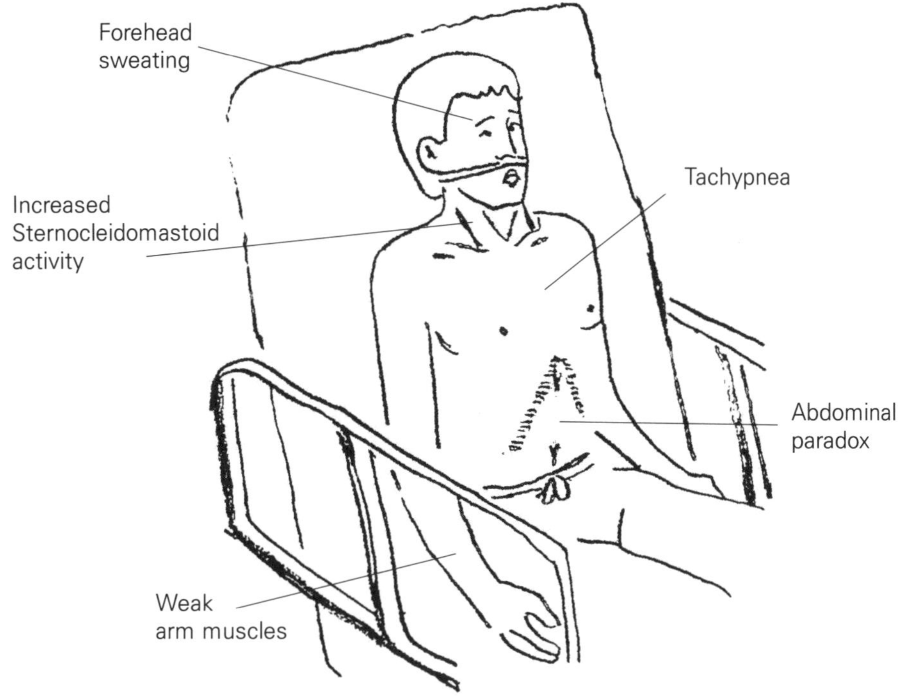

① 흉부는 부풀리는데 배는 들어가는 paradoxical breathing을 보이고 있다

② 횡격막 마비(paralysis of diaphragm)가 원인으로 생각된다

③ sternocleidomastoid 근육이 과도하게 사용되고 있다

④ scalene muscle, external intercostal도 일반적으로 동원된다

⑤ 횡격막 수축이 어려워 dome은 아래로 내려와 있을 것이다

정답 ⑤

설명 Guillain-Barre syndrome은 감염성 자가 면역 질환으로 주로 사지의 말초성 신경마비를 가져오고 심해지면 횡경막의 마비까지도 가져온다고 알려져 있다. 그림에서는 이러한 환자에서의 paradoxical breathing(흉부 호흡 운동과 복부 호흡 운동이 서로 맞지 않는 경우)을 보여 준다. 늑골이 두 군데 이상 골절된 경우인 flail chest에서도 paradoxical breathing이 올 수 있다.

153 만성 폐쇄성 폐질환(COPD, chronic obstructive lung disease)의 한 종류인 폐기종(
emphysema)은 폐포(alveoli)가 망가져 허파의 elastic recoil(탄력반동)이 사라져서 들이
쉰 공기가 나가지 못하고 갇히는 병적 상태를 일컫는다. 이때 환자는 그림과 같이 코로 들
이마신(1·2) 숨을 입술을 다문 채로(pursed-lip) 천천히(1·2·3·4) 내쉬게 된다. 그렇다면
환자의 이러한 날숨(exhalation)을 가능하게 하는 해부학적 구조는 무엇인가?

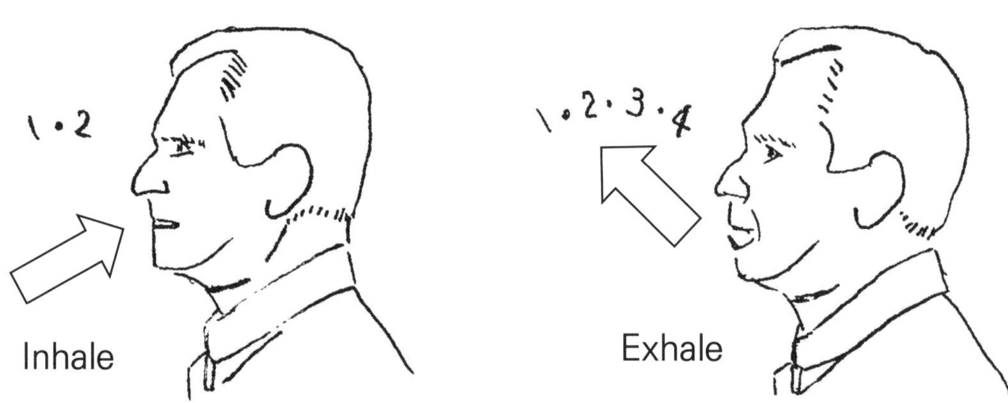

① the lung's intrinsic tendency to deflate

② abdominal muscles

③ diaphragm

④ parasternal internal intercostal

⑤ sternocleidomastoid과 scalene

정답 ②

설명 Emphysema(폐기종)의 환자에게 행하는 호흡 운동으로서 들숨(1·2)에 비해 날숨
(1·2·3·4)을 천천히 하는 것이 주안점이다. 이때 날숨을 담당하는 것은 허파 탄력 반동
(elastic recoil of lung)이 아니라 날숨 근육(abdominal muscles, interoseous internal
intercostal 등)이다.

 다음이 전형적인 갈비뼈인 6th rib을 나타내고 있다면 부위에 대한 아래 설명 중에서 바르지 못한 것은?

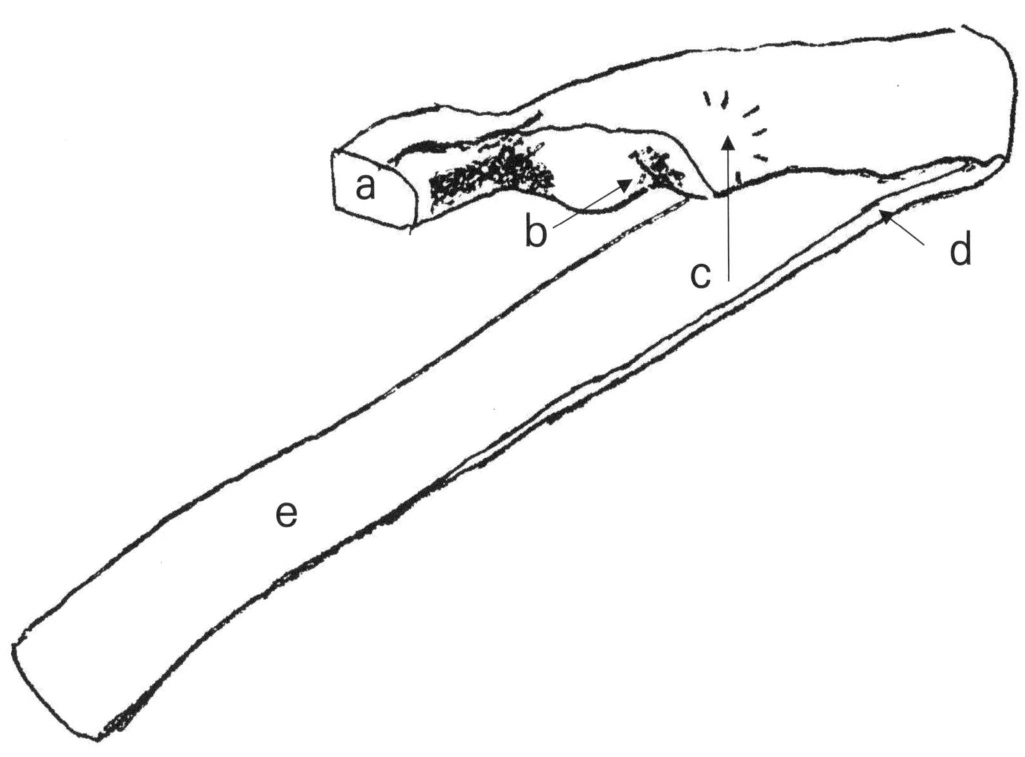

① a - 5th and 6th vertebral body와 결합한다

② b - 6th vertebral transverse process와 결합한다

③ c - costotransverse ligament가 부착한다

④ d - intercostal vein, artery, nerve가 지난다

⑤ e - 아래를 향하고 있다(look downward)

정답 ③

설명 그림에서 '3'은 lateral costotransverse ligament가 부착하는 부위이며 costotransverse
ligament가 부착하는 곳은 'a'와 'b' 사이이다.

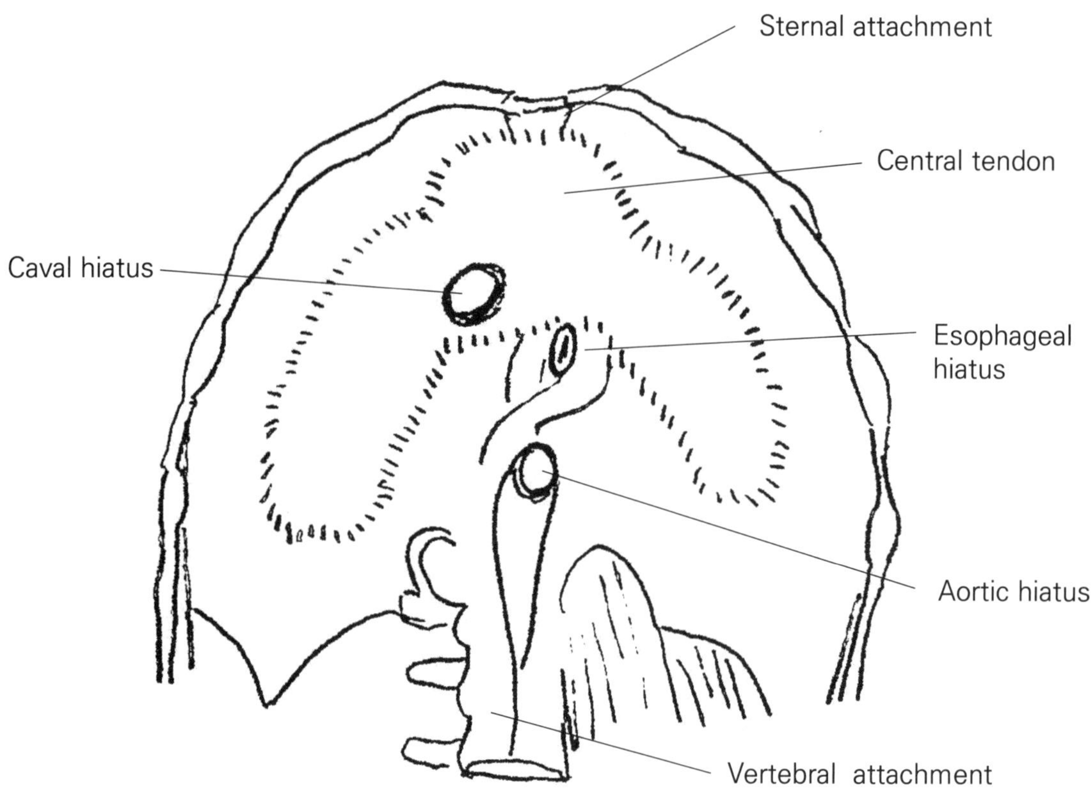

① sternal part – sternal body에 부착

② costal part – costal lower margins에 부착

③ median arcuate ligament – right and left crus가 LV 1-3에 부착

④ medial arcuate ligament – LV2 body와 transverse process를 연결

⑤ lateral arcuate ligament – LV2 transverse process와 12th rib과 연결

정답 ①

설명 Diaphragm의 sternal part는 xiphoid process(sternum)에 부착한다. caval hiatus(IVC, inferior vena cava) 위치(level)는 T8, esophageal hiatus(esophagus) 위치는 T10, aortic hiatus(aorta) 위치는 T12이다.

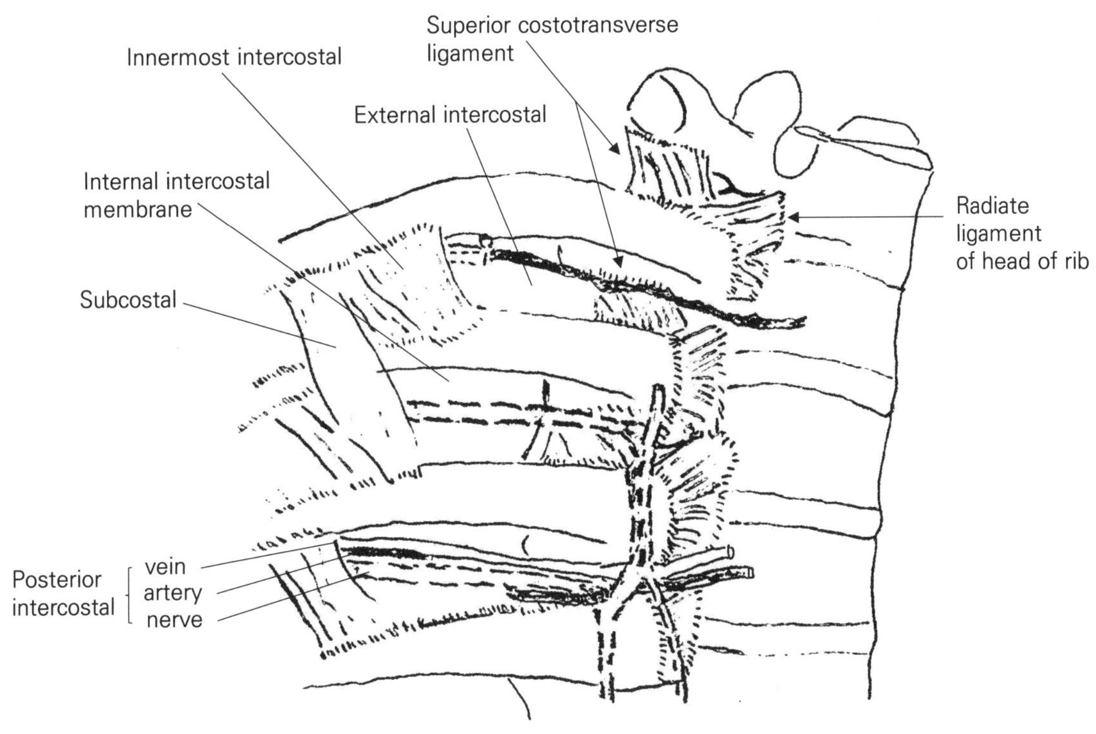

① intercostal nerve는 앞쪽 흉벽에서는 transversus thoracis 앞쪽을 지난다

② internal intercostal(근육)은 internal intercostal membrane으로 바뀌었다

③ external intercostal(근육)은 forced inspiration 기능이 있다

④ subcostalis(근육) 기능은 rib elevation이다

⑤ costal groove를 지나는 구조물 순서는 위로부터 vein, artery, nerve이다

정답 ④

설명 subcostalis는 근육의 방향으로 보았을 때 작용이 rib depression, 실제로 exhalation 기능이 있다고 알려져 있다.

157 60대 여성 A 씨가 그림과 같이 chest X-ray상 오른쪽 폐꼭대기(apex of lung)에 mass lesion(종양, 그림에서 P)이 발견되어 내원하였다. 과거 하루 1갑 20년 이상의 흡연 경력으로 잦은 기침이 있었던 A 씨는 진찰을 해 보니(a) <u>오른쪽 눈의 축동(miosis), 안검하수(ptosis), 같은 쪽 뺨의 불한증(anhidrosis), 안면홍조(malar flush)가 있었고</u>(b) <u>쉰 목소리가 있어 내시경으로 살펴보니 오른쪽 성대(vocal cord)의 마비(paralysis)가 있었으며</u>, <u>오른쪽 상지가(c) 늘 차갑고</u>(d) <u>부어 있었다.</u> 환자 A 씨는 폐암으로 진단되어 수술을 받았으며 상기의 증상들(a, b, c)은 모두 상기 악성 종양의 압박에 의한 것으로 판명되었다. 이때 압박받은 구조물이 무엇인지 설명한 것 가운데 바르지 않은 것은?

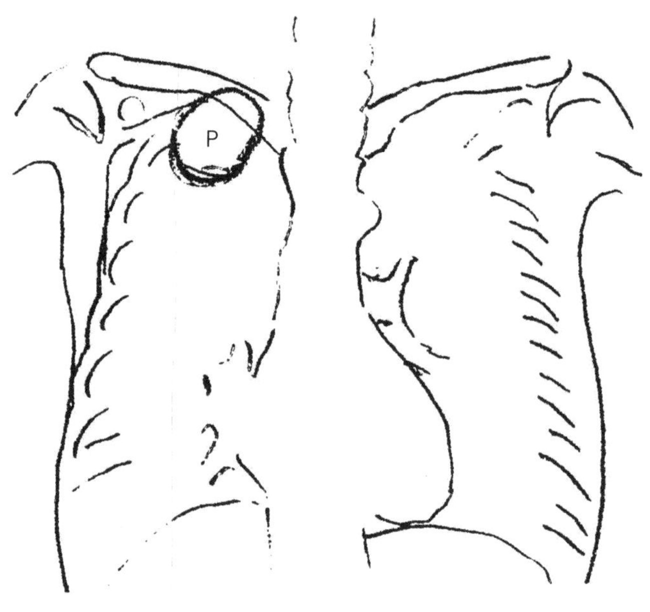

① a - Rt sympathetic trunk   ② b - Rt recurrent laryngeal nerve

③ c - Rt subclavian artery   ④ d - Rt subclavian vein

⑤ 모두 맞다

정답 ⑤

설명 (a)는 이른바 Horner's syndrome으로서 Rt sympathetic trunk(to superior cervical ganglion)를 압박하여 생긴 것이며 (b)는 Rt subclavian artery를 감고 되돌아가는 Rt recurrent laryngeal nerve를 압박해서 생긴 것이고, (c)는 Rt subclavian artery를 압박하여 그리고 (d)는 subclavian vein을 압박하여 생긴 것으로 (c), (d)는 Thoracic outlet syndrome이라 부른다.

158 다음은 Rib cage(흉곽)에 부착한 호흡 근육(respiratory muscles)이 갈비뼈(rib)를 어떻게 움직이는가를 설명하는 그림이다. 호흡 근육의 근섬유 방향(direction of muscle fibers)이 handle(bucket-handle) 방향에 대하여 아래나 위 어느 방향을 향하고 있느냐에 따라 각각 Rib을 올리든가(elevation) 내리는(depression) 작용을 하게 된다. 흉곽에 부착하고 있는 아래 근육 중에서 Rib에 대한 작용이 날숨(exhalation)인 것으로 바르지 <u>않은</u> 것은?

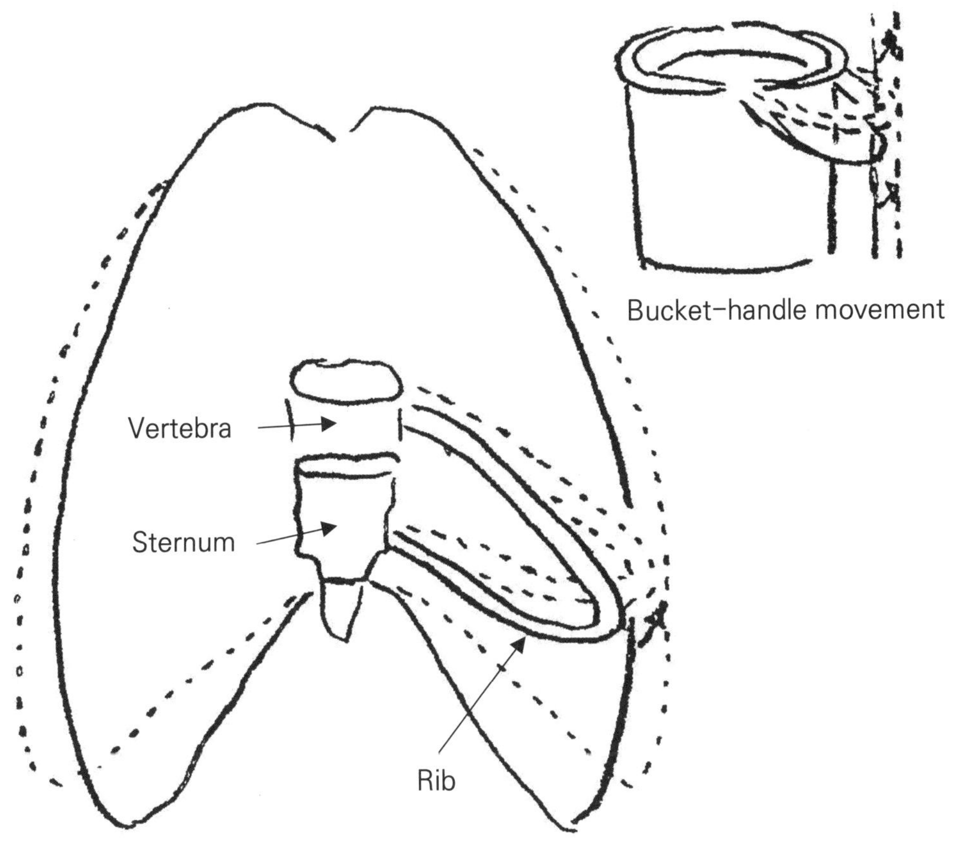

① interosseous internal intercostal

② transversus thoracis

③ subcostalis

④ levator costarum

⑤ 모두 맞다

정답 ④

설명 Handle에 대하여 진행할 때 다른 근육들은 모두 위를 향하고 있으나(depression of ribs, exhalation), levator costarum은 아래를 향하고 있다(elevation of ribs, inhalation).

 다음 그림은 종격동(mediastinum)에 있는 주요 구조물을 나타낸 것이다. 식도의 상호관계(relations)에 대한 아래 설명 중 바르지 <u>않은</u> 것은?

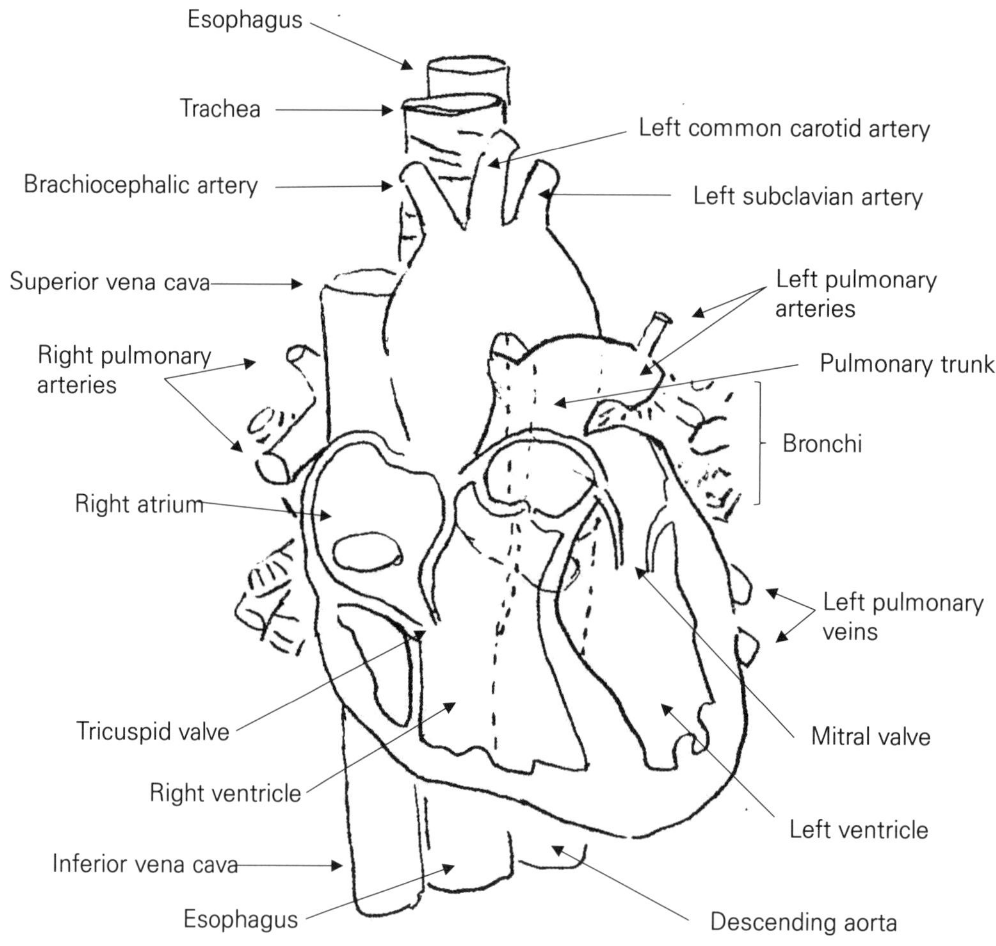

① posterior to trachea ② posterior to right pulmonary artery

③ posterior to left main bronchus ④ posterior to right atrium

⑤ 모두 맞다

정답 ④

설명 보기의 식도(esophagus) 상호관계 이외에 생리적으로 좁아진 부위(constrictions)를 살펴보면 upper esophageal sphincter, thoracic aorta, left main bronchus, lower esophageal sphincter 등이 있다.

160 다음은 가슴(thorax) 속의 미주신경(vagus n)을 나타내고 있다. 이 부위에서 식도를 향하는 미주신경(CN X)의 주행에 대한 아래 설명에서 바르지 않은 것은?

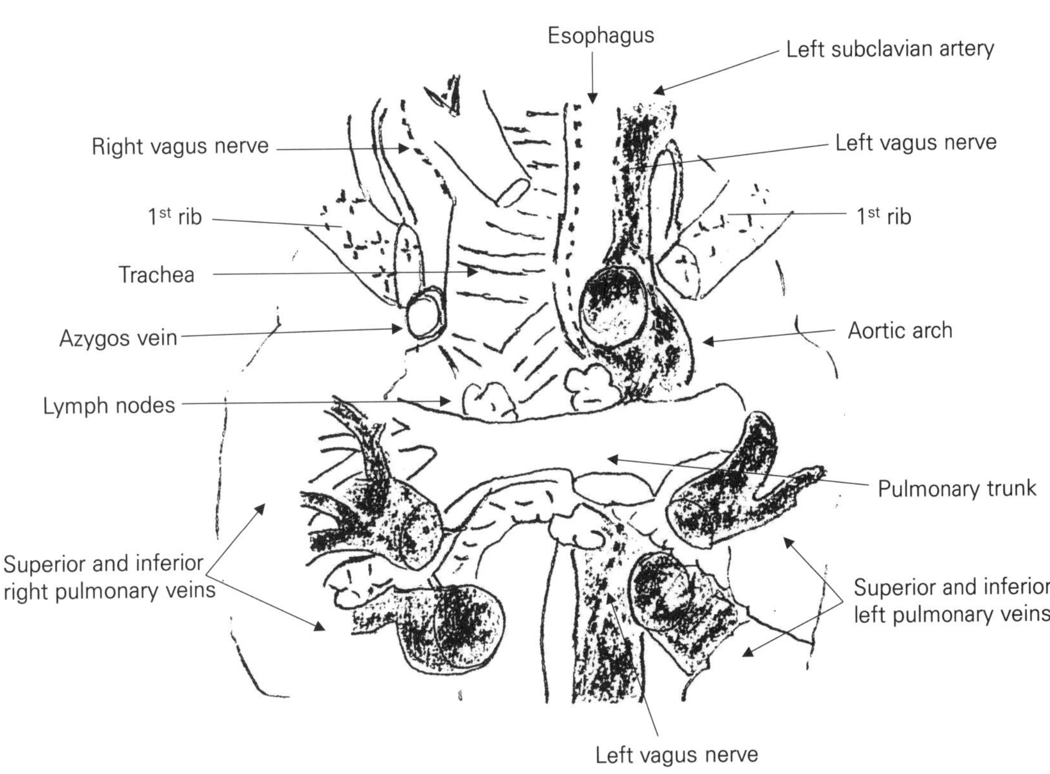

① bet. common carotid artery & internal jugular vein(both)

② anterior to the main bronchus(both)

③ anterior to esophagus(the left)

④ posterior to esophagus(the right)

⑤ 모두 맞다

정답 ②

설명 vagus nerve는 carotid sheath 안에서 common carotid artery와 internal jugular vein 사이로 내려와 main bronchus 뒤로 가서 esophagus 앞과 뒤에서 각각 anterior and posterior vagal trunks를 이루고 esophagus hiatus를 통과하여 위(stomach)로 간다.

가슴 2 (Thorax)

161 다음은 흉부 골격을 나타내는 그림이다. 아래 주요 land mark 부위에 대한 설명 중에서 바르지 <u>않은</u> 것은?

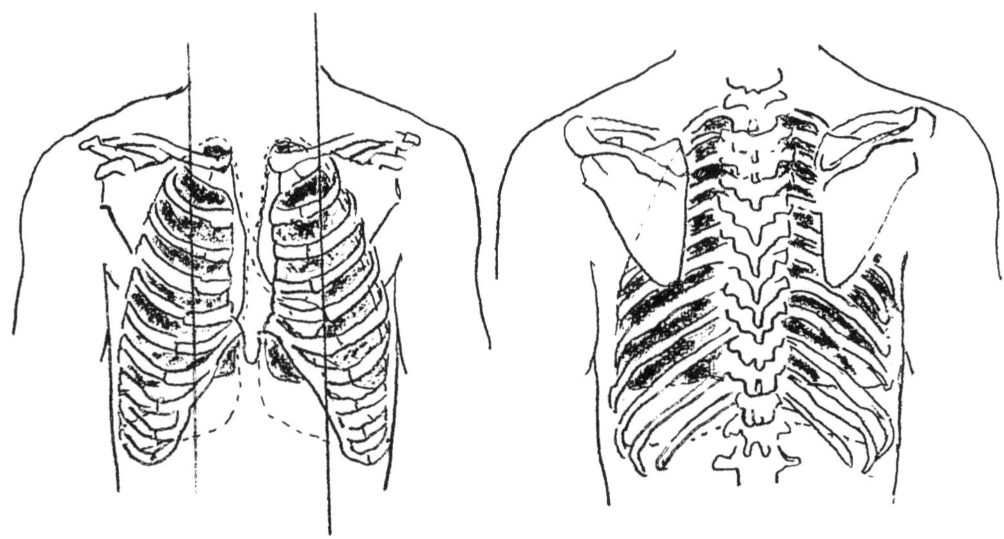

① horizontal fissure of Rt lung - along Rt 4th rib

② lower margin of lung - 6th rib at mid-clavicular line

③ lower margin of pleura - 8th rib at mid-axillary line

④ lower margin of lung - 10th rib at spinous process line

⑤ 모두 맞다

정답 ③

설명 lower margin of lung은 midclavicular line, midaxillary line, vertebral spinous process에서 각각 6번째-8번째-10번째 갈비뼈를 지나고 lower margin of pleura는 각각 2개 낮은 8번째-10번째-12번째 갈비뼈를 지난다.

---

162 다음은 폐(lung)와 종격동(가슴세로칸, mediastinum)의 림프절(lymph nodes, LN)을 나타내고 있다. 이 부위 명칭에 대한 아래 보기 중 바르지 <u>않은</u> 것은?

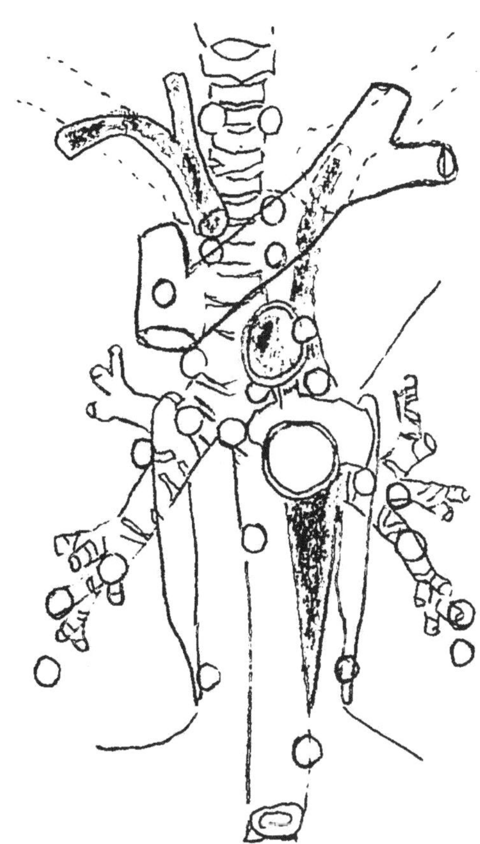

① 4L - Lt lower paratracheal LN

② 5 - paraaortic LN

③ 7 - subcarinal LN

④ 10L - Lt hilar LN

⑤ 12L - Lt lobar LN

정답 ②

설명 Tracheobronchial lymph nodes 위치를 숙지하는 것은 폐암의 병기(staging)를 파악하는 데 매우 중요하다. 그림에서 표시한 것을 보면 1R(1L)은 supraclavicular LN, 2R(2L)은 upper paratracheal LN, 3A는 prevascular LN, 3P는 retrotracheal LN, 4R(4L)은 lower paratracheal LN, 5는 subaortic, 6은 paraaortic, 7은 subcarinal LN, 8은 paraesophageal LN, 9는 pulmonary ligament LN, 10R(10L)은 hilar LN, 11R(11L)은 interlobar LN, 12R(12L)은 lobar LN, 13R(13L)은 segmental LN, 14R(14L)은 subsegmental LN이다.

 다음 그림은 thoracic duct를 나타내고 있다. 이것의 주행(점선)에 대한 아래 설명 중 바르지 <u>않은</u> 것은?

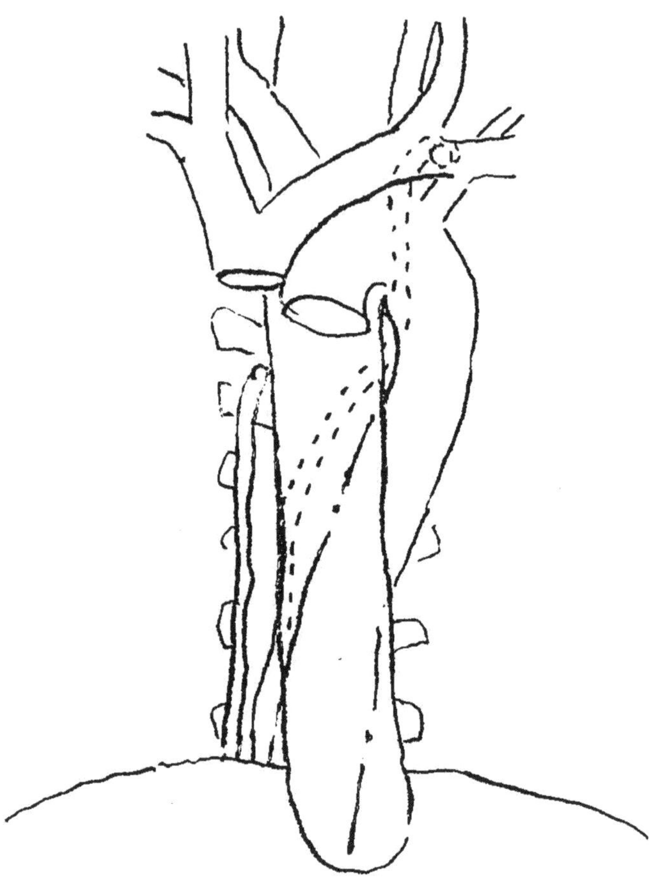

① passing through right crus

② traversing between azygos vein and descending aorta

③ crossing to the left behind esophagus

④ turning forward and downward

⑤ ending in the left venous angle

정답 ①

설명 thoracic duct는 aortic opening을 통해서 thorax 안으로 들어온다.

　　　　　　　　　　　　　　　　　　　　　　　　　　17장 ㅣ 가슴 2 (Thorax)

164 다음 사진과 같은 기흉(peumothorax) 환자에 있어서 thoracostomy(chest tubing)를 시술하고자 한다. 그 위치로서 바른 것은?(단, ICS = intercostal space)

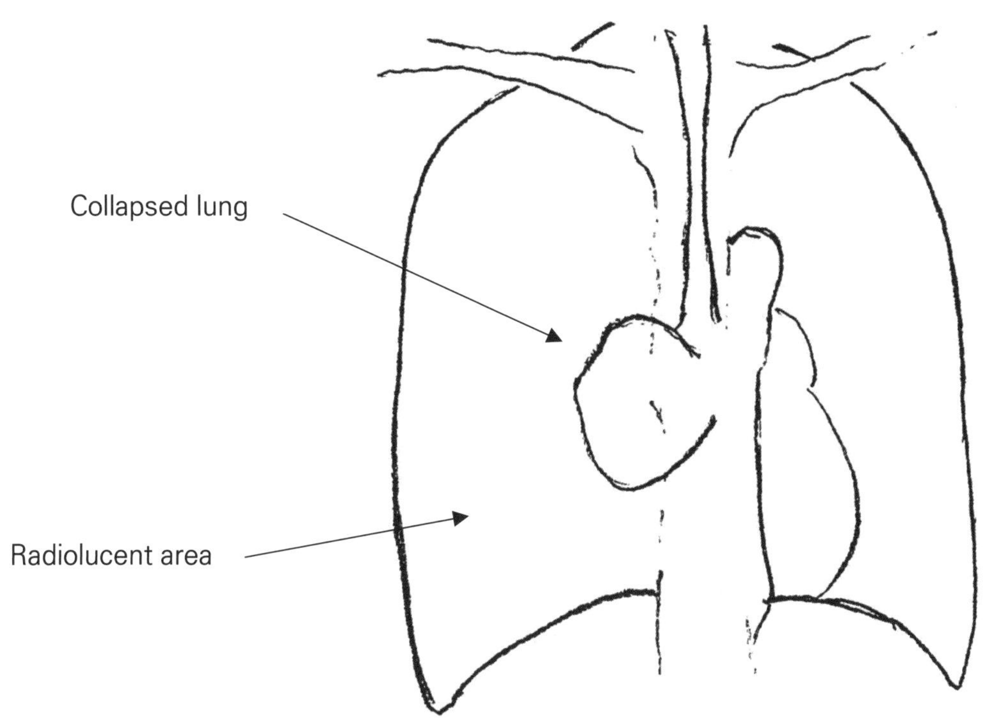

① the right 5th ICS, posterior to mid-axillary line

② the right 5th ICS, anterior to mid-axillary line

③ the left 5th ICS, posterior to mid-axillary line

④ the left 5th ICS, anterior to mid-axillary line

⑤ either the right or the left 5th ICS, posterior to anterior axillary line

정답 ②

설명 그림에서 pneumothorax 위치는 오른쪽이며 chest tubing 위치는 anterior axillary line과 mid-axillary line 사이에서 5th intercostal space를 통하여 수행한다.

165 다음 그림은 폐의 안쪽 면의 압흔(impressions on mediastinal surface of lung)을 나타
낸다. 그림에서 A-E 눌린 자국에 대한 설명 중 바르지 <u>않은</u> 것은?

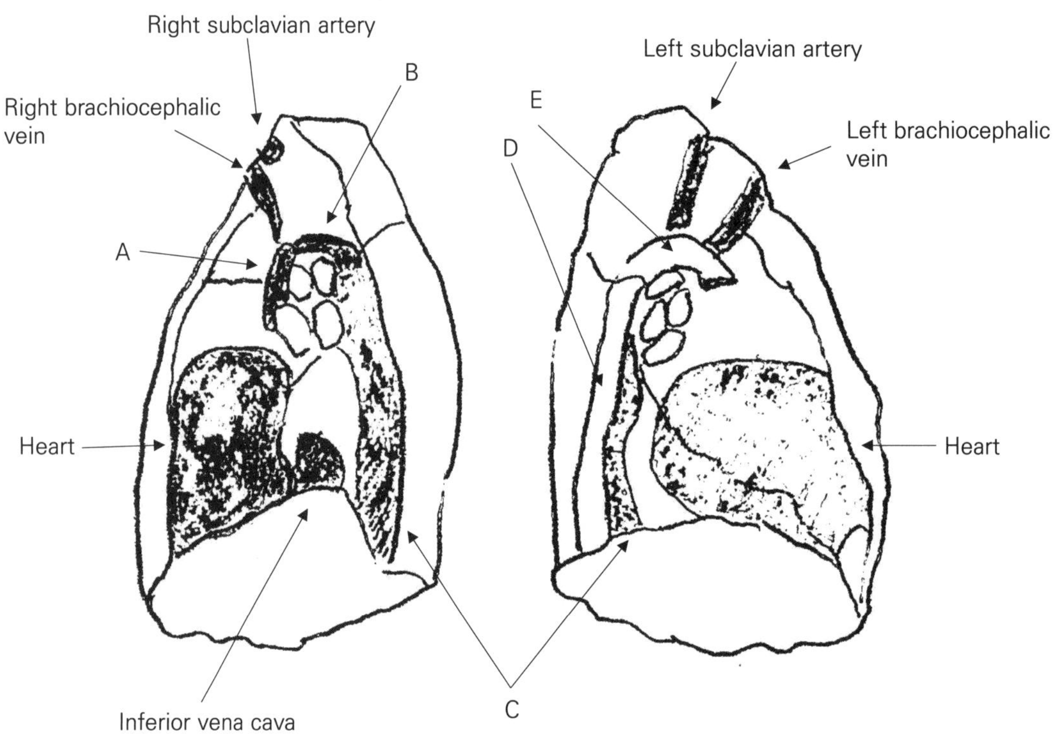

① A - superior vena cava

② B - azygos vein

③ C - esophagus

④ D - descending aorta

⑤ E - pulmonary trunk

정답 ⑤

설명 그림에서 폐 안쪽 면의 압흔 흔적을 표시한 것 중에 'E'는 aortic arch이다.

 다음 chest PA(x-ray) 사진에서 'A', 'B'로 표시한 해부학적 구조물은 무엇인가?

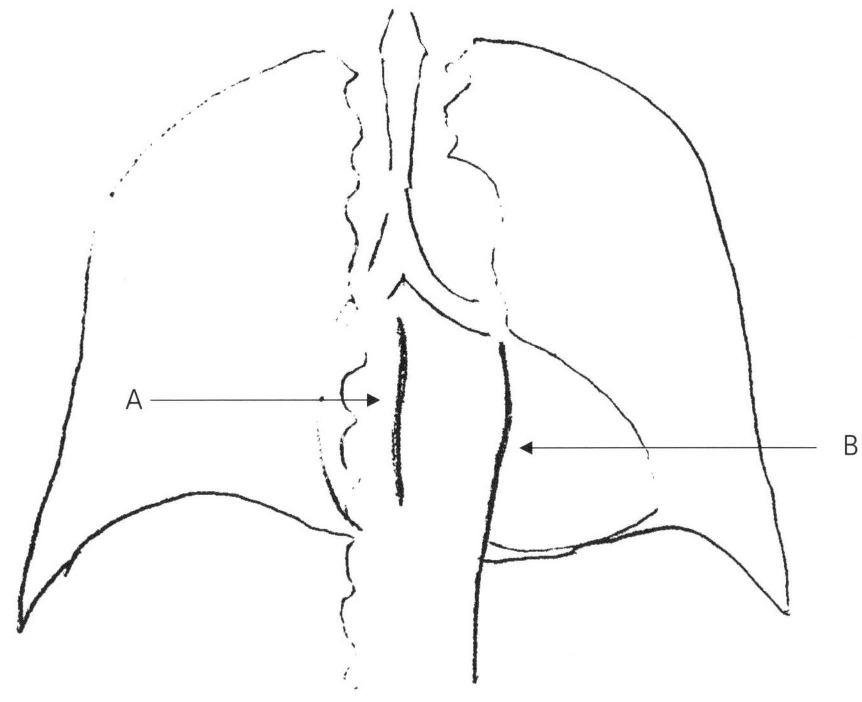

	A	B
①	right brachiocephalic vein	aortic arch
②	right paratracheal stripe	pulmonary trunk
③	right atrium	left atrial appendage
④	right interlobar artery	paravertebral line
⑤	azygo-esophageal recess	descending aorta

정답 ⑤

설명 그림에서 'A'는 azygo-esophageal recess(AER)이며 경계는 안쪽으로 azygos와 esophagus, 앞쪽으로 left atrium, 뒤쪽으로 vertebral column, 위쪽으로 subcarinal space, 아래쪽으로 Rt hemidiaphragm으로 이루어져 있으며 이 공간으로 Rt lower lobe(air)가 가쪽에서 들어와서 contrast(대비)를 형성한다. 임상적으로 과도한 AER deviation이 생기면 left atrial enlargement, subcarinal lymphadenopathy, esophageal disease, hiatal hernia, bronchogenic cyst 등을 의심해 볼 수 있다고 한다. 'B'는 descending aorta이다.

 다음 사진은 폐렴(lobar pneumonia)으로 진단받은 환자의 chest-X ray 사진이다. 이 병변이 있는 부위는 어디인가?(단, 화살표는 horizontal fissure와 주변의 density이다)

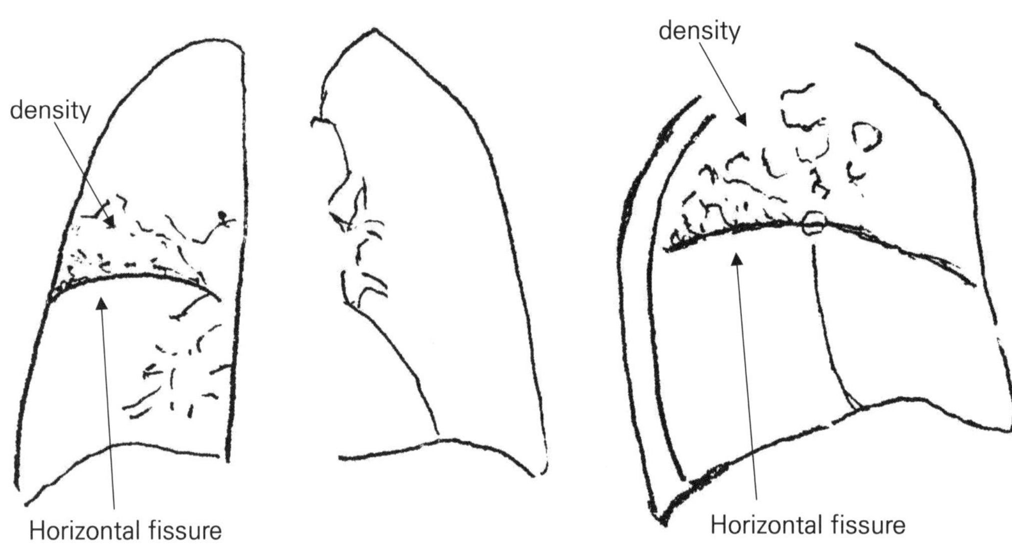

① right upper lobe

② right middle lobe

③ right lower lobe

④ left upper lobe

⑤ left lower lobe

정답 ①

설명 Chest X-ray에서 까맣게(radiolucent) 나오는 폐와 하얗게(radioopaque) 나오는 연부조직(심장, 횡경막 등)의 경계면은 실루엣(Silhouette)을 이루며 눈에 잘 띈다. 그런데 폐엽(lobe of lung)에 세균 감염에 의한 염증성 병변(lobar pneumonia, 폐렴)이 오면 공기(폐)가 가져온 이러한 실루엣은 없어지게 된다. 이와 같이 Chest X-ray상 나타나는 실루엣의 변화(있던 것이 없어지거나 또는 없던 것이 새로 보이면)를 이용하면 폐의 어느 엽(lobe)이 폐렴에 감염되었는지 알 수 있다. 상기 예는 RUL density와 함께 horizontal fissure가 저명해지는 것으로 보아서 RUL(right upper lobe) pneumonia인 것을 알 수 있다.

 다음은 pulmonary segments(폐분절)을 나타낸 것이다. 그림에서 'A', 'B'로 표시한 것은 어떤 부위인가?

Right lung

Left lung

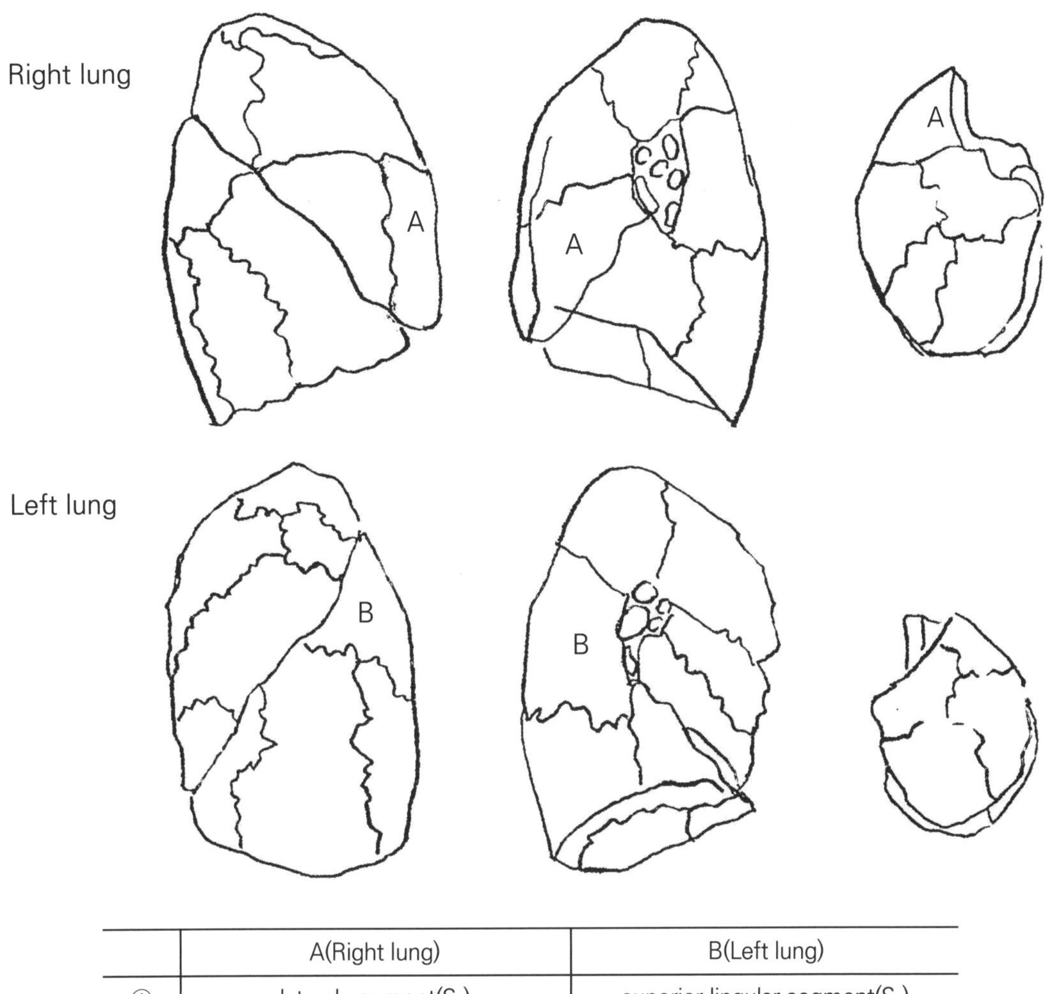

	A(Right lung)	B(Left lung)
①	lateral segment(S_4)	superior lingular segment(S_4)
②	medial segment(S_5)	superior segment(S_6)
③	superior segment(S_6)	anteromedial basal segment(S_{7+8})
④	medial basal segment(S_7)	lateral basal segment(S_9)
⑤	anterior basal segment(S_8)	posterior basal segemnt(S_{10})

정답 ②

설명 폐분절은 총 10개의 segments로 이루어져 있으며 좌측의 경우 S_{1+2}와 S_{7+8}가 동일한 segmental bronchus를 공유한다(오른쪽은 각각의 segmental bronchus를 갖는다).

169 다음은 이물질(예, 땅콩)에 기도가 걸려서 호흡곤란에 빠진 소아에게 시행하는 응급처치법 (Heimlich maneuver)을 설명하고 있다. 이것에 대한 아래 설명 중에 바르지 <u>않은</u> 것은?

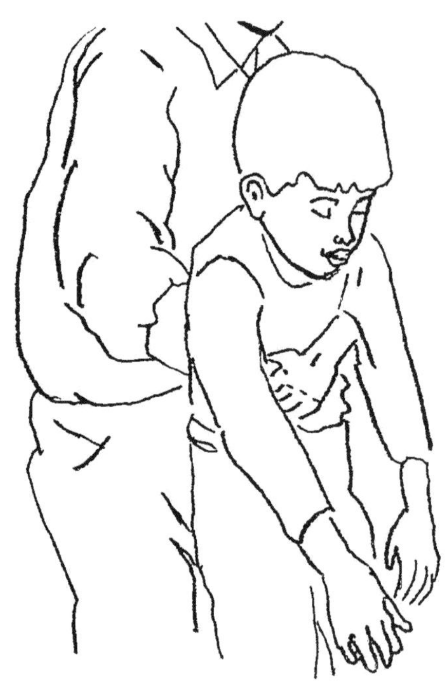 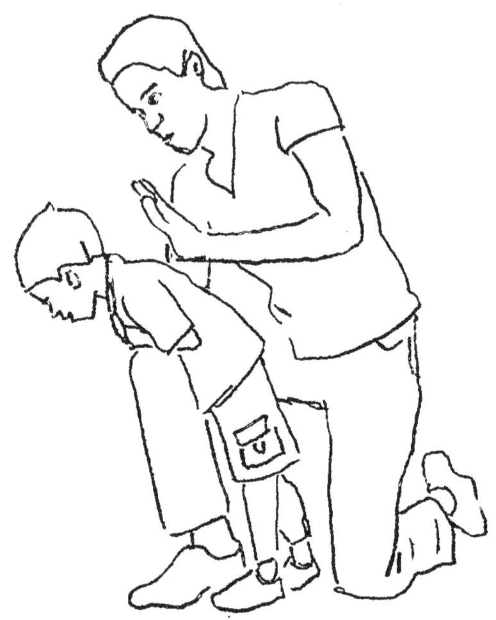

① 흉곽(ribcage)과 배꼽 사이에서 맞잡은 두 손을 횡경막을 향하여 위·안쪽으로 눌러 준다
② 때때로 등 뒤를 때려 준다(slapping the back)
③ 식도가 아닌 기도로 들어간 이물질을 배출하는 것이 목적이다
④ 기침(coughing)을 유발하는 것은 도움이 된다
⑤ 모두 맞다

정답 ⑤

설명 땅콩과 같은 이물질은 흔히 기관(trachea)을 거쳐 주기관지(main bronchus)까지 내려가 서 걸리는데 왼쪽보다는 오른쪽 주기관지(Rt main bronchus)에 가서 막힌다. 이는 오른 쪽이 왼쪽보다 넓고(wider), 짧으며(shorter) 수직(more vertical)이기 때문이다.

170 응급실에서 근무 중인 의사 A는 발등의 타박상으로 내원한 환자의 다음과 같은 routine chest X-ray(mediastinal widening, tracheal compression)를 보고서 혈관벽이 약해져 혈관이 풍선처럼 부풀어 오르는 aneurysm이 의심스러워 흉부외과에서 정밀 검사를 받도록 권유했다. 혈관의 주행(화살표)으로 보았을 때 이 혈관의 이름은 무엇인가?

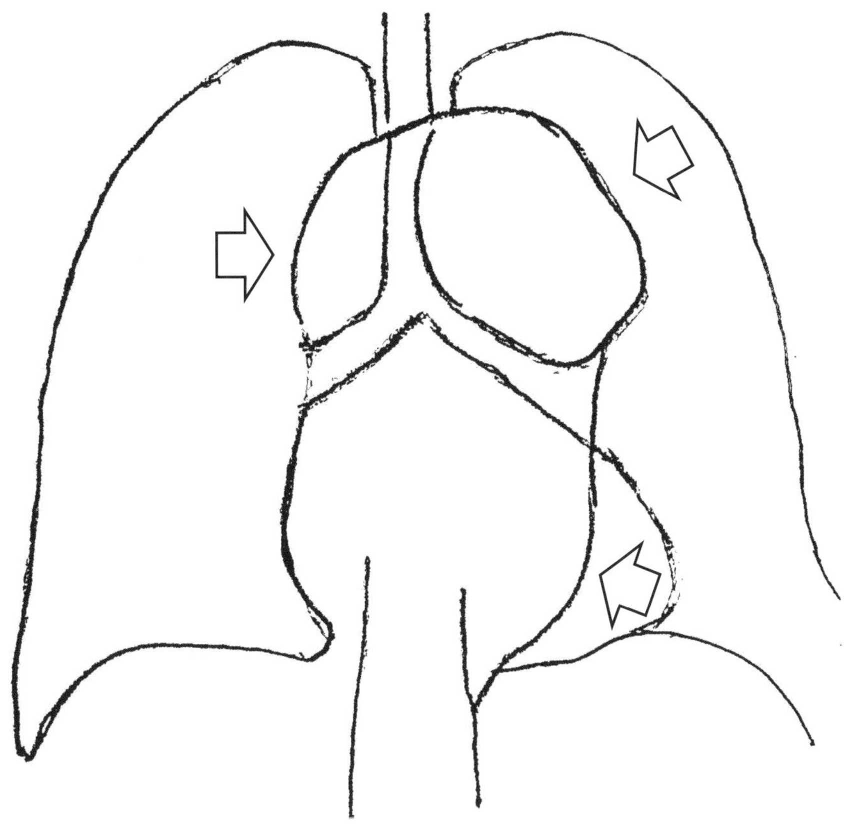

① aorta

② common carotid artery

③ subclavian artery

④ pulmonary trunk

⑤ vena cava

정답 ①

설명 이 환자의 케이스는 aortic aneurysm(대동맥류)이다. aortic aneurysm은 언제든 dissection of aorta로 진행하여 터질 경우 사망할 수 있으므로 신속한 수술이 필요한 경우가 많다. 대동맥(aorta)은 ascending, arch, descending 형태를 이루며 종격동 안을 지나가며(thoracic aorta) 횡경막을 통해서 복부로 내려간다(abdominal aorta).

18장

가슴 3 (Thorax)

 다음은 기침과 애성(목이 쉼)을 주소로 내원한 환자(62세, 남)의 흉부 X-ray와 CT 사진이다. 본 환자의 일차 병변(화살표)은 내시경을 통한 생검(biopsy)으로 소세포성 폐암(small cell lung cancer, SCLC)으로 판명되었다고 한다. 병변 부위는 어디인가?

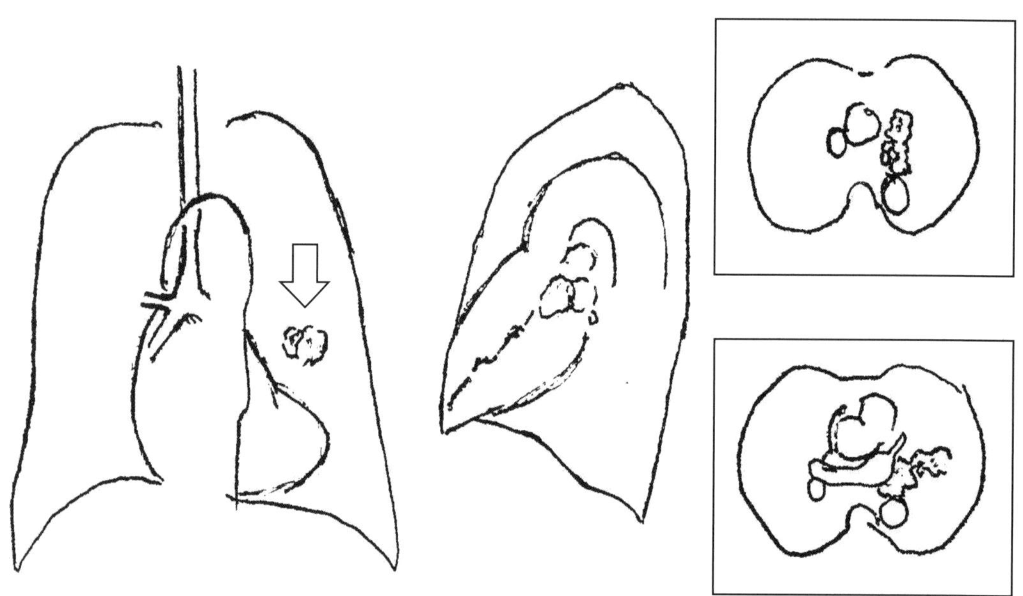

① carina

② left main bronchus

③ left upper lobe bronchus

④ left upper lobe upper division bronchus

⑤ left upper lobe lingular bronchus

정답 ⑤

설명 상기 case는 일차 병변 부위(폐 병소)와 이곳에서 전이(metastasis) 또는 침습(invasion)된 이차 병변 부위(종격동 병소)로 이루어져 있다. 일차 병변 부위는 left upper lobe lingular bronchus로 보이며 이차 병변 부위는 hilar, subaortic region으로 보인다. 특히 subaortic region에 생긴 병변은 recurrent laryngeal nerve를 압박하여 Left vocal fold 마비를 가져와서 hoarseness(애성)를 가져왔을 것으로 생각된다.

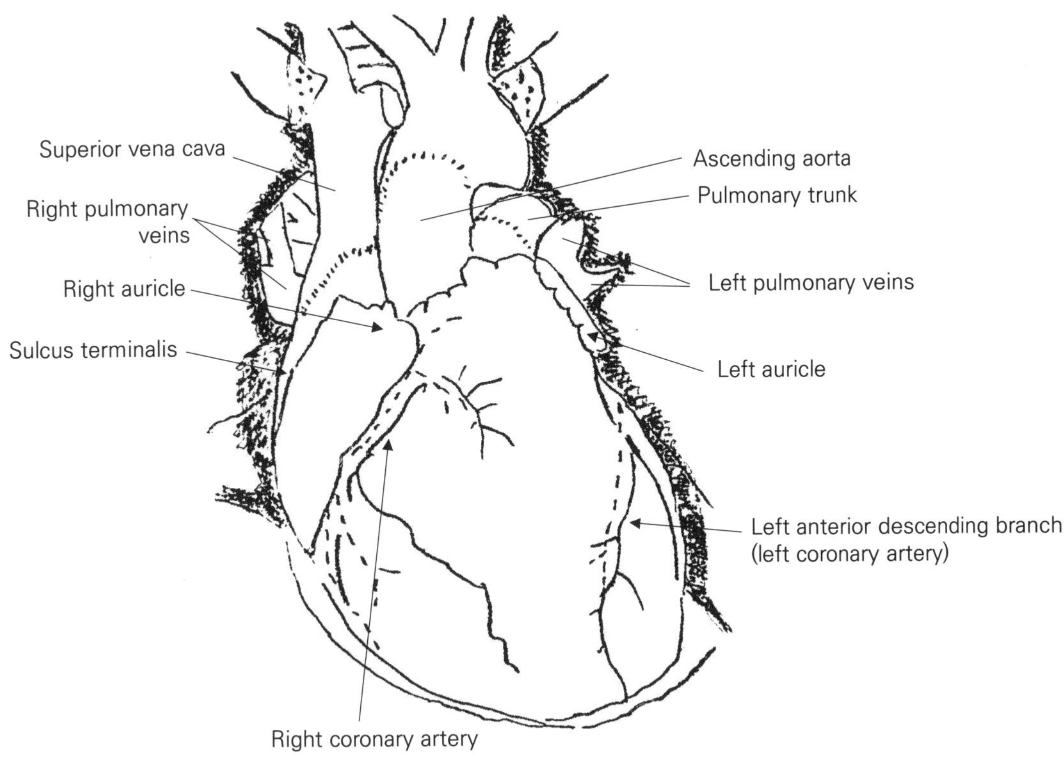

① sternocostal(anterior) surface - right ventricle

② right pulmonary surface - right atrium

③ left pulmonary surface - left atrium

④ base(posterior surface) - left atrium

⑤ diaphragmatic(inferior) surface - right and left ventricles

정답 ③

설명 심장의 4부위(RA, RV, LA, LV)가 접하고 있는 면은 보기에서와 같으며 left pulmonary surface에 접하고 있는 것은 left ventricle이다.

 다음 그림은 심장 초음파에서 parasternal short-axis view를 나타내는 것으로 aortic valve level에서 자른 것을 밑에서 본 것이다. 그림에서 'a, b, c'로 표시한 것은 aortic valve의 어떤 cusp인가?

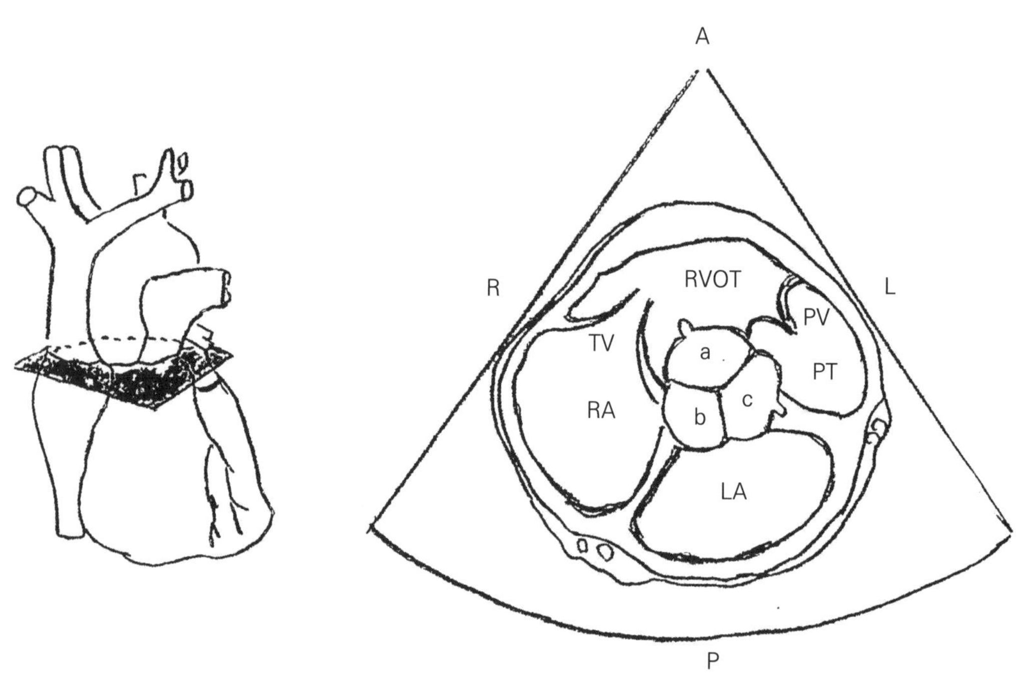

	a	b	c
①	right	posterior	left
②	left	posterior	right
③	right	anterior	left
④	left	anterior	right
⑤	정답 없음		

정답 ①

설명 태생기에 앞쪽에 있는 pulmonary valve cusps(Ant, Rt, Lt)와 뒤쪽에 있는 aortic valve cusps(Post, Rt, Lt)는 발생 과정에서 밑에서(위에서) 보았을 때 서로 시계 방향(반시계 방향)으로 돈다. 회전 후에 aortic valve는 앞쪽에 Rt cusp이 뒤쪽 오른쪽에 Post cusp이 그리고 뒤쪽 왼쪽에 Lt cusp이 놓인다.

 다음 그림의 mitral valve cusps에 대해 'A, B, X, Y'로 표시한 부분에 대한 아래 설명 중 바르지 <u>않은</u> 것은?

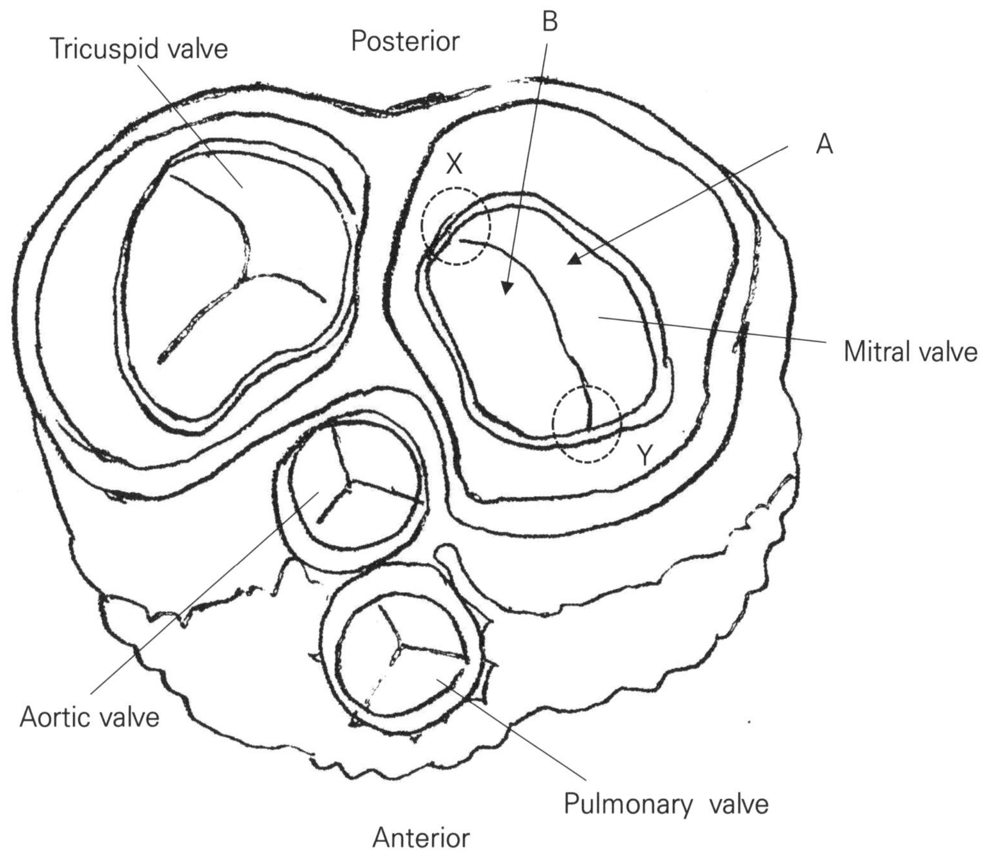

① A - posterior cusp   B - anterior cusp

② A - aortic cusp   B - mural cusp

③ X - posteromedial commissure   Y - anterolateral commissure

④ both A and B - attached to anterior papillary m.

⑤ both A and B - attached to posterior papillary m.

정답 ②

설명 mitral valve의 cusp 위치를 파악하는 것은 중요하다. anterolateral commissure(Y)와 posteromedial commissure(X)의 양쪽에는 aortic cusp(anterior cusp)과 mural cusp(posterior cusp)이 존재한다.

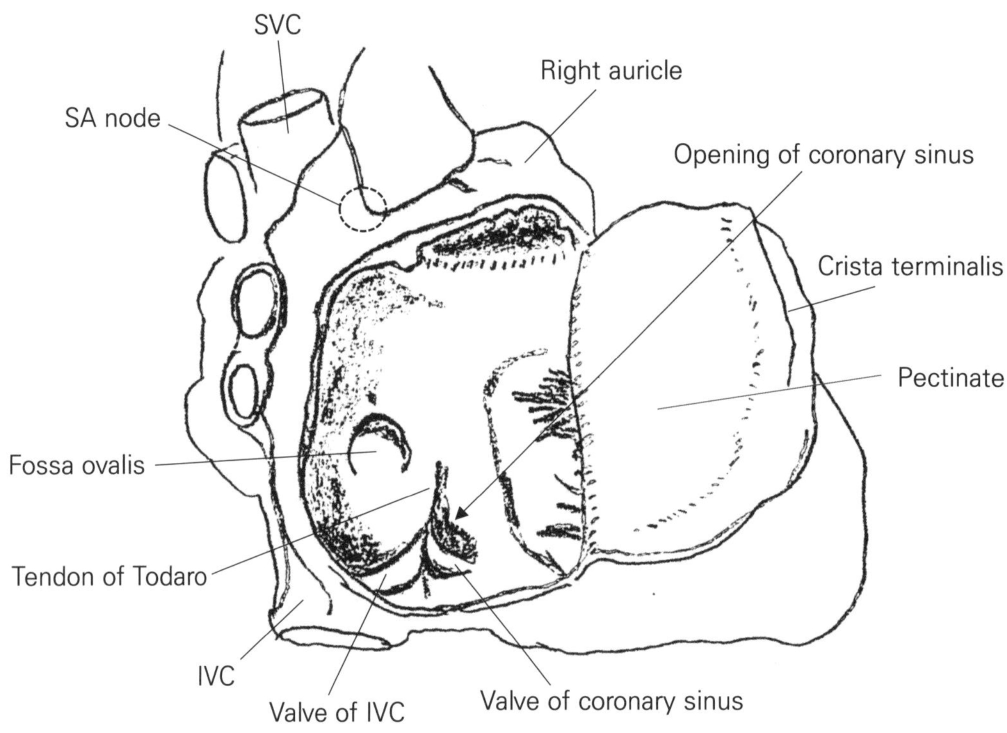

① tendon of Todaro

② coronary sinus opening

③ membranoos septum

④ septal tricuspid leaflets(cusps)

정답 ③

설명 Koch's triangle은(1) tendon of Todaro(a tendinous structure connecting the valve of IVC orifice to the central fibrous body)(2) coronary sinus opening(3) septal cusps of tricuspid valve로 구성된다. 이 삼각형의 apex에 AV node가 존재한다고 알려져 있다.

176 다음은 왼쪽 가슴 부위의 35시간 지속적인 통증으로 응급실에 내원하여 급성심근경색으로 진단받은 환자에게 스텐트 시술한 전(왼쪽)·후(오른쪽)의 left coronary angiogram 사진(RAO view)이다. 이 환자에서 막혔던 곳(화살표)이 뚫린 혈관은 어디인가?

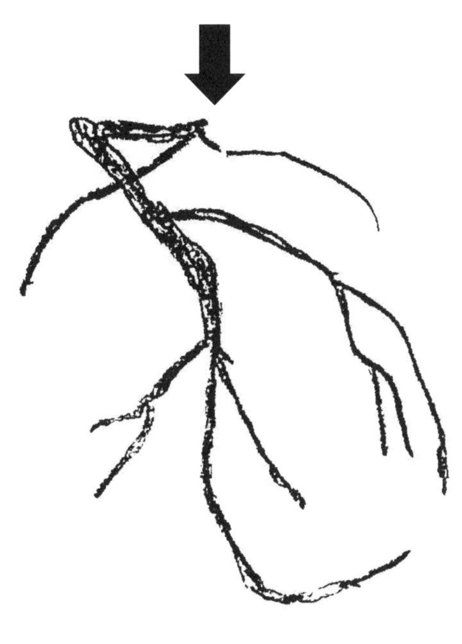 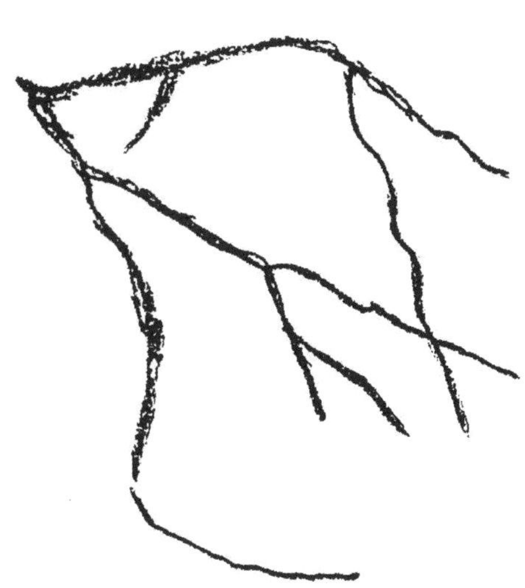

① right coronary artery(RCA)

② left main coronary artery(LM)

③ left circumflex artery(LCX)

④ left anterior descending artery(LAD)

정답 ④

설명 Cardiac angiography는 보통 RAO 30이나 LAO 60에서 수행하며 상기 경우처럼 RAO view에서 관찰되는 상기 혈관(화살표)은 LAD(left anterior descending artery)이다. 임상에서 일컫는 관상동맥(coronary artery)의 중요한 분지는 LM(left main coronary artery), LC$_X$(left circumflex artery), LAD(left anterior descending artery), RCA(right coronary artery) 등이 있다.

177 다음 그림은 VSD(ventricular septal defect) 환자의 2D-echocardiography(parasternal short-axis view) 사진이며 화살표는 막히지 않는 곳을 표시한 것이다. 이 막히지 않는 부위는 우심실(right ventricle)에서 보았을 때 심장의 어디인가?(단, RVOT는 right ventricular outflow tract임)

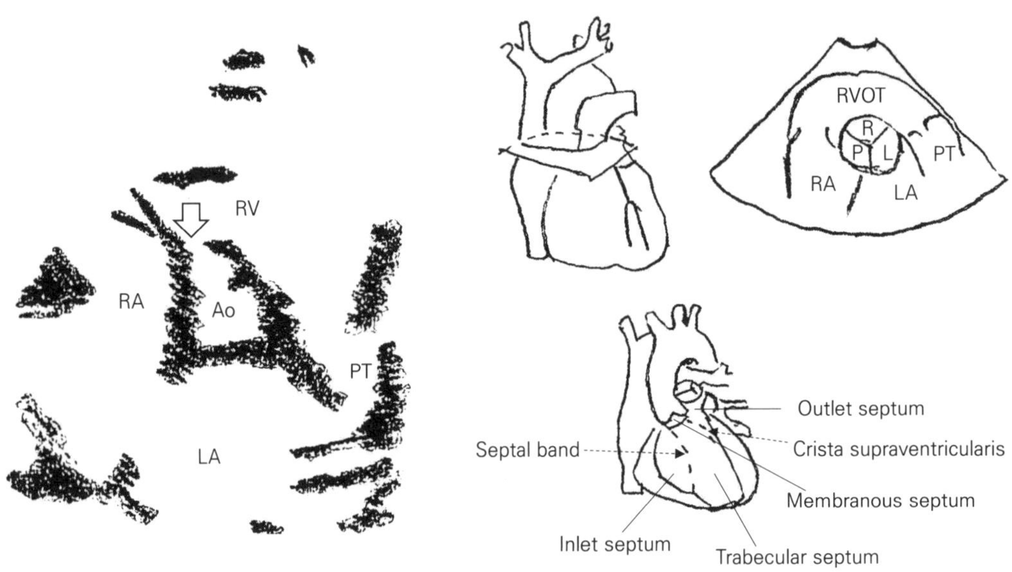

① tricuspid valve 아래(inlet septum)

② septal band 위(trabecular septum)

③ supraventricular crest 위(outlet septum)

④ membranous septum 주변 부위

정답 ④

설명 ventricular septum의 어느 곳에서 결손(defect)이 있는가를 심장 초음파로 확인할 수 있다. 상기 case 경우는 membranous septum 주변에서 결손이 생긴 것이다. 한편 membranous septum은 atrioventricular part와 interventricular part로 나눌 수 있다.

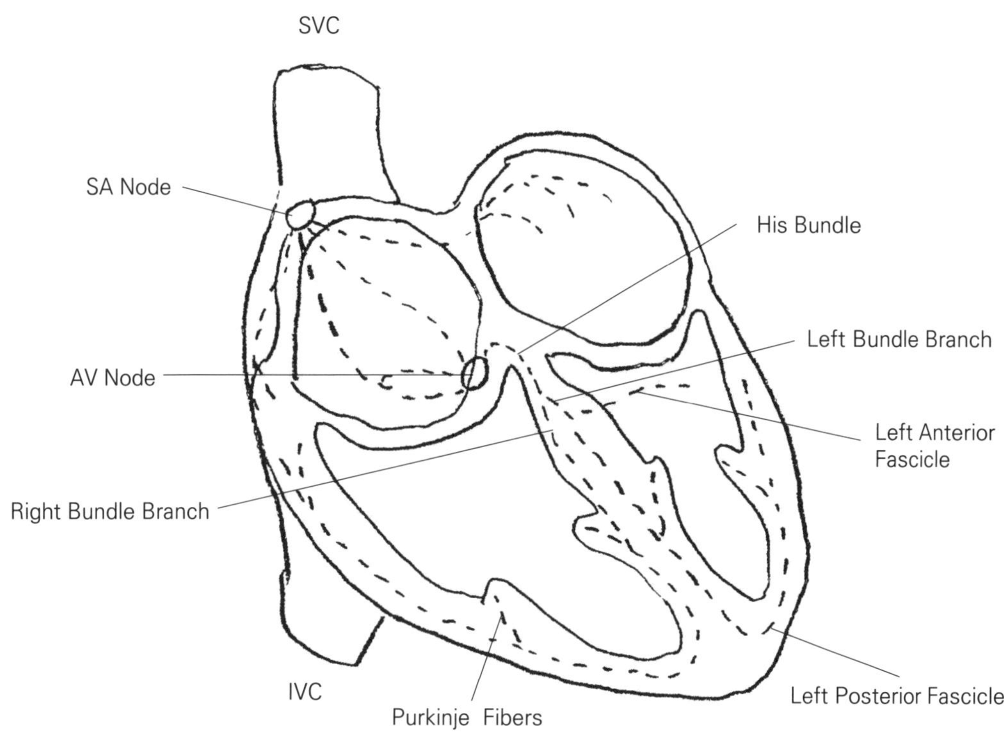

① SA node 위치는 sulcus terminalis와 SVC가 만나는 곳이다

② AV node 위치는 opening of caridiac sinus 아래쪽이다

③ RBB(right bundle branch)는 moderator band를 통해 anterior papillary 근육에 간다

④ right coronary artery는 SA node에 branch를 낸다

⑤ LBB(left bundle brach)는 anterior, and posterior fascicles(가지)가 존재한다

정답 ②

설명 AV node 위치는 cardiac sinus opening을 밑면으로 하고 tendon of Todaro와 tricuspid valve, septal cusp을 양변으로 하는 삼각형(Koch's triangle)의 꼭짓점에 위치하므로 cardiac sinus opening보다는 위쪽에 위치한다.

179 다음 심장 골격(cardiac skeleton)은 fibrous tissue로 이루어져 있으며 심장의 골격을 제공할 뿐만 아니라 심방과 심실 사이의 전기적 신호를 분리하는 역할을 하는 것으로 알려져 있다. 그렇다면 그림에서 AV node에서 나온 His-bundle이 처음 통과하는 부분은 어디인가?

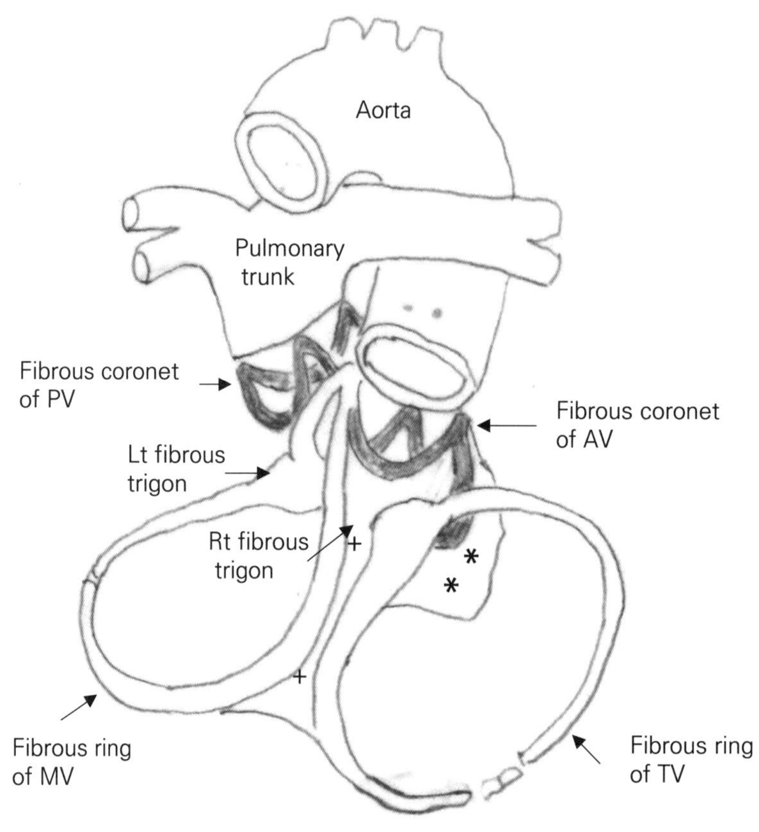

① (+) 표시 부분　　　　　　② (*) 표시 부분
③ Fibrous ring of TV　　　　④ Rt fibrous ring
⑤ Fibrous ring of MV

정답 ①

설명 coronary sinus opening의 위쪽에(in Koch's triangle) 위치한 AV node에서 출발한 His bundle은 먼저 membranous septum(atrioventricular portion, 표시 +)에 다다르고 아래쪽으로 이어진 interventricular portion(표시 *)을 지나 muscular septum에 도착하면 다리를 벌려 RBB(right bundle branch)와 LBB(left bundle branch)로 갈라져 각각 right ventricle과 left ventricle 내벽을 따라 진행하게 된다.

---

180 30대 의사 A 씨는 응급실 근무 중에 명치 부위(epigastric area)에 통증을 호소하는 40대 여성 환자 B 씨를 맞이하게 되었다. 환자는 과거력상 위염과 위경련으로 10년 이상 내과 의원에서 치료를 받아 왔으며 지금도 같은 부위에 통증을 느끼게 되어 진경제(antispasmodic) 치료를 받기를 원하였다. 의사 A 씨는 진찰을 위하여 청진을 해 보니, <u>확장기 감소성 잡음(diastolic decrescendo murmur, lub-dub-r)이 left sternal border를 따라 들려서</u> 환자에게 물었더니, 이전 내과에서 이 부분에 대하여 한 번도 들은 적이 없다고 하였다. 환자 B 씨는 일단 추가 검사(심전도)와 함께 진경제 수액 투여를 받고자 침상에 들어갔다. 그런데 1시간쯤 있다가 B 씨는 갑자기 의식을 잃고 쓰러져 혈압이 잡히지 않았다. 의료진은 일단 심근경색증으로 생각하고 곧장 심폐소생술(CPR)에 들어갔다. 이 환자에게서 가장 의심되는 병변은?

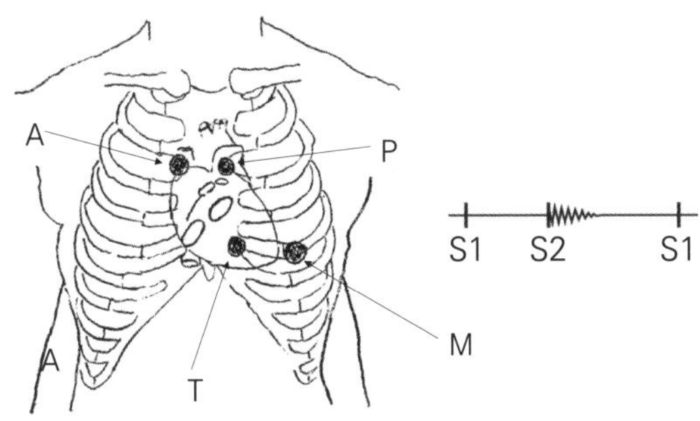

① Aortic stenosis

② Aortic regurgitation

③ Mitral stenosis

④ Mitral regurgitation

정답 ②

설명 심음(heart sounds)을 청진하는 부위는 aortic area(Rt 2nd ICS, parasternal), pulmonary area(Lt 2nd ICS, parasternal), tricuspid area(Lt 4th ICS, parasternal), mitral area(Lt 5th ICS, midclavicular), ERb's point(Lt 3rd ICS, parasternal) 등이 있다. 심잡음(heart murmur)은 들리는 부위, 시기(timing) 그리고 소리의 특성에 의하여 심장 초음파를 통한 심장판막질환(heart valve disease) 진단 이전에 중요한 단서를 제공할 수 있다. Aortic regurgitation(AR)의 murmur(lub-dub-'r')는 대동맥판이 확장기 때(diastole) 닫히지 않아 생기며, 보통 ERb's point에서 잘 들리고, 확장기 처음부터 들리며, 점차 소리가 약해지는(decrescendo) 특성을 지니고 있다. AR에서는 aortic valve의 바로 위에 있는 aortic sinus에서 시작하는 coronary artery에 혈액 공급이 안 되어 갑작스럽게 심근경색증이 올 수 있다. 상기 환자는 본인이 AR을 앓고 있다는 사실을 알게 된 지 하루도 안 되어 안타깝게도 CPR에도 불구, 사망하게 되었다.

배 1 (Abdomen)

181 다음 그림은 치골결합(symphysis pubis) 부위의 주요 인대(ligaments; A-C)와 그 부착 부위를 나타낸 것이다. 이들에 대한 아래 기술 중에 바르지 <u>못한</u> 것은?

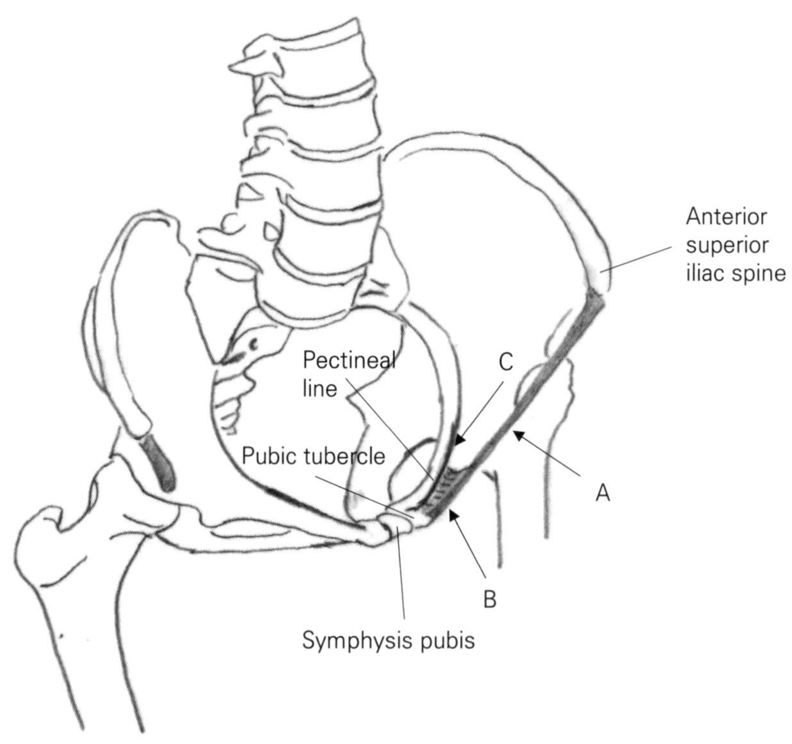

① conjoint tendon 부착 부위 - pectineal line   ② A - inguinal canal의 floor

③ B - femoral canal의 medial wall   ④ C - femoral canal의 posterior wall

⑤ 모두 맞다

정답 ⑤

설명 Pelvis(골반)는 두 개의 Hip bones(볼기뼈)와 Sacrum(엉치뼈), Coccyx(꼬리뼈)로 이루어져 있다. 그리고 HIP bone은 다시 Pubis(두덩뼈) Ilium(엉덩뼈), Ischium(궁둥뼈)의 세 개의 뼈가 성인이 되면서 합쳐진 것이다. Pubis에 속하는 Symphysis pubis(치골결합) 부위의 뼈 생김새와 명칭을 정확하게 인지하는 것이 필요하다. 그림에서 'A'는 ASIS(anterior superior iliac spine)과 pubic tubercle을 잇는 inguinal ligament이며 'B'는 inguinal ligament의 medial extension으로서 pectineal line에 부착하는 lacuna ligament이다. 'C'는 lacuna ligament의 연장으로서 pectineal line을 따라서 부착하는 pectineal ligament이다.

182 다음 사진은 hydrocele testis(음낭 수종) 환자에서 scrotum 부위를 초음파 촬영한 것이다. 사진에서 'A'는 testis를 'B'는 흡수되지 않는 fluid를 나타낸다. 아래에서 이러한 fluid가 차는 공간은 어디인가?

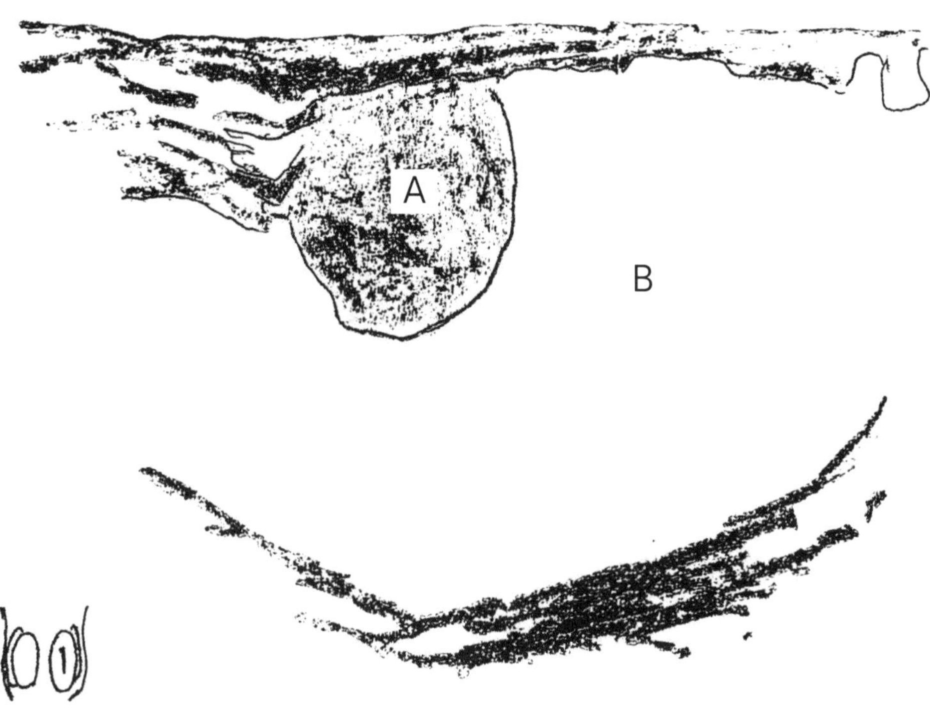

① tunica vaginalis   ② peritoneal cavity

③ inside the spermatic cord   ④ pampiniform plexus of vein

⑤ inside the tunica albuginea

정답 ①

설명 hydrocele testis(음낭 수종)는 tunica vaginalis의 두 막 사이에(bet. parietal and visceral layers) 체액이 쌓여 부풀어 오르는 질환이다. tunica vaginalis는 발생학적으로 retroperitoneal organ인 testis(고환)가 inguinal canal을 통해서 복강 밖으로 나오는 과정에서 peritoneal cavity의 일부를 주머니 형태로 pinch-off하여(떼어 내어) testis 앞면과 가쪽면에 두르게 되어 형성되는 공간이며 생리학적으로 체액이 끊임없이 생성되고 흡수된다. 하지만 어떤 원인에 의해 흡수에 문제가 생기면 음낭 수종(hydrocele testis)이 발생한다.

183 다음 그림은 고환 정맥류(testicular varicocele)가 의심되는 환자의 음낭을 나타낸 것이다. 이 질환은 주로 좌측에 생기며 무판막증이나 판막이상에 의한 역류가 주된 원인으로 알려져 있으며 때로는 좌측 신장 정맥(Lt renal vein)이 복부의 이 혈관(A)에 눌려서 생길 수 (nut-cracker syndrome)도 있다고 알려져 있다. A에 해당하는 혈관의 이름은 무엇인가?

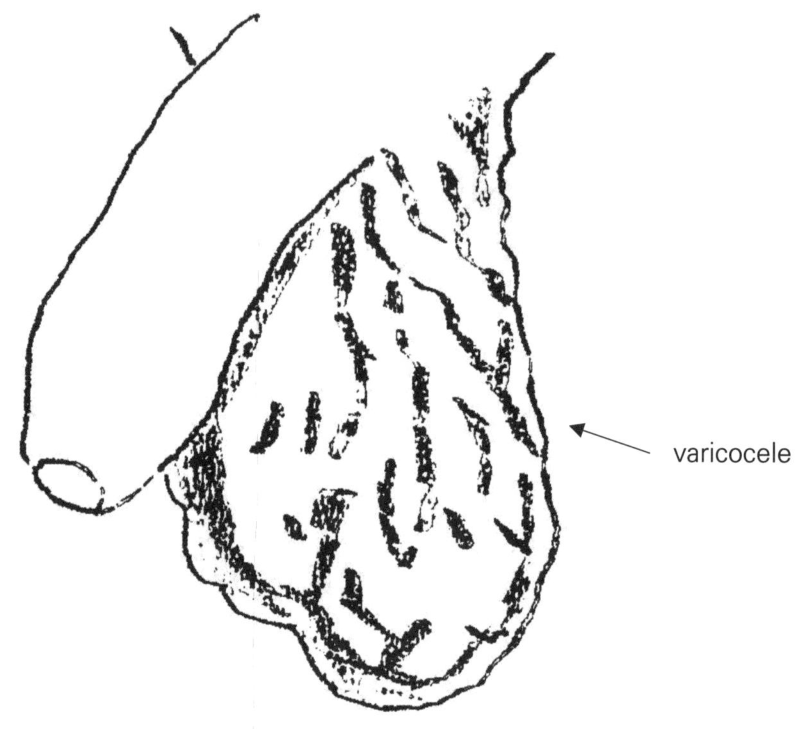

① celiac artery

② superior mesenteric artery

③ left renal artery

④ left gonadal artery

⑤ inferior mesenteric artery

정답 ②

설명 고환 정맥류(varicocele testis)는 불임을 일으킬 수 있는 질환이다. 일반적으로 왼쪽의 testicular vein은 오른쪽과는 다르게(inferior vena cava, IVC로 들어감) left renal vein으로 들어간다. 한편 left renal vein은 abdominal aorta 앞을 지나 IVC로 들어가는데, 이때 바로 위에서 내려오는 superior mesenteric artery(SMA, L1 level)에 눌릴 수 있다. 이와 같은 이유로 varicocel testis가 발생하는 것을 Nut-cracker syndrome(호두까기 증후군)이라고 한다.

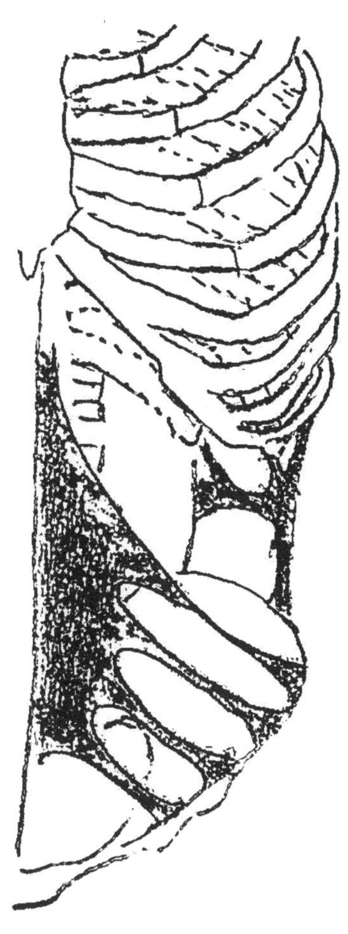

① ipsilateral rotation of the trunk

② inguinal fax

③ anterior wall of the rectus sheath

④ internal spermatic fascia

⑤ roof of the inguinal canal

정답 ④

설명 그림에 표시한 근육은 internal oblique이다. 이 근육과 관련된 것은 ipsilateral rotation of the trunk(action), inguinal fax(inserion), anterior wall of rectus sheath(above the arcuate line), roof of the inguinal canal이며, 정삭 덮개(coverings of spermatic cord)에서는 cremaster muscle and fascia를 형성한다. internal spermatic fascia는 transversalis fascia가 형성한다.

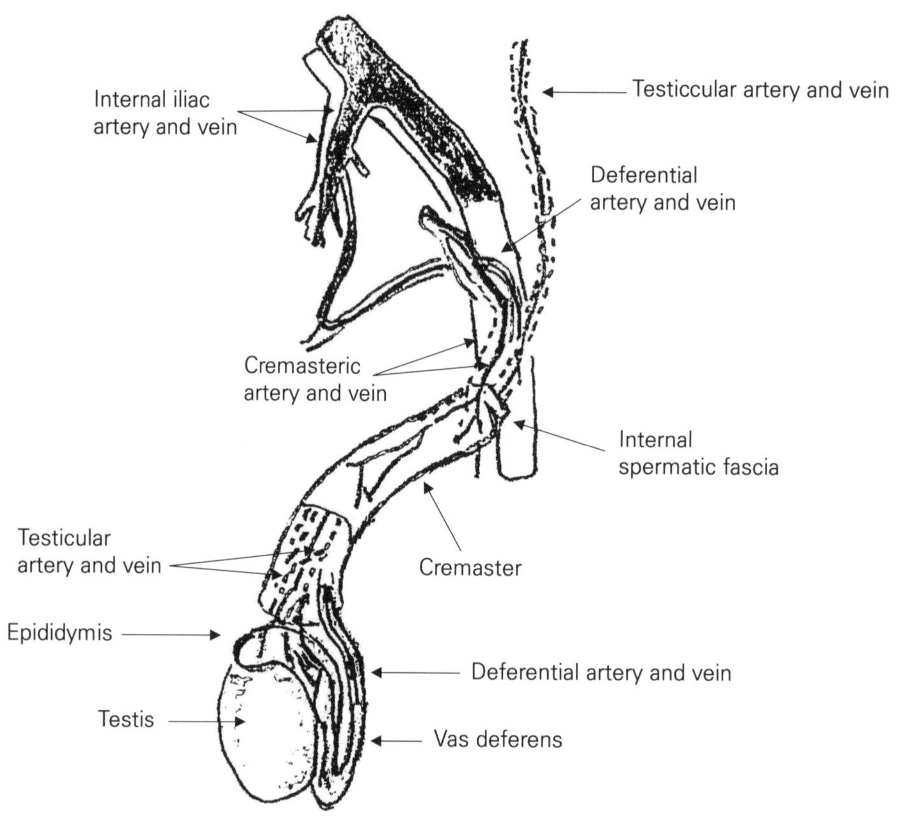

① testicular artery - aorta

② venous plexus(testicular vein) - inferior vena cava(Rt), Lt renal vein(Lt)

③ cremasteric a, v. - inferior epigastric a, v.

④ deferential artery - superior vesicular artery

⑤ 모두 맞다

정답 ⑤

설명 정삭의 혈관 중에 internal spermatic fascia 안으로 들어가는 것은 testicular artery
and vein, deferential artery and vein(deferential artery는 superior vesicular
artery에서, deferential vein은 vesical venous plexus 또는 testicular vein으로 drain
한다)이며 internal spermatic fascia와 external spermatic fascia 사이에 있는 것은
cremateric artery and vein(from inferior epigastric a and v)이다.

186 다음 그림은 발생기의 장간막(mesentery)을 나타내고 있다. 장간막의 유래에 대한 아래 설명 중에서 바르지 <u>않은</u> 것은?

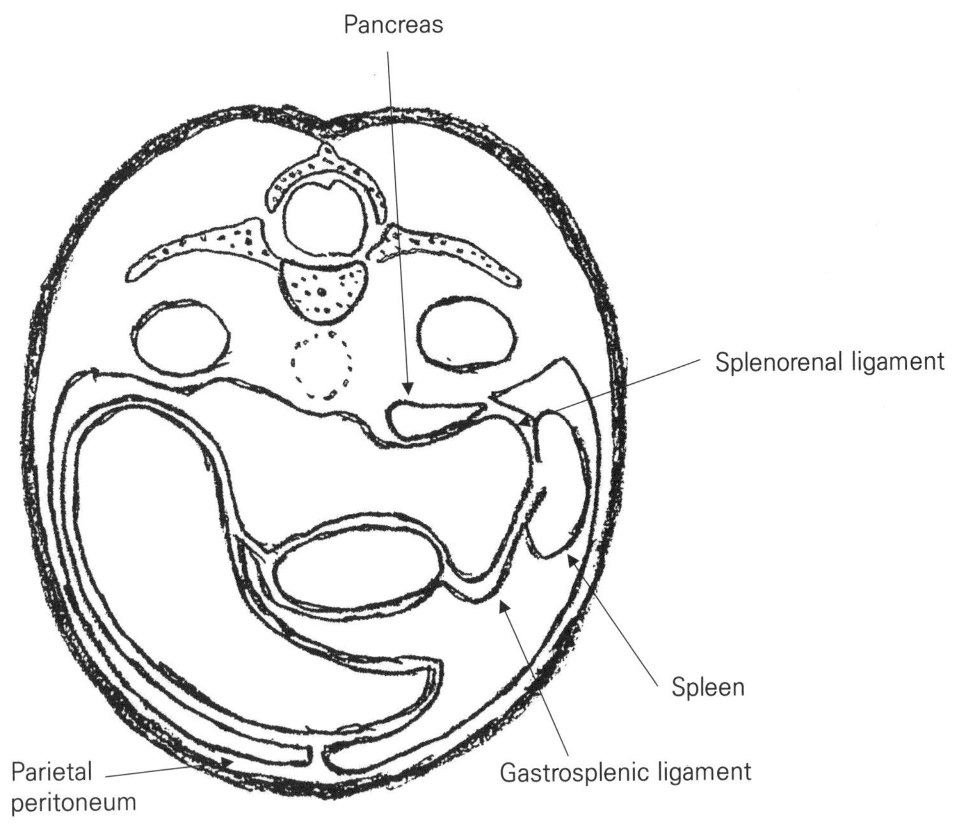

① lesser omentum – ventral mesogastrium bet. stomach and liver

② falciform ligament – ventral mesogastrium bet. abdominal wall and liver

③ gastrosplenic ligament – dorsal mesogastrium bet. stomach and spleen

④ splenorenal ligament – dorsal mesogastrium bet. spleen and kidney

⑤ 모두 맞다

정답 ⑤

설명 복강 내 장간막의 발생 과정을 숙지하는 것은 peritoneal cavity를 이해하는 기초가 된다. 최초 가운데 선(midline)에서 ventral mesogastrium의 liver는 오른쪽으로(위에서 보았을 때 시계 방향) 돌게 되면서 dorsal mesogastrium의 spleen은 왼쪽으로 돌게 된다. 그리고 이들 사이를 연결하는 장간막은 보기와 같은 구조물이 된다.

 2살의 남자아이가 혈변이 있어 내원하였다. 진찰에서 압통이나 복부 종괴는 만져지지 않았다. 핵의학 검사와 같은 정밀 검사 결과 병명은 메켈 게실(Meckel's diverticulum)로 확인되었다. 아래 보기의 Meckel's diverticulum에 관한 내용 중에서 관계가 <u>없는</u> 것은?

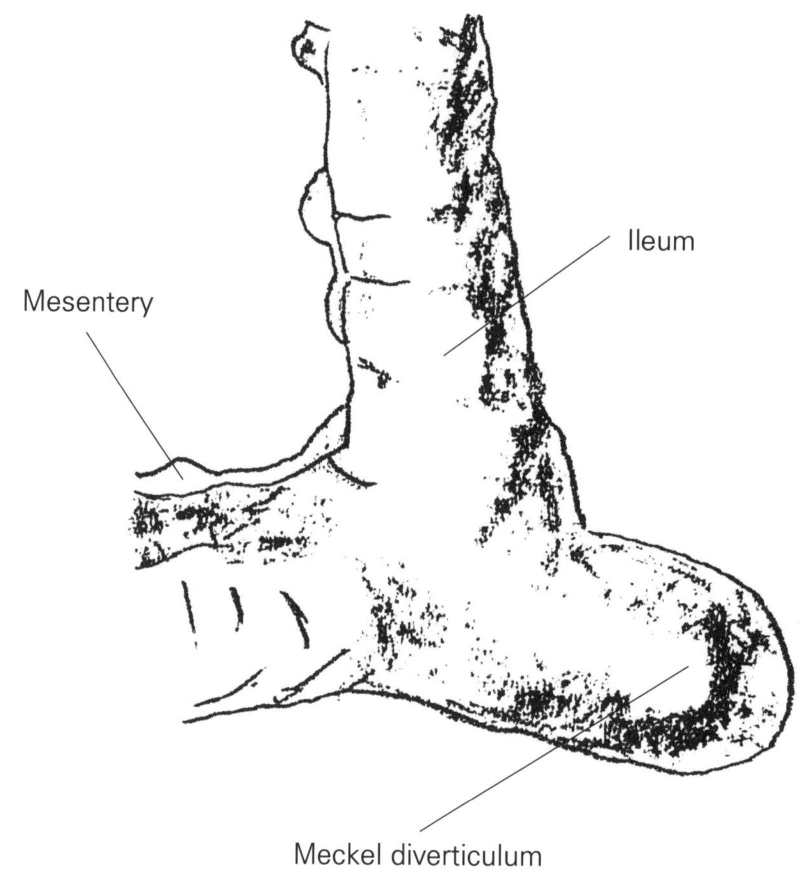

① remnant of yolk stalk ② center for rotation of midgut loop

③ 2 feet away from the ileum ④ occur on the mesenteric border

⑤ 모두 맞다

정답 ④

설명 Yalk stalk는 mid-gut rotation 시 중심축(central axis)의 역할을 한다. 이러한 yalk stalk remnant가 Meckel's diverticulum이 되며 ileocecal valve에서 대략 2 feet(60cm) 정도 떨어진 terminal ileum에 존재한다. 그리고 메켈 게실은 intestinal mesentery의 반대편에서(on the anti-mesenteric border) 발생한다.

188 다음 그림은 lesser sac(omental bursa)을 나타낸다. 관련 구조물에 대한 아래 짝짓기 중
에 바르지 <u>않은</u> 것은?

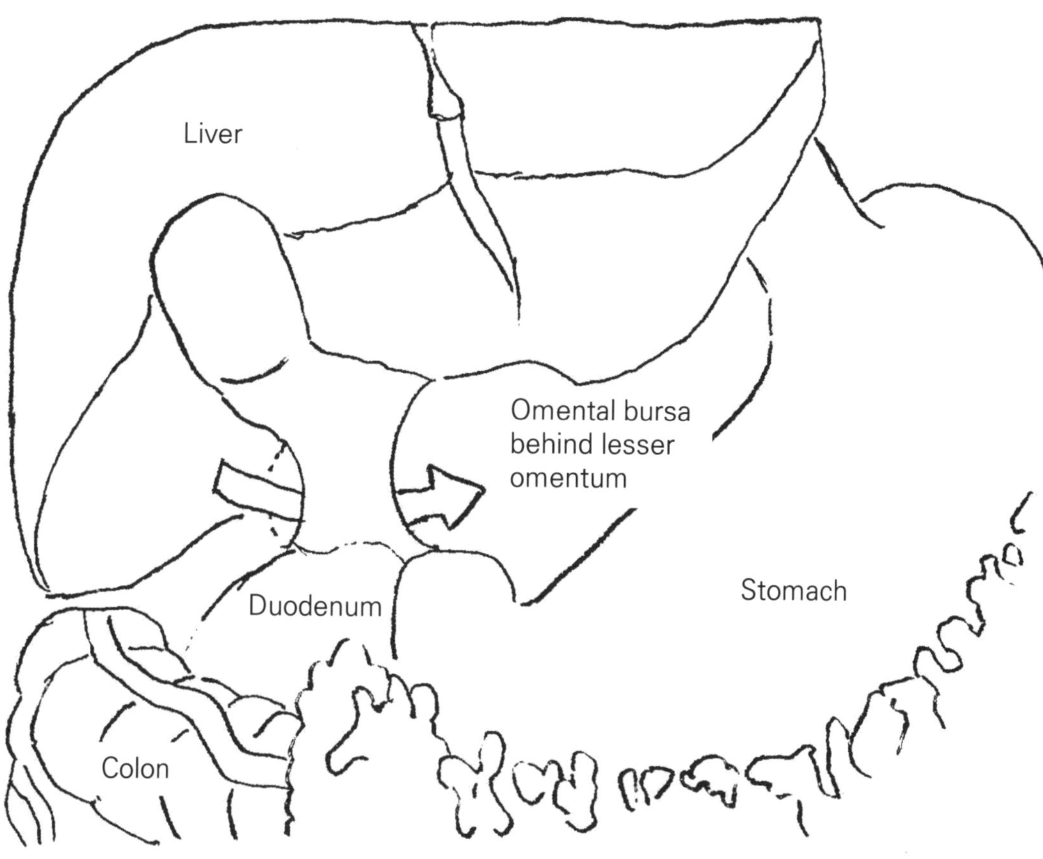

① posterior wall of lesser sac - pancreas

② anterior wall of lesser sac - stomach

③ superior recess of lesser sac - between quadrate lobe and diaphragm

④ inferior recess of lesser sac - bet. gastrocolic lig. and transverse mesocolon

⑤ splenic recess of lesser sac - bet. gastrosplenic lig. and splenorenal ligament

정답 ③

설명 lesser sac(omental bursa)의 경계는 보기와 같으며 superior recess는 between
caudate lobe and diaphragm이다. 참고로 splenic recess는 stomach과 spleen 사이
에 존재한다.

 다음 그림은 대장(large intestine)의 barium study 사진이다. 이 장기 부분의 혈액 공급에 대한 아래 설명 중 바르지 <u>않은</u> 것은?

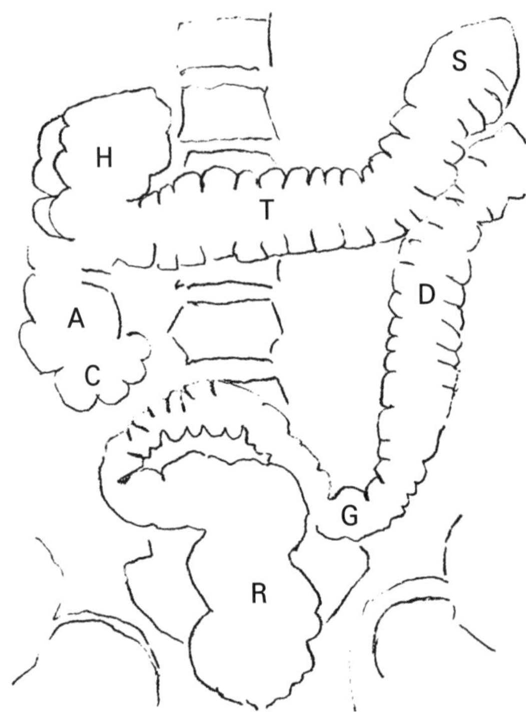

① cecum(C) - right colic artery

② transverse colon(B) - middle colic artery

③ descending colon(D) - left colic artery

④ rectum(R) - superior rectal artery

⑤ 모두 맞다

정답 ①

설명 Large intestine(대장)은 크게 cecum(C), colons(A, H, T, S, D, G), rectum(R), anal canal의 네 부분으로 이루어져 있으며, 이들의 주된 동맥 혈관은 ileocolic artery, right colic artery, middle colic artery(이상 superior mesenteric artery 분지), left colic artery, sigmoid arteries, superior rectal artery(이상 inferior mesenteric artery 분지) 등이 있다. 그리고 대장의 각 부위를 담당하는 혈관은 보기와 같으며 cecum은 ileocolic artery가 담당한다.

　　　　　　　　　　　　　　　　　　　　　　19장 | 배 1 (Abdomen)

190 다음 그림은 liver segments(간분절)를 나타내고 있다. 이러한 분절을 나누는 landmarks(CT상)에 대한 아래 설명 중에서 바르지 <u>못한</u> 것은?

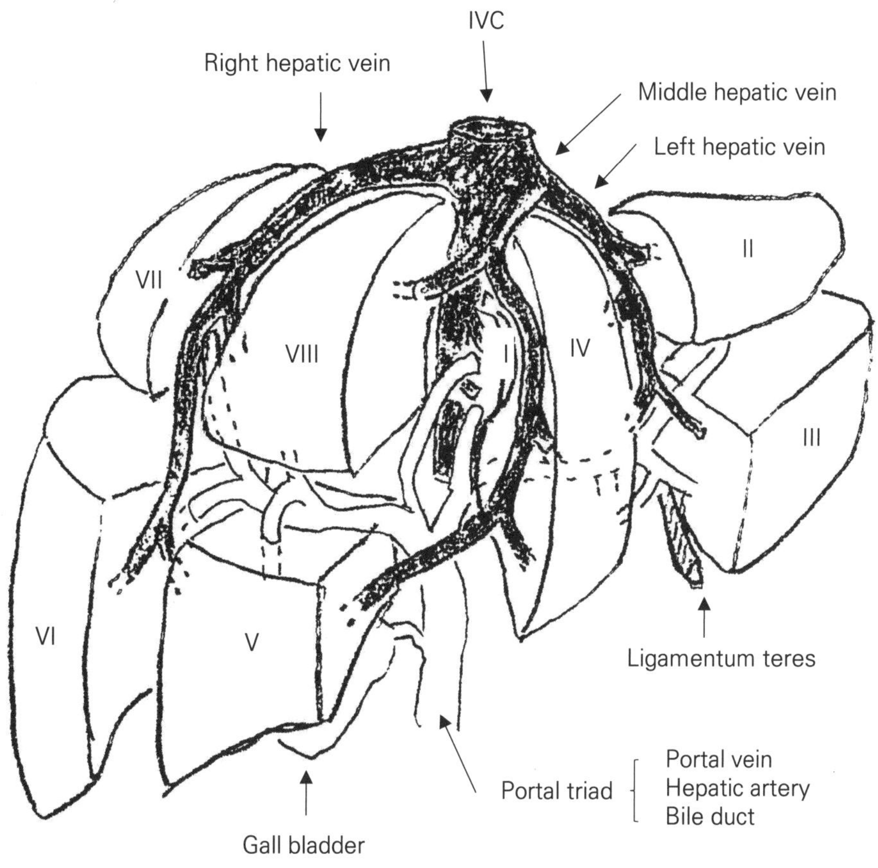

① portal vein - superior vs inferior

② middle hepatic vein - right vs left

③ right hepatic vein - Rt medial vs Rt lateral

④ left hepatic vein - Lt medial vs Lt lateral

⑤ 모두 맞다

정답 ③

설명 Liver segments(간분절)를 숙지하는 것은 간의 영상(초음파, CT, MRI)을 이해하는 데 중요하다. 간은 총 8개의 간분절로 나눌 수 있으며 이를 나누는 기준은 보기와 같다. right hepatic vein은 Rt anterior segments(V, VIII)와 Rt posterior segments(VI, VII)를 나누는 기준이 된다.

20장

배 2 (Abdomen)

Abdomen CT 사진에서 다음 사진(화살표)과 같이 a single mass가 발견되었다. 현재의 사진에서 병변이 있는 간분절(liver segment)은 어디인가?

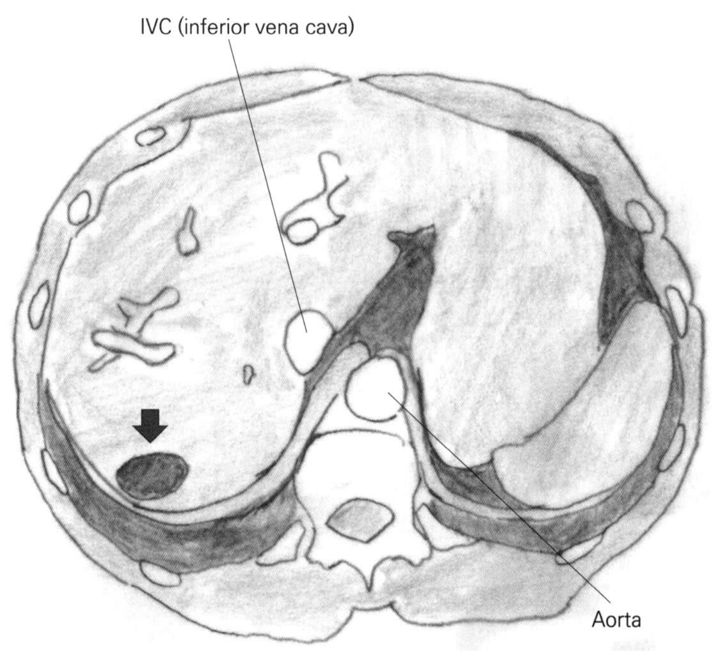

① segment II   ② segment IVa   ③ segment VIII

④ segment VII   ⑤ segment I

정답 ④

설명 liver segments(간분절)를 숙지하고 있는가를 묻는 문제이다. liver segment는 먼저 middle hepatic vein과 gall bladder를 잇는 선을 기준으로 좌/우로 나눈다. 다시 좌측 은 left hepatic vein과 falciform ligament를 잇는 선을 기준으로 가쪽(segment II/III)과 안쪽(segment IVa/IVb)으로 나누며, 우측은 right hepatic vein을 기준으로 앞쪽(segment VIII/V)과 뒤쪽(segment VII/VI)으로 나눈다. 다음으로 portal vein이 지나는 수평면인 portal plane을 기준으로 위쪽은 segment II, segment IVa, segment VIII, segment VII이 위치하고, portal plane을 기준으로 아래쪽은 segment III, segment IVb, segment V, segment VI가 위치한다. 끝으로 segment I(caudate lobe)은 portal plane의 위아래에 걸쳐 위치한다. 사진에서 병변 부위는 주변 구조물로 파악할 때 segment VII에 속한다(물론 병변이 아래의 프레임까지, 즉 portal plane 아래까지 보인다면 병변은 segments VII and VI에 걸쳐 존재한다).

 다음 그림의 A-D는 복수가 찬 환자의 abdominal CT에서 확인할 수 있는 peritoneal spaces를 나타낸 것이다. 아래 설명 중 바르지 <u>못한</u> 것은?

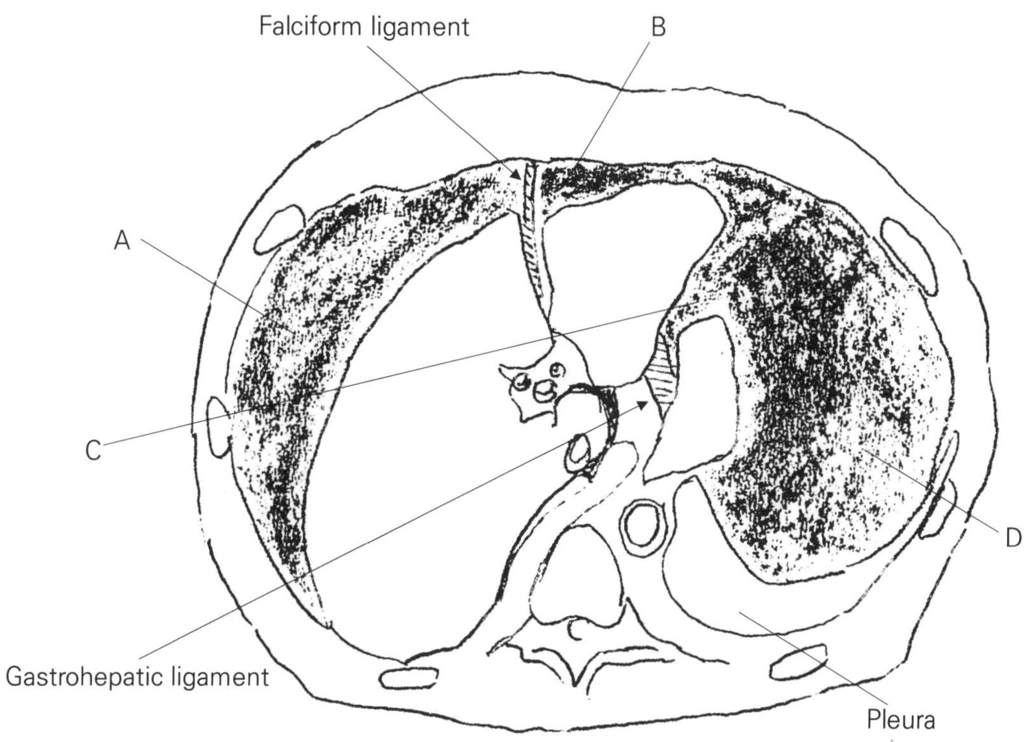

① A - right subphrenic space

② B - left anterior subphrenic space

③ C - left subhepatic space

④ D - left posterior subphrenic space

⑤ 모두 맞다

정답 ⑤

설명 peritoneal spaces는 크게 supracolic과 infracolic으로 나뉘며 supracolic spaces에는 Rt subphrenic space, Rt subhepatic space(ant, post), lesser sac, Lt subphrenic space(ant, post), Lt subhepatic space 등이 있고, infracolic spaces에는 Rt paracolic gutter, Rt infracolic space, Lt infracolic space, Lt paraciolic gutter 등이 있다. 상기 그림은 supracolic spaces를 나타내고 있으며 이들의 명칭은 보기와 같다.

---

193 평소 기름진 음식을 먹으면 우상복부에 통증을 느끼던 50대 여성 A 씨는 최근 식사 후에 동일한 부위에 심한 통증, 오심, 구토와 함께 열이 나서 병원에 내원하였다. 환자는 우상복부에 초음파 프로브를 대었을 때 압통이 있었고 초음파 검사 결과는 급성 담낭염(acute cholecystitis, 사진)이었다. 사진에서 담낭염의 원인이 되는 담석이 막고 있는 부위, 즉 담낭관(cystic duct)은 어느 쪽에 있겠는가?

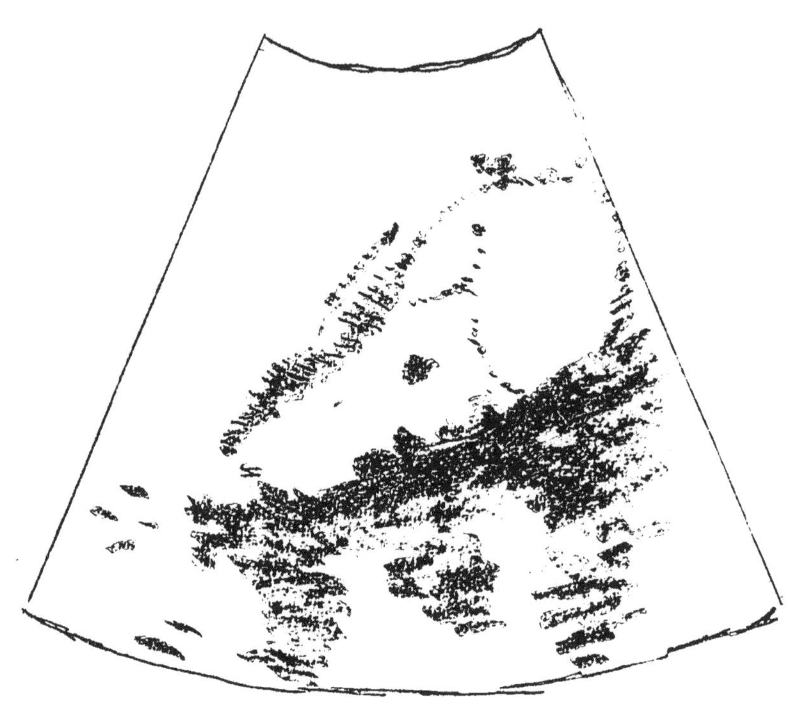

① 2시 방향   ② 6시 방향   ③ 8시 방향

④ 10시 방향   ⑤ 12시 방향

정답 ③

설명 담낭을 초음파로 관찰하기 위해서는 담낭의 간에 대한 상대적 위치를 알아야 한다. 담낭은 fundus 부위가 아래로 가게끔 간의 visceral surface를 따라서 비스듬히 놓여 있으며, 담낭의 세로축에 따라 초음파 프로브를 대면 그림과 같은 영상을 얻을 수 있다. 그림에서 2시 방향에 fundus가 보이며, 8시 방향에 cystic duct로 향하는 neck이 보인다. 간은 10시 방향에 담낭 위에서 보인다.

 다음은 비장(spleen)의 내장면(visceral surface)을 나타낸다. A-E에 대한 아래 설명에서 바르지 <u>않은</u> 것은?

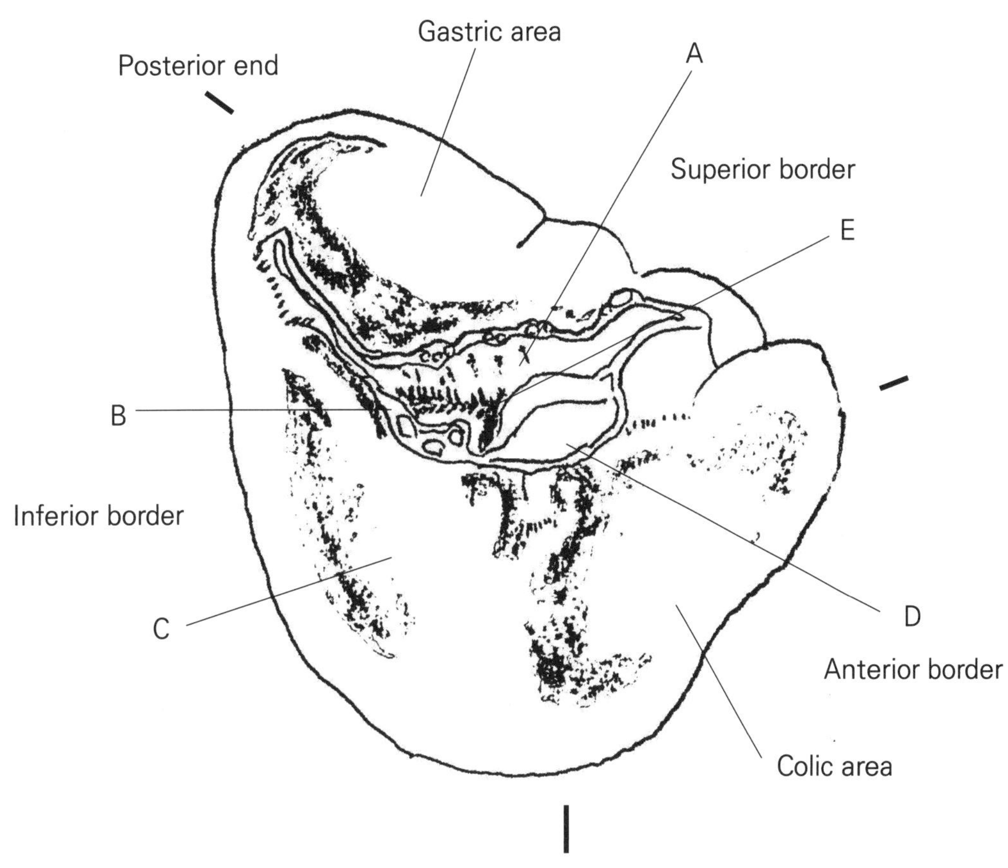

① A - gatrosplenic ligament

② B - splenophrenic ligament

③ C - renal area

④ D - containing pancreas tail

⑤ E - splenic recess(omental bursa)

정답 ②

설명 spleen은 diaphragmatic surface와 visceral surface를 지니며, 접하는 장기 (diaphragmatic surf - diaphragm; visceral surf - stomach, Lt kidney, splenic flexure)는 보기와 같다. splenic hilum에는 gatrosplenic ligament와 splenorenal ligamant가 출입하고 있으며 splenorenal ligament에는 splenic artery and vein이 지나고 pancreatic tail이 위치하며, gastrosplenic ligament에는 short gastric a&v과 left gastro-omental a&v이 지난다. 그림에서 'B'는 splenorenal ligament이다.

---

195 다음은 내시경에 의한 ERCP(endoscopic retrograde cholangio-pancreatography) 사진으로 화살표는 gall stone에 의한 filling defect를 가리키고 있다. 그렇다면 화살표가 가리키는 gall stone이 있는 부위는 다음 중 어디인가?

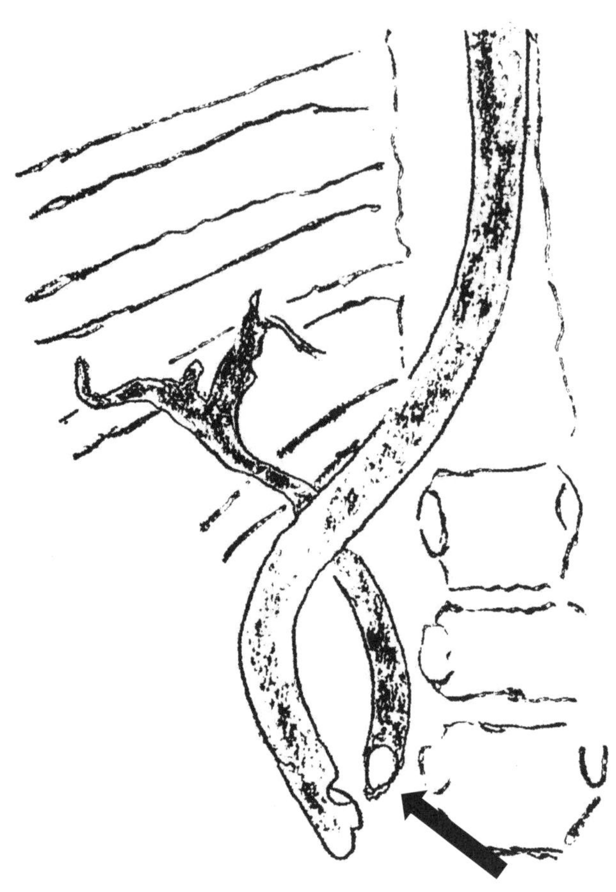

① common hepatic duct　　　　② common bile duct(또는 bile duct)

③ cystic duct　　　　　　　　④ main pancreatic duct

⑤ accessory pancreatic duct

정답 ②

설명 Bile duct(담관)의 종류는 간의 좌·우엽에서 나온 Lt and Rt hepatic ducts(LHD, RHD), 이들이 합해져 생긴 common hepatic duct(CHD), CHD가 다시 cystic duct(CD)와 합해져 생긴 common bile duct(CBD) 등이 있다. 그림에서 화살표 부위는 bile duct(CBD)에 해당한다.

 50대 남자인 환자 A 씨는 혈변(hematochezia)과 의식소실을 주소로 하여 응급실에 내원하였다. 핵의학 검사 결과 duodenal ulcer bleeding(DUB)이 의심되어 동맥 혈관 조형술을 확진과 치료 목적으로 시행하려고 한다. 아래 사진에서 출혈이 예상되는 혈관은 어느 것인가?

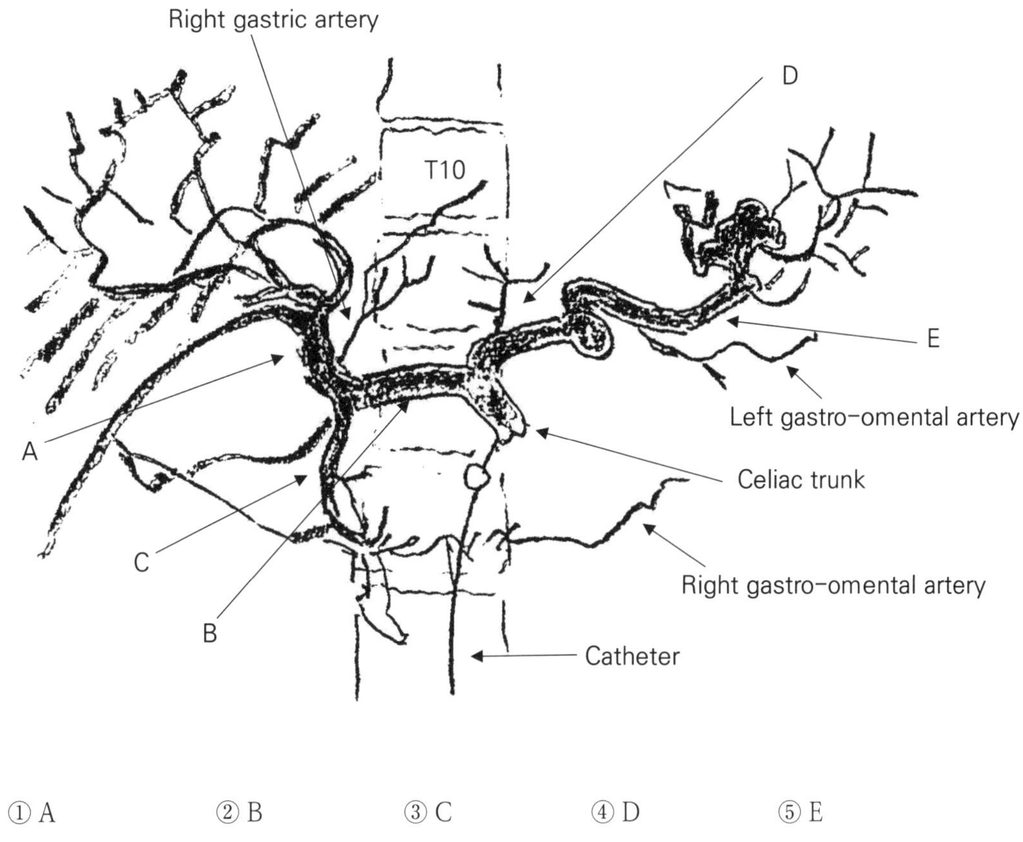

① A　　　　② B　　　　③ C　　　　④ D　　　　⑤ E

정답 ③

설명 Celiac trunk에서 나오는 분지를 보면 left gastric artery(D), splenic artery(E), common hepatic artery(CHA, B)가 있고, CHA는 다시 hepatic artery proper(A), gastroduodenal artery(GDA, C)로 나뉜다. GDA는 다시 pancreaticoduodenal artery(anterosuperior, posterosuperior)와 Rt gastro-omental artery로 분지한다. 이때 GDA는 duodenal bulb(1st part of duodenum)의 뒤쪽으로 내려온다. 보통 duodenum의 뒤쪽 벽에서 확인되는 duodenal ulcer bleeding에서는 GDA에서 오는 bleeding이 확인된다. 사망률이 높은 이 질환(DUB)은 신속한 처치가 필요하다.

197 60대 남성이 토혈(hematemesis)을 주소로 하여 응급실에 내원하였다. 환자는 과거 과도한 음주에 의한 간경화(liver cirrhosis)로 현재 치료 중인 상태라고 한다. 다음 사진은 내원한 환자의 사진(좌측: barium study, endoscopy, 우측: 복부)이다. 간경화에서는 섬유화된 간 때문에 소화기의 정맥 혈액(venous return)이 간을 통과하지 못하고(not to portal system), 전신 정맥으로 바로 간다(directly to caval system)고 한다. 사진의 좌측과 우측에서 확장된 혈관의 이름은 각각 무엇인가?

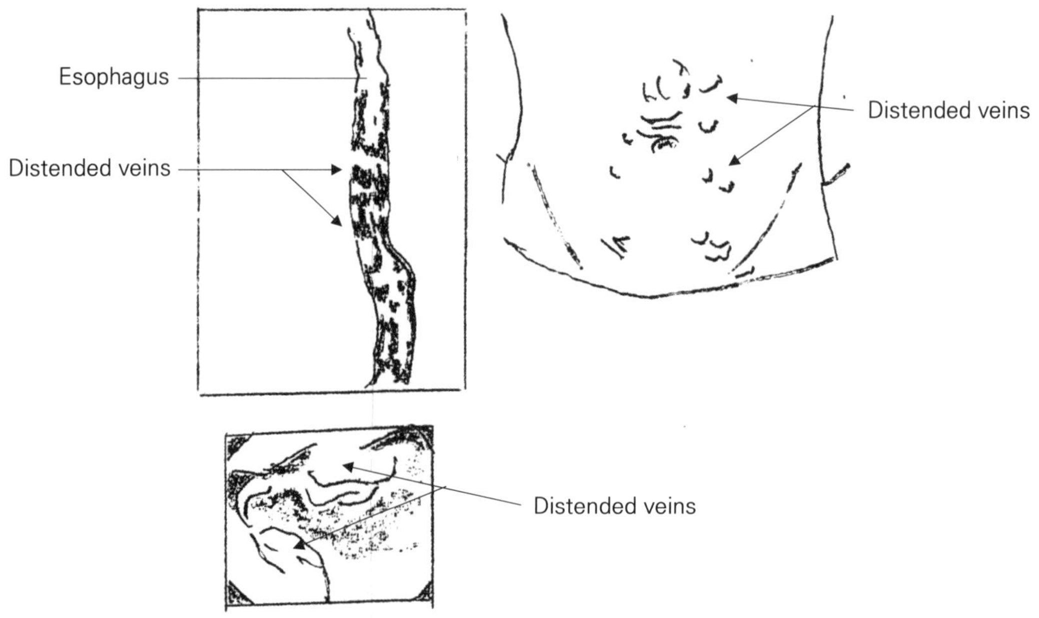

① 좌측: left gastric vein 우측: paraumbilical vein

② 좌측: esophageal vein 우측: superficial epigastric vein

③ 좌측: superior rectal vein 우측: mesenteric vein

④ 좌측: middle and inferior rectal veins 우측: retroperitoneal vein

정답 ②

설명 알코올성 liver cirrhosis(간경화, 간경변증)로 인한 토혈 환자는 과거 응급실에서 드물지 않게 볼 수 있었다. 환자는 보통 간 기능 저하에 의한 혈액 내 암모니아 증가로 간성뇌증(hepatic encephalopathy)을 동반하는데 심한 경우는 환시(visual hallucination)를 호소하기도 한다. 상기 그림은 각각 esophageal varix(식도 정맥류)와 caput medusae(메두사 머리)를 나타내며 이때 팽창한 혈관(caval system)은 보기 ②와 같다.

 다음 그림에서 A-D로 표시된 것(A-D) 중에서 파란색의 정맥에만 유의하라. 이 가운데 paraduodenal fossa 경계를 지나는 것은 무엇인가?

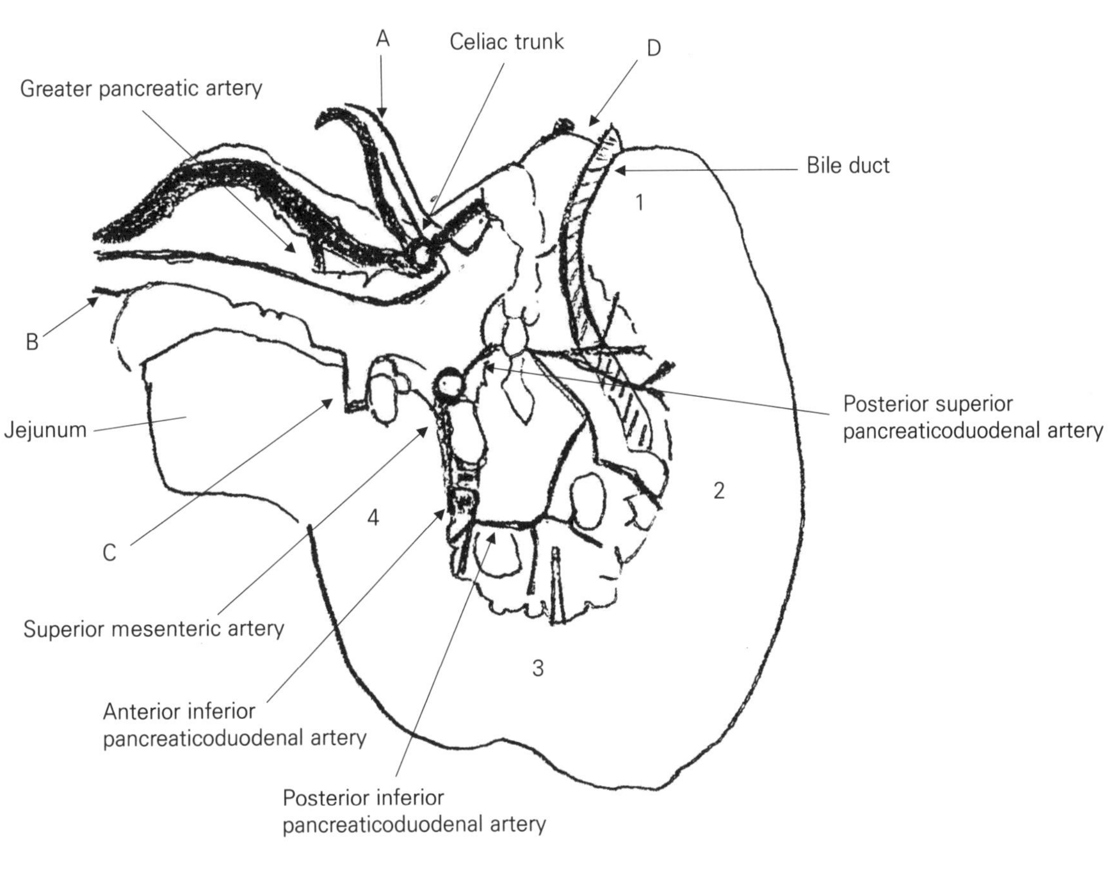

① A   ② B   ③ C   ④ D

정답 ③

설명 Minor peritoneal cavity(spaces)에는 3rd duodenum 주위(superior duodenal fossa, paraduodenal fossa, inferior duodenal fossa), terminal ileum 주위(superior ileocolic recess, inferior ileocolic recess, retrocecal recess), apex of sigmoid mesocolon 주위(intersigmoid recess) 등이 있다. 이 가운데 paraduodenal fossa 경계를 지나는 것은 inferior mesenteric vein과 left colic artery의 ascending branch이다.

 다음 그림은 담낭(gall bladder) 주위 구조물을 나타낸다. 담낭 절제술(cholecystectomy)로 담낭과 함께 제거되는(clipped and cut) 구조물은 무엇인가?

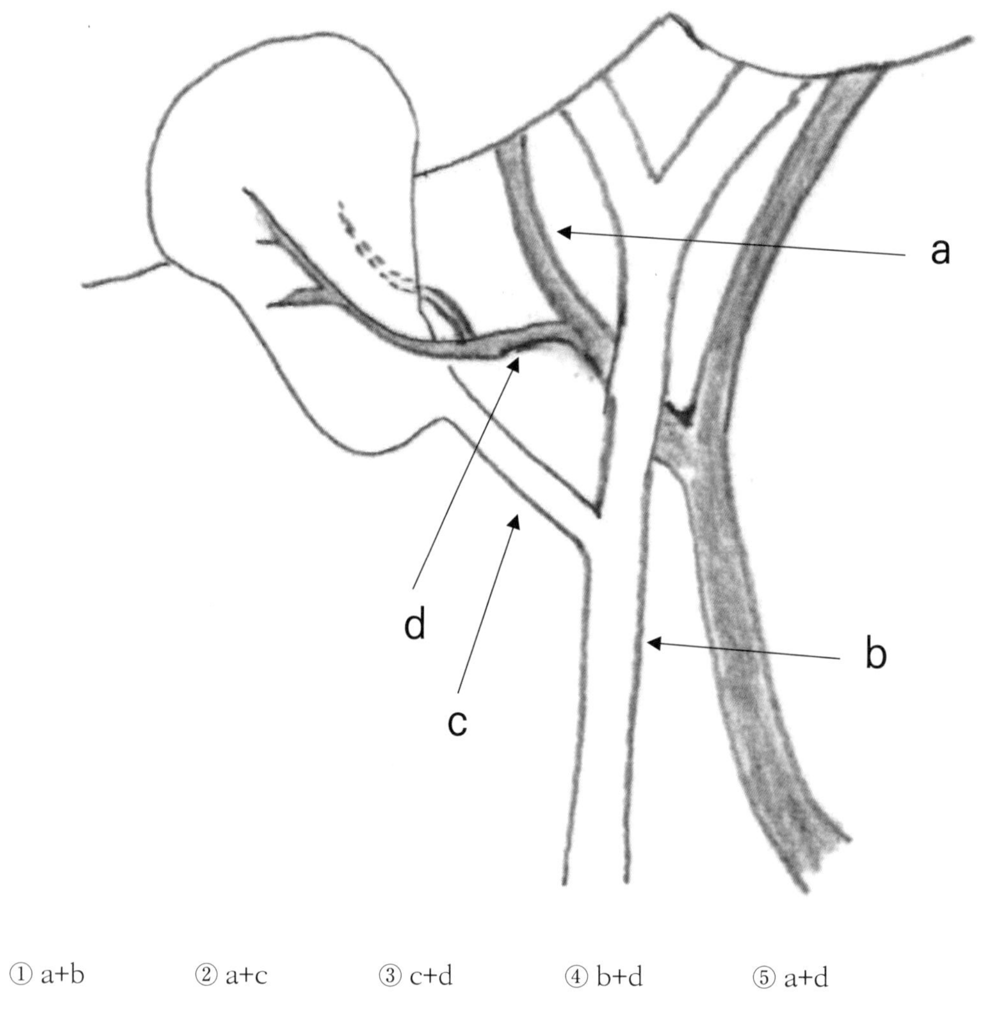

① a+b   ② a+c   ③ c+d   ④ b+d   ⑤ a+d

정답 ③

설명 이른바 Hepatocystic(Calot's) triangle에 관한 질문이다. 이 삼각형은 CHD(common hepatic duct), CD(cystic duct), visceral surface of liver로 이루어져 있으며, 삼각형 안에 있는 주요 구조물은 Rt hepatic artery와 cystic artery이다. Cholecystectomy에서 제거되는 구조물은 먼저 cystic duct(c)와 cystic artery(d)를 clipped(또는 ligated)하고 다음에 gall bladder를 떼어 낸다고 한다. 특히 Right hepatic artery(a)를 비롯한 다른 구조물들은 다치지 않도록 주의해야 한다.

 다음 복부 CT 사진(contrast +; portal venous phase)에서 화살표로 표시한 구조물은 무엇인가?(단, IVC: inferior vena cava, Ao: aorta)

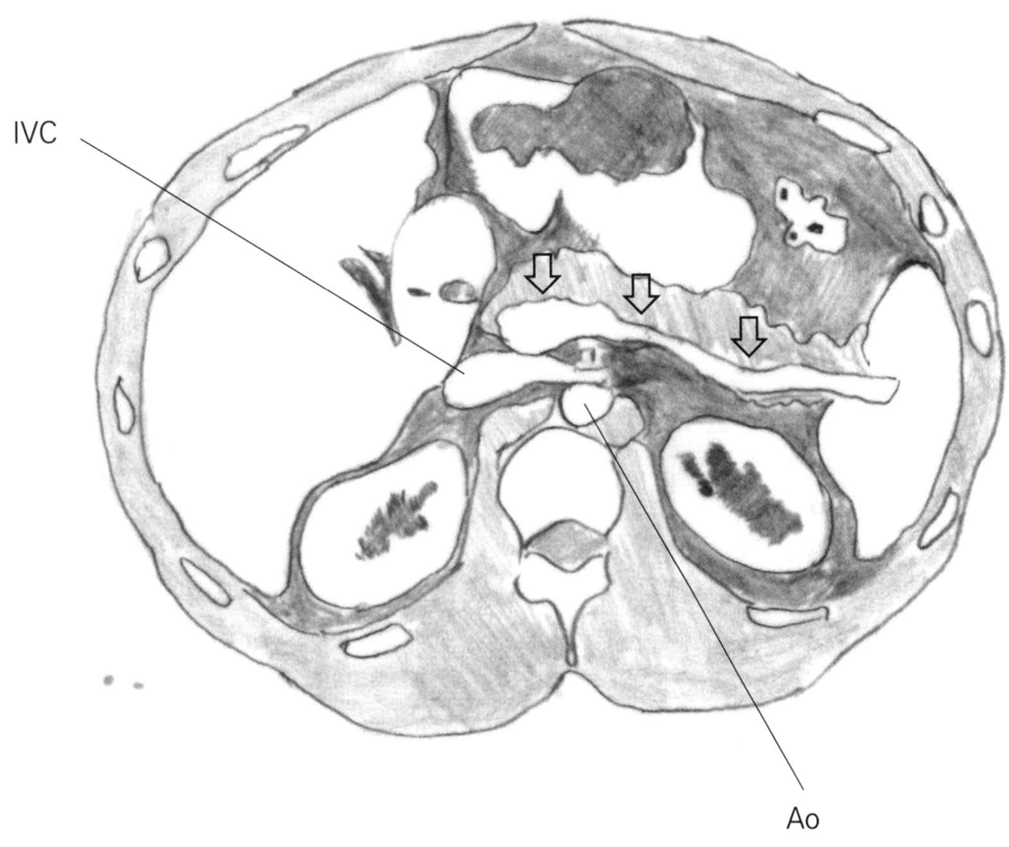

① splenic artery　　　② splenic vein　　　③ left renal vein

④ duodenum(D3)　　　⑤ transverse colon

정답 ②

설명 상기 구조물은 L_1 level(Transpyloric plane, Addison's)에서 pancreas 바로 뒤에서 관찰되는 splenic vein이며 IMV(inferior mesenteric vein)와 SMV(superior mesenteric vein)가 합류되어 결국 portal vein이 되어 간으로 들어가 portal plane을 구성한다. splenic vein의 뒤에서 IVC로 합류되는 left renal vein이 보인다. splenic artery는 약간 위쪽에 있는 celiac trunk(T_{12})에서 나오며 aorta에 합류되는 것으로 확인할 수 있다. D3(duodenum 3rd part)는 아래인 L3 level에서 관찰되며 contrast가 되지 않고 D4, jejunum으로 이어지는 것으로 확인할 수 있다.

21장

배 3 (Abdomen)

201 다음 그림과 같은 동작을 하였을 때 환자의 왼쪽 아랫배 속에서 당기는 느낌이 들면서 통증을 느끼게 되었다고 하였을 때, 어떠한 근육이 tense한 상태에 있어 스트레칭이 필요한 것인가?

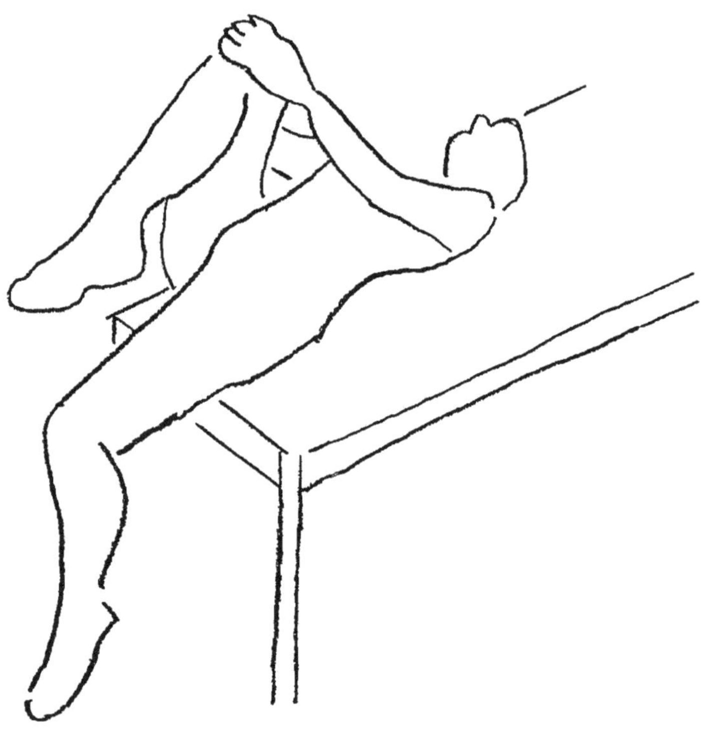

① abdominal muscles

② erector spinae

③ quadratus lumborum

④ iliopsoas

⑤ multifidus

정답 ④

설명 중년의 흔히 허리가 굽어 있는 경우에 iliopsoas 근육이 tense해 있는 것을 알 수 있으며 그림과 같은 자세로 왼쪽 다리를 테이블 아래로 늘어뜨리면 해당 근육이 stretching되는 것을 느낄 수 있다.

 다음 그림은 retroperitoneal space(복막 뒤 공간)를 나타내고 있다. 보기의 기관이 포함되어 있는 공간을 설명한 것 중에서 바르지 <u>못한</u> 것은?

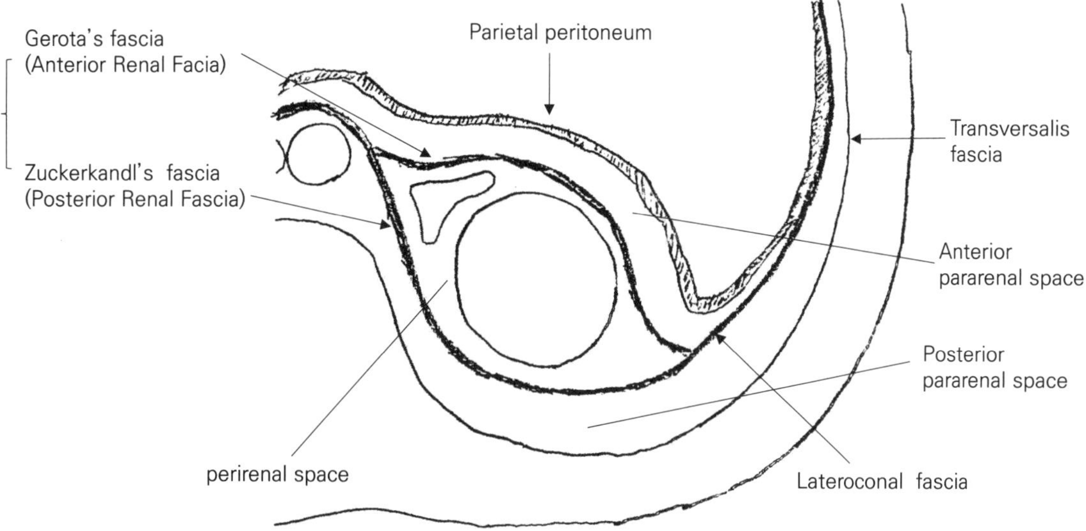

① adrenal gland - anterior pararenal space

② kidney - perirenal space

③ pancreas - anterior pararenal space

④ ascending colon - anterior pararenal space

⑤ duodenum(D2-D4) - anterior pararenal space

정답 ①

설명 kidney(콩팥)와 주변의 ARF(anterior renal fascia)와 PRF(posterior renal fascia) 사이의 공간을 perirenal space라고 하며 ARF와 PRF 바깥의 공간을 pararenal space라고 한다. 양쪽의 ARF와 PRF는 각각 가쪽에서 서로 만나서 lateroconal fascia를 이루고 extraperitoneal fat(transversalis fascia와 parietal peritoneum 사이에 존재)을 가로질러서 앞쪽에서 서로 만난다. ARF 앞쪽에 있는 pararenal space를 anterior pararenal spce라 하며, PRF 뒤쪽에 있는 pararenal space를 posterior pararenal space라고 한다. 이들 공간에 존재하는 장기는 보기와 같다. adrenal glands는 perirenal space에 존재한다.

 다음은 급성 신우신염[acute pyelonephritis, 신우(pelvis)와 신장(kidney)과 같은 상부 요로계가 감염된 것]으로 진단된 환자의 복부의 관상면(coronary section) CT 사진이다. 환자의 좌측 콩팥의 주변이 염증으로 부풀어 있음을 확인할 수 있다. 이 부위는 어디인가?

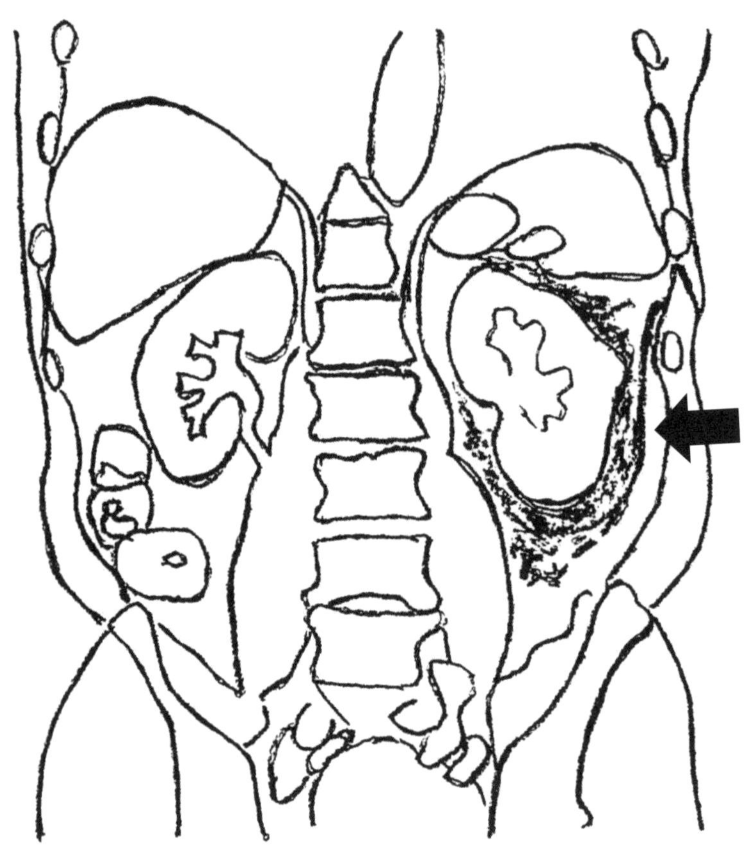

① renal parenchyme　　　　　② renal capsule

③ perirenal fat　　　　　　　④ Gerota's(renal) fascia

⑤ pararenal fat

정답 ③

설명 남성에 비해 요도(urethra)가 짧은 여성은 방광염(cystitis)에 비교적 취약하다. 여성의 상기 예는 방광염으로 ureter를 통해 renal pelvis, kidney 그리고 renal fascia 안의 perirenal space까지 감염된 경우이다. 물론 renal fascia(physical barrier)를 넘어서 pararenal space까지 감염이 퍼질 수 있다.

 다음은 정상 colon의 colon fluoroscopy(double-contrast study) 사진이다. 아래에서 retroperitoneal organ인 부분을 고르시오.

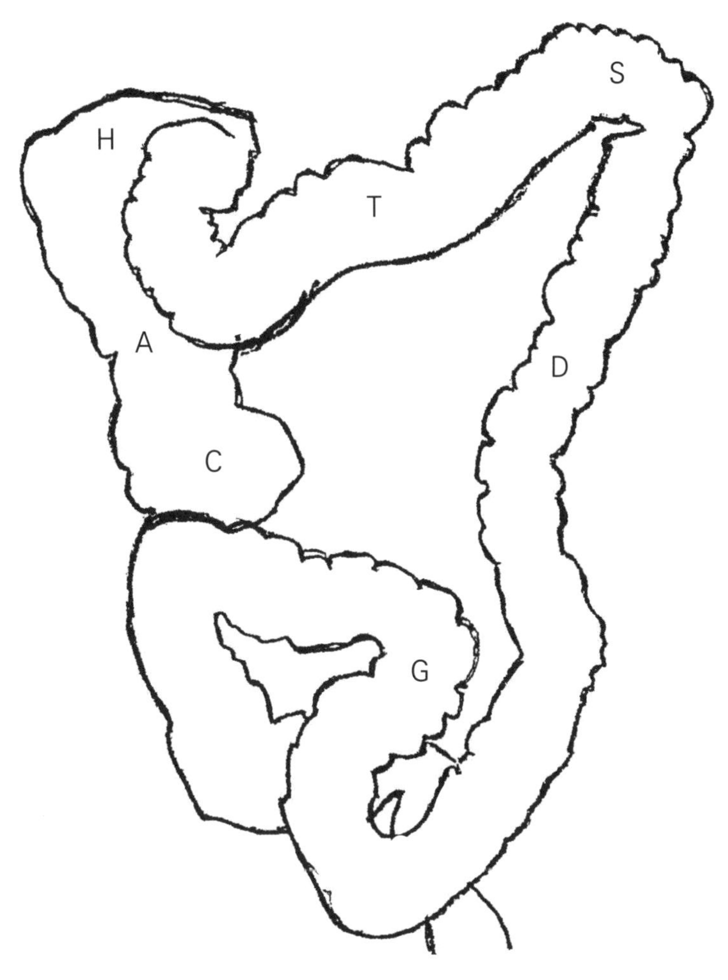

① C   ② A, D   ③ T   ④ H, S   ⑤ G

정답 ②

설명 사진에서는 대장(large intestine)의 cecum(C)과 colons(A, H, T, S, D, G)를 확인할 수 있으며 이 가운데 retroperitoneal organ은 ascending colon(A)과 descending colon(D)이다. sigmoid colon(G)의 루프 모양이 그리스 문자 sigma(□)를 닮았음에 주목하자.

 다음은 abdominal lymph nodes(LN, 림프절)를 나타내고 있으며 원의 크기는 암 전이의 빈도를 나타낸다. 그림에서 A는 Rt and Lt lumbar trunk로 향하는 림프절을, 그리고 B는 intestinal trunk로 향하는 림프절을 보여 준다. 아래의 A, B에서 암 전이가 큰 림프절로서 짝짓기가 바르지 <u>못한</u> 것은?

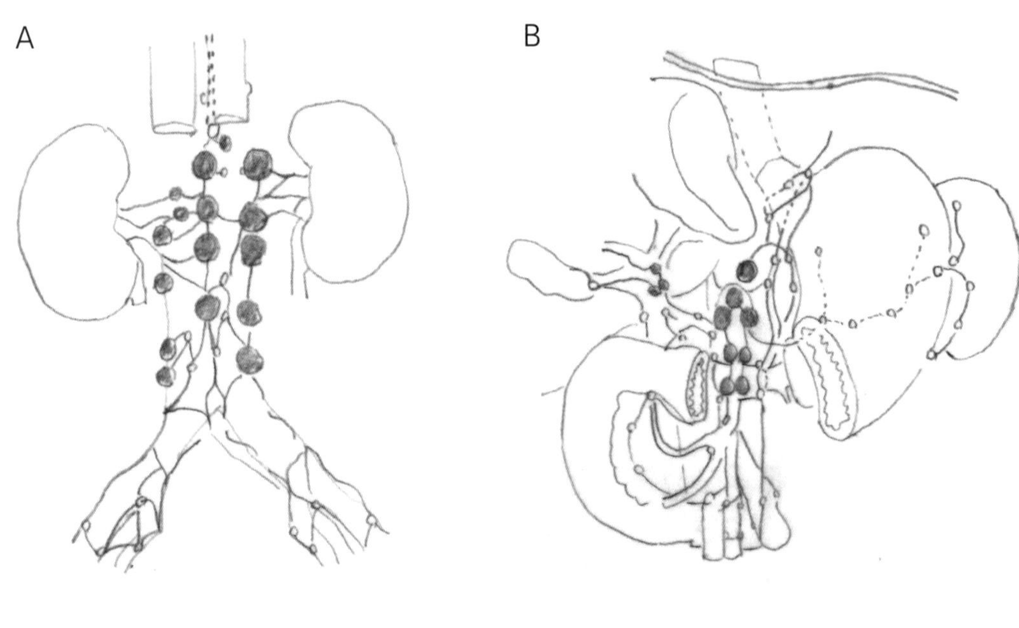

① A - paraortic LN   ② A - aortocaval LN   ③ A - left gastric LN

④ B - celiac LN   ⑤ B - superior mesenteric LN

정답 ③

설명 복부 림프관은 Rt and Lt lumbar trunks(A)와 intestinal trunk(B)를 통하여 결국 cisterna chyli로 들어간다. 그림에서 큰 원으로 표시되는(전이가 호발하는) 림프절은 A의 경우, paraaortic LN, paracaval LN, aorticocaval LN 등이 있고, B의 경우는 left gastric LN, celiac LN, superior mesenteric LN 등이 있다.

 다음은 신장암(renal cancer) 등으로 신장 절제(nephrectomy)가 필요할 때 개복술 (laparatomy)을 위한 flank incision(옆구리 절개)을 하는 위치(12번째 rib과 erector spinae 사이)를 설명하는 그림이다. 그림에서 A-E로 표시한 구조물(근육)의 이름이 바르지 <u>않은</u> 것은?

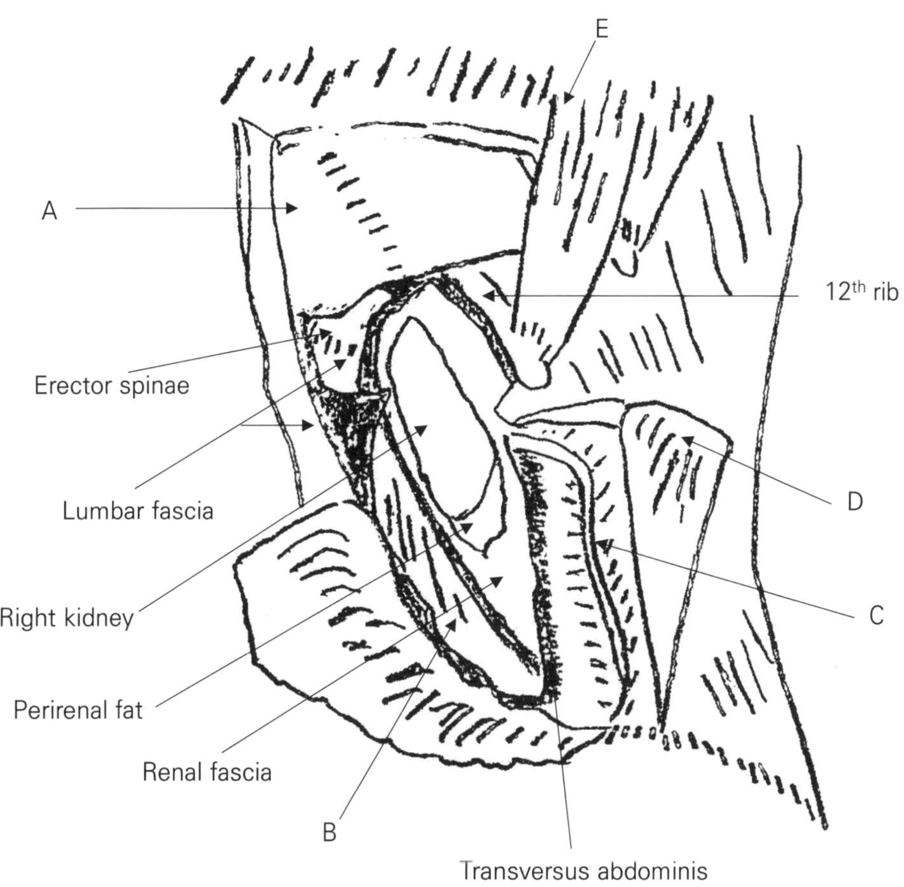

① A - scrratus posterior inferior
② B - multifidus
③ C - internal oblique
④ D - external oblique
⑤ E - latissimuss dorsi

정답 ②

설명 콩팥 염증이 의심스러운 경우에 타진 시(percussion) 통증을 호소하는 부위인 costovertebral angle(12th rib과 vertebral column 사이) 부위이기도 한 이곳의 주변 근육을 숙지할 필요가 있다. 근육의 이름은 보기와 같으며 'B'는 quadratus lumborum이다.

 다음 사진(pyelogram)은 정상 요관(ureter)을 나타내고 있다. 이러한 Right ureter가 방광(urinaru bladder)에 이르는 과정에서 지나는 구조물이 <u>아닌</u> 것은?

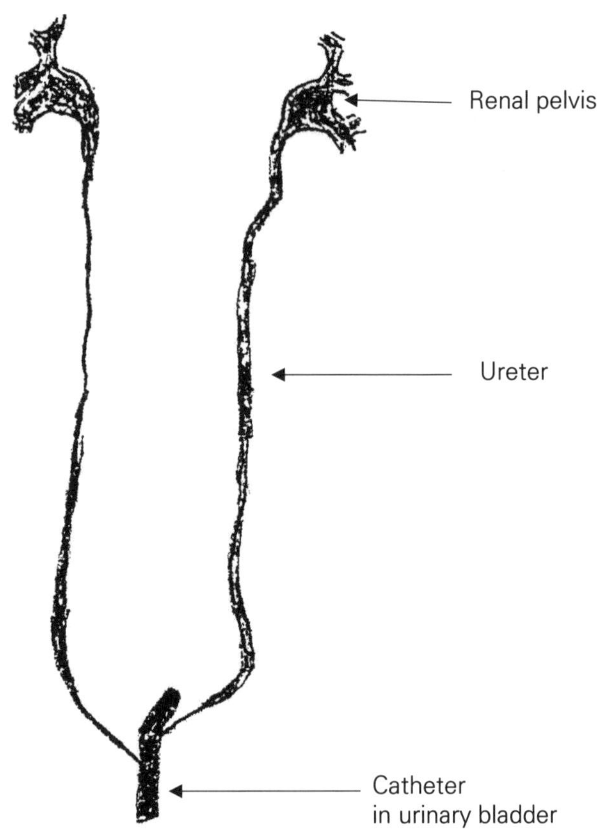

① 3rd portion of duoenum ② root of mesentery

③ gonadal artery and vein ④ common iliac artery

⑤ 모두 맞다

정답 ⑤

설명 ureter(요관)가 urinary bladder(방광)에 도달하는 경로를 보면 2nd and 3rd parts of duodenum 뒤로 psoas major를 따라 내려오는데, gonadal vessels와 mesenteric root가 앞을 지난다. Common iliac artery(CIA)의 bifurcation 부위 앞에서 골반(pelvis) 벽을 타고 내려와 방광에 들어간다. 정상적으로 좁아질 수 있는 부위는 ureter의 renal pelvis와 bladder의 junction 부위 두 군데와 pelvic inlet을 넘는 부위(CIA bifurcation 부위)이다.

 만성적으로 왼쪽 허리 통증(low back pain)을 호소하는 환자가 내원하였다. 검사 결과 오른쪽 다리가 왼쪽보다 약간 짧았다. 그림과 같이 환자를 누운 자세에서 오른발로 왼쪽 무릎을 누른 채로 양 무릎을 오른쪽으로 넘어뜨렸더니 단단했던(tense) 왼쪽 허리가 아프면서도 풀리는(stretched) 느낌을 받았다. 이 환자는 'A' 근육의 근막 통증 증후근(Myofascial pain syndrome, MFPS) 진단을 받고 집에서도 수시로 같은 동작으로 근육을 스트레칭(자가 물리치료)할 것을 요청받았다. 근육 'A'는 무엇인가?

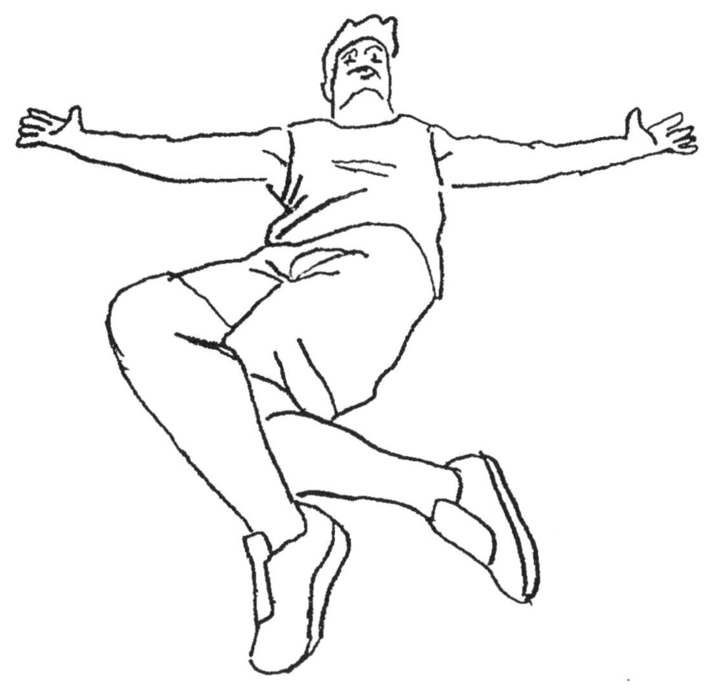

① erector spinae   ② quadratus lumborum

③ iliosoas   ④ multifidus

⑤ latissimuss dorsi

정답 ②

설명 Lower back pain의 가장 많은 원인은 과도한 QL(quadratus lumborum) 사용으로 인한 QL MFPS으로 알려져 있다. 본 사례와 같이 두 다리 길이의 차이가 없더라도 잘못된 앉는 자세 등이 원인인 경우도 많다. 그림과 같은 자세를 취하였을 때 처음에 아팠다가도 조금 후에 시원해지는(?) 느낌을 받는 것이 전형적인 stretching 효과이다.

---

209 평소 담석증으로 내과적 치료를 받던 여성이 50대 여성이 갑자기 우상복부 통증과 함께 고열 및 황달을 주소로 하여 응급실에 내원하였다. 복부 초음파 검사상 다음과 같은 영상을 얻었으며 acute cholangitis(급성 담관염)이라는 진단을 받았다고 한다. 그림에서 표시한 a-d 부위에 대한 이름이 <u>잘못된</u> 것은?

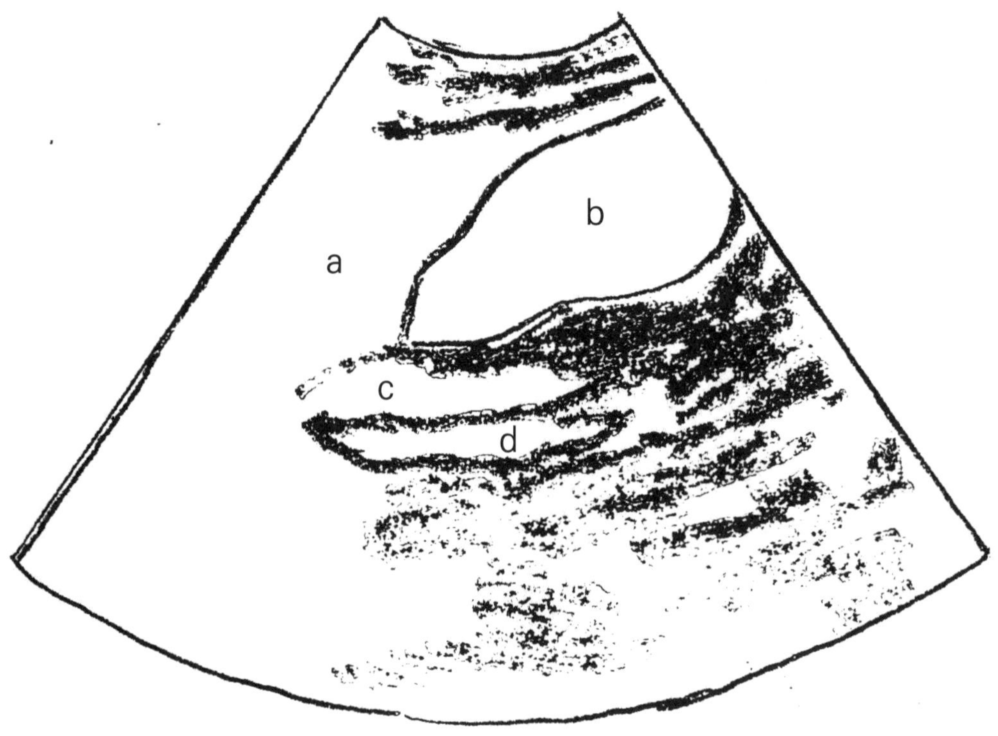

① a - liver　　　　　　　　② b - gall bladder

③ c - common bile duct　　　④ d - portal vein

⑤ 모두 맞다

정답 ⑤

설명 porta hepatis(간문)에 들어가는 portal triad(간세동이)를 이루는 세 구조물은 bile duct(앞쪽, 우측) portal vein(가운데, 뒤쪽), hepatic artery(앞쪽, 좌측)이다. 초음파상 앞쪽에 놓여 있는 CBD(common bile duct, c)는 보통 portal vein(d)보다 크기가 작다. 하지만 gall stone에 의해 CBD(c)가 막히면 넓어져서(dilated) 그림에서와 같이 쌍발 산탄총(double-barrel shotgun)처럼 보인다.

 40대 남성 환자가 오른쪽 옆구리에서 사타구니로 이어지는 통증(loin-to-groin pain)을 호소하며 응급실에 내원하였다. 통증은 심했다가 완화되기를 반복하는 경련통(colic pain)이었으며 소변에서 피가 보였다. 다음 사진은 환자의 일반 X-ray(KUB)와 조영제를 혈액에 주입하여 콩팥에서 배출되게 하는 IVU(intravenous urography)를 시행한 결과이다. 이 환자의 요로계(urinary tract)에 대한 보기의 설명 중에 바르지 <u>않은</u> 것은?

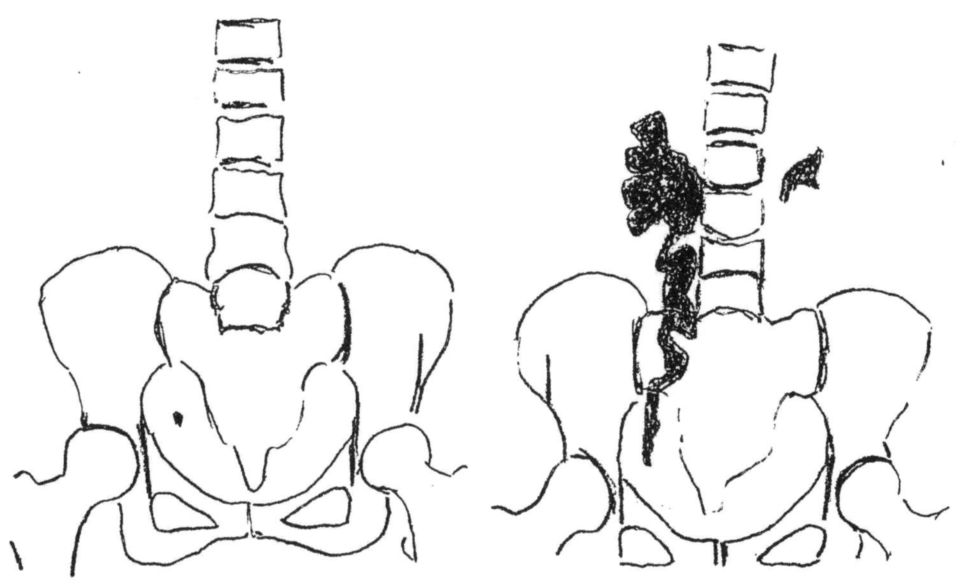

KUB (kidneys/ureters/bladder)　　　　IVU (intravenous urogram)

① dilated renal pelvis(Rt)　　　　② dilated ureter(Rt)

③ not-clubbed calyces(Rt)　　　　④ ureteric calculus(Rt)

⑤ 모두 맞다

정답 ③

설명 응급실에서 비교적 흔하게 접하는 경우가 ureteric stone 환자이다. 상기 예와 다르게 Plain KUB X-ray상에서 ureter가 지나는 곳에 stone(calculus)이 보이지 않는 경우도 흔하다. 미세한 ureteric stone은 진경제(anti-spasmodics)와 함께 처치한 수액 치료(IV Hydration)에 반응하여 소변에 씻겨 나간다고 알려져 있다. 요관(ureter)을 포함한 요로(urinary tract)에 발생한 요로 결석(urinary stone) 때는 막힌 요로(ureteric stone)의 상부 부위가 부풀어 오르며(ureter, renal pelvis), renal calyx도 정상적인 구조(renal papilla에 눌린 모양, papillary impression)를 유지하지 못하고 클럽 모양(clubbing)으로 변한다.

22장

골반 1 (Pelvis)

211 다음은 여성의 정상 복강경 사진이다. 사진상에서 보이는 구조물이 <u>아닌</u> 것은?

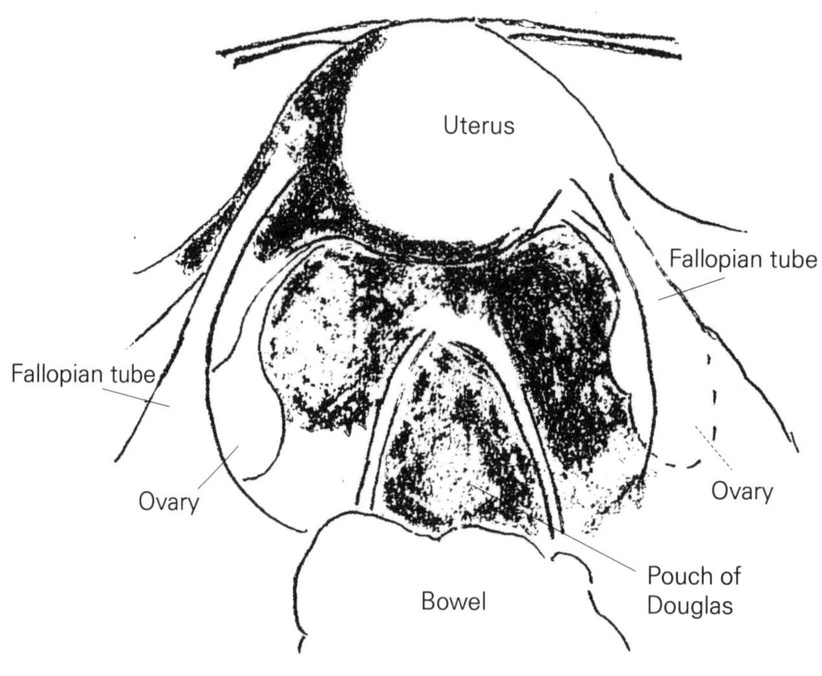

① uterosacral fold
③ mesoovarium
⑤ mesometrium

② rectouterine pouch
④ cardinal(lateral cervical) ligament

정답 ④

설명 여성의 골반 안, 그중에서도 복막 바깥에서(extra-peritoneally) 장기(비뇨 생식기 및 소화기)를 골반 밖으로 빠지지 않도록 붙잡고 있는 endopelvic fascia는 크게 i) 골반의 앞·뒤로 지나는 구조물인 pubovesical ligament, pubocervical ligament(paracolpium), uterosacral ligament(모두 tendinous arch of pelvic fascia에서 나옴)와 ii) 측면에서 가운데로 나오는 구조물인 lateral ligament of bladder, cardinal ligament, rectal stalk(모두 hypogastric sheath에서 나옴)이 있다. 그리고 여성의 골반 안, 그중에서도 복막 안쪽에서(intra-peritoneally) 장기(비뇨생식기 및 소화기)를 복벽의 복막에 붙잡고 있는 것(일종의 mesentery)은 broad ligament(mesometrium, mesosalpinx, mesoovarium)와 그 부속물(round ligament, ovarian ligament, suspensory ligament of ovary)이다. 보기의 구조물은 모두 복강 내에서 확인할 수 있으나 cardinal ligament는 복강 외의(ectraperitoneal) 구조물이기 때문에 복강경으로 볼 수 없다.

212 다음 그림은 분만 시(labor) 태아의 행동을 보여 준다. 아래에서 태아의 머리 앞뒤 (head AP)와 어깨 좌우(shoulder LR)가 골반 입구의 obstetric conjugate(inlet OC), transverse diameter(inlet TD)와 골반 출구의 obsteric AP diameter(outlet AP), transverse diameter(outlet TD)를 통과하는 시기를 연결한 것 중 바르지 <u>않은</u> 것은?(단, conjugate는 inlet에서 앞뒤로 잰 길이를 의미한다)

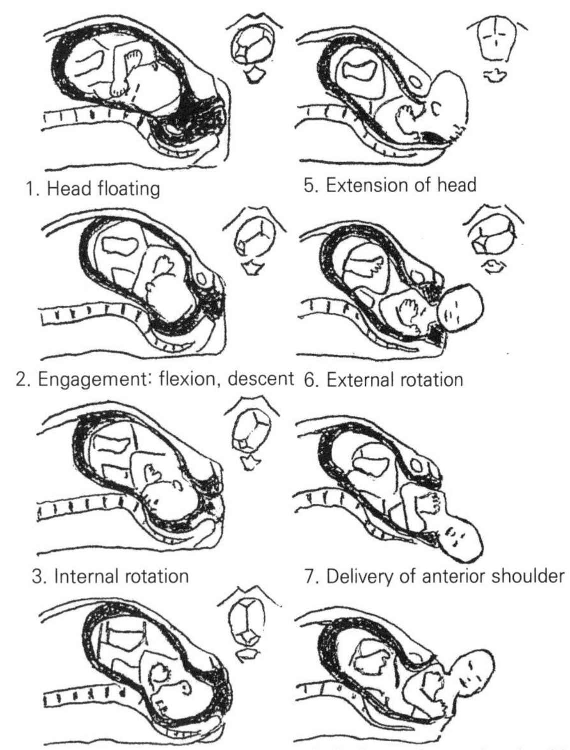

① engagement(flexion, descent) - inlet TD - head AP

② internal rotation - inlet OC - shoulder LR

③ extension - outlet AP - head AP

④ external rotation, shoulder expulsion - outlet AP - shoulder LR

⑤ 모두 맞다

정답 ②

설명 분만(delivery) 시에 아기의 머리(앞뒤가 좌우보다도 더 길다)와 어깨(좌우가 앞뒤보다도 더 길다)가 골반의 pelvic(obsteric) inlet(좌우가 앞뒤보다도 더 길다)과 pelvic(obsteric) outlet(앞뒤가 좌우보다도 더 길다)의 공간을 최대로 이용하여야 한다. 즉, head AP 는 처음에 inlet TD와 맞추어야 하고 나중에 outlet obsteric AP와 맞추어야(internal rotation) 한다. 이때 따라 내려오는 shoulder LR은 head AP가 internal rotation 할 때 함께 돌아서 pelvic inlet을 통과하고, 나중에 pelvic outlet을 통과할 때는 다시 external rotation하여 통과한다. 보기 '2'의 internal rotation은 head AP가 outlet obsteric AP 를 통과하기 위함이다(또한 shoulder LR이 inlet TD를 통과하기 위함이다).

213 다음 그림은 uterine myoma(자궁 근종)로 의료진은 hysterectomy(자궁 적출술)의 수술 플랜을 세우고자 한다. 특히 수술 중에 요관(ureter)이 실수로 절제되지 않도록 잘 구분하여 두려고 한다. 이때 박리하는 주변 결합 조직이 아닌 것은?

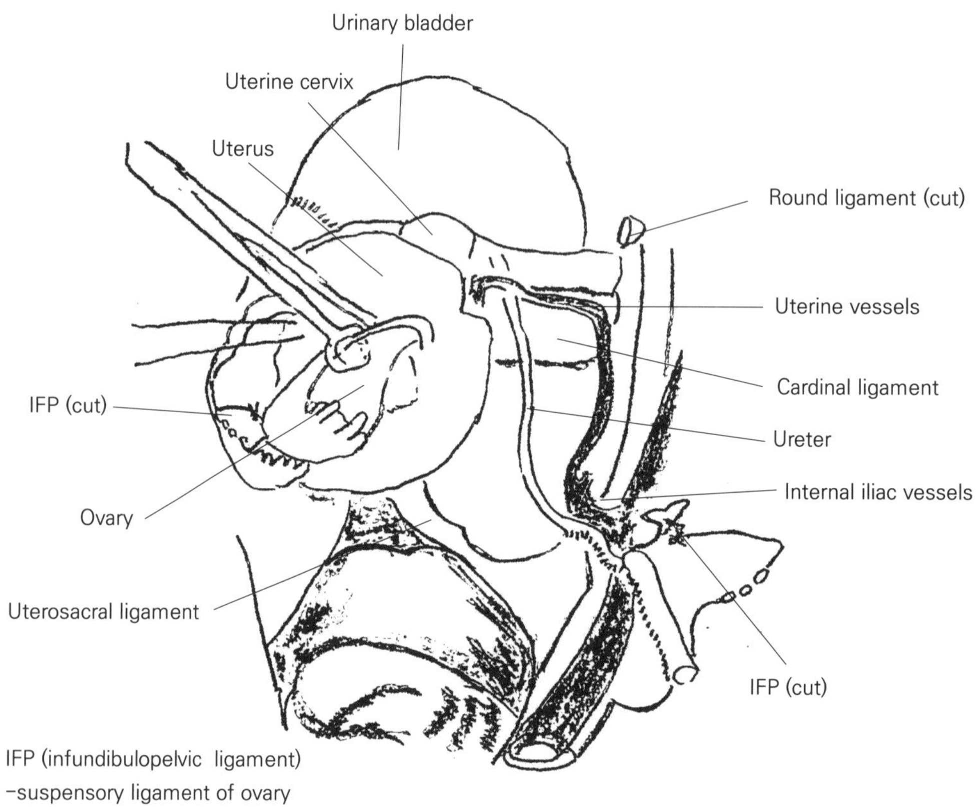

① uterosacral ligament 　　　② cardinal ligament

③ rectal stalk 　　　④ lateral ligament of bladder

⑤ vesicocervical ligament(bladder pillar)

정답 ③

설명 자궁 적출술을 하는 의사에게 uterine artery를 절제하기 전에 ureter를 확인해 두는 것은 차후 실수로 요관을 자르는 것을 예방하기 위해 중요하다고 한다. 요관의 주행은 anterior to internal iliac artery → within uterosacral ligament(especially, under uterine artery) → through cardinal ligament → through bladder pillar 순으로 진행한다. 자궁 적출술에서 제거하는 구조물은 보기와 같다. rectal stalk는 rectum을 잡아 주는 것으로 hysterectomy와 직접적인 관계가 없다.

 다음 그림은 직장수지검사(digital rectal examination)에서 만져지는 전립선(prostate)의 뒷모습을 나타낸 그림이다. A-D에 대한 설명이 바르지 <u>못한</u> 것은?

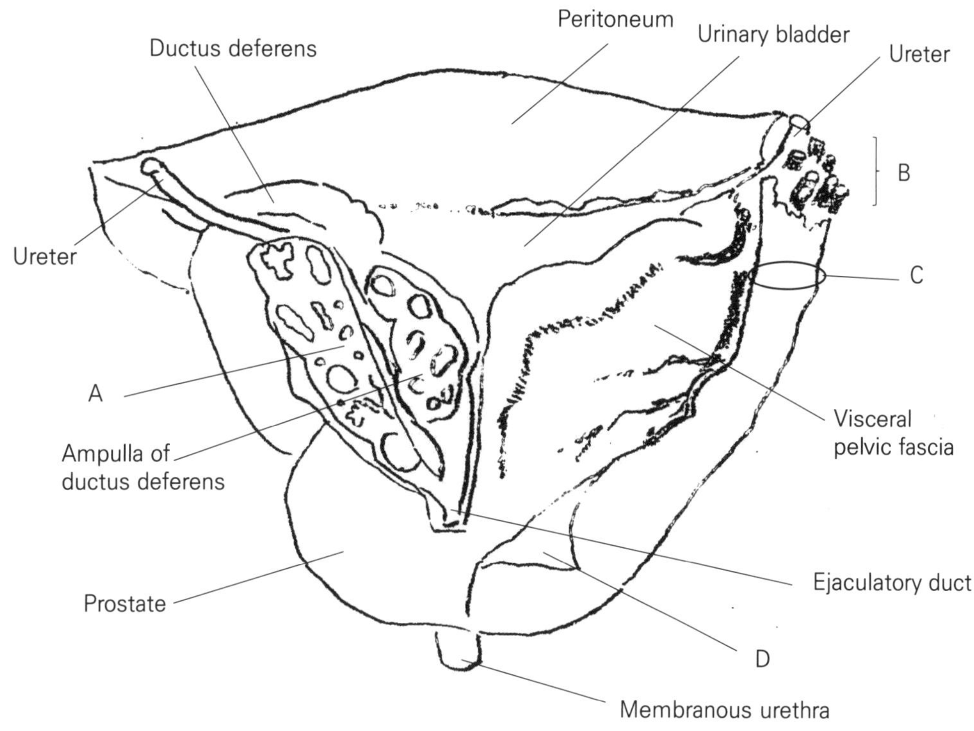

① A - seminal vesicle

② B - inferior vesicular vessels

③ C - lateral ligament of bladder

④ D - rectovesical septum

⑤ 모두 맞다

정답 ⑤

설명 전립선 질환(예, 전립선 비대증)이 의심되는 환자가 내원했을 때, 의사가 진찰 목적으로 손가락으로 직장(rectum)을 통해 전립선을 만져 보는 행위를 직장수지검사(digital rectal examination)라고 한다. 본 그림은 직장 벽을 통해 만져지는 전립선의 뒷면을 나타낸 것이며 구조물의 이름은 보기와 같다. 특히 그림에서 보이는 방광(urinary bladder)의 뒷면을 bladder base라고 하는데, 이 부위와 주변(prostate, seminal vesicles)의 혈액 공급은 inferior vesical artery에서 나온 혈관(prostatic arteries)이 담당한다.

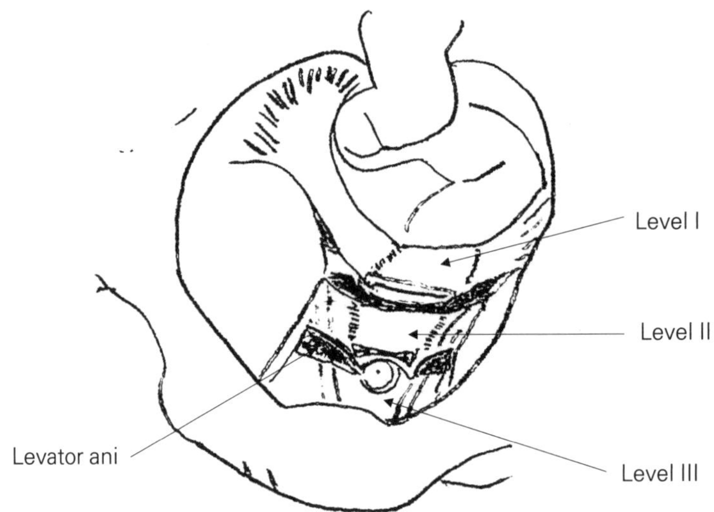

① level I - uterosacral ligament, cardinal ligament

② level II - paracolpium(pubocervical fascia)

③ level III - levator ani, perineal membrane

④ 모두 맞다

정답 ④

설명 골반 바닥(pelvic floor)을 이루고 있는 근육은 pelvic diaphragm(골반 가로막)으로서 levator ani(pubococcygeus, puborectalis, iliococcygeus)와 coccygeus로 구성되어 있다. 특히 obturator 근육을 싸고 있는 obturator fascia(parietal fascia)에 부착하여 앞뒤로 가로지르는 활 모양의 힘줄(tendinous arch of levator ani)은 levator ani(항문 올림근)를 측면에서 붙잡고 있다. 또한 levator ani를 싸고 있는 lavator ani fascia에는 또 다른 활 모양의 근막(tendinous arch of pelvic fascia)이 앞뒤로 가로질러 부착하고 이곳에서 endopelvic fascia(골반 내 근막)가 나와서 visceral fascia에 싸여진 pelvic organ을 붙잡고 있다(uterosacral ligament, paracolpium, pubovesical ligament 등). 한편 hypogastric nerves, internal iliac vessels, ureter 등을 감싸고 내려오는 hypogastric sheath에서 나오는 endopelvic fascia는 측면에서 internal oragn을 붙잡고 있다(rectal stalk, cardinal ligament, lateral ligament of bladder). 임상적으로 vagina의 support system으로 보기와 같이 level I-III를 두고 있다.

 다음 그림은 골반 내 근막(endopelvic fascia)을 나타낸 것이다. 이들 근막을 따라 진행하는 아래 혈관의 주행을 나타낸 것 중에 바르지 <u>않은</u> 것은?

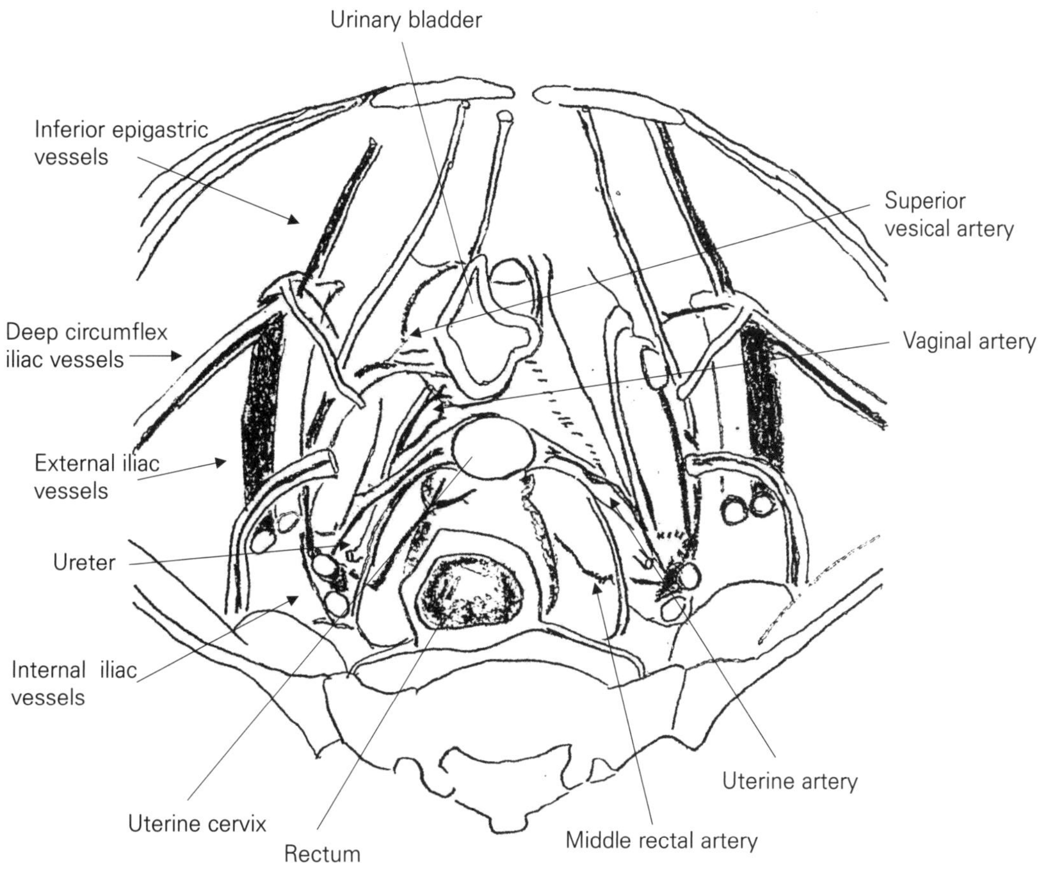

① middle rectal artery - within rectal stalk

② vaginal artery - along with pelvic floor

③ uterine artery - within cardinal ligament

④ superior vesical artery - within lateral ligament of bladder

⑤ 모두 맞다

정답 ⑤

설명 internal iliac artery의 anterior division에서 나온 혈관 분지는 internal pudendal artery를 제외하고 모두 골반 내로 진행하며 이들의 경로를 보면 보기와 같다. 그 외 obturator artery는 골반 벽을 따라 진행한다(passing along with the pelvic wall).

217 다음 사진은 남성 골반 MRI sagittal 영상이다. 아래 설명 중에 바르지 <u>않은</u> 것은?

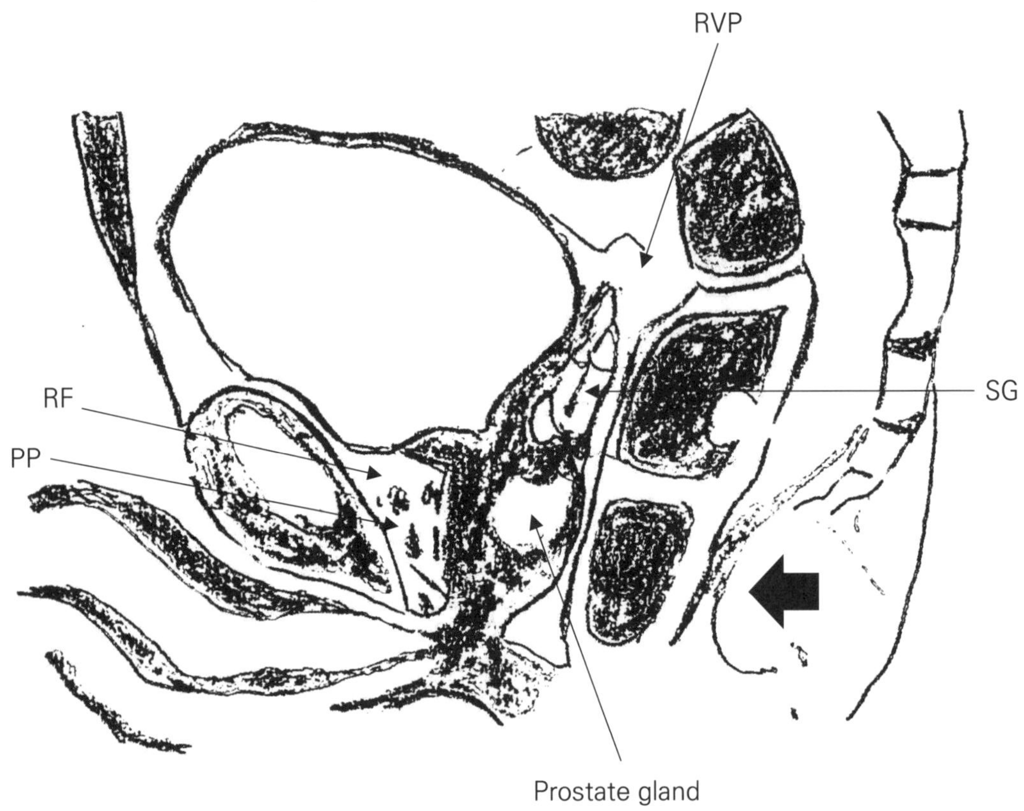

Median MRI Scan, Male

① rectovesical pouch(RVP)은 rectoprostatic spetum 위에 위치한다.

② prostatic venous plexus(PP)은 inferior vesical vein으로 들어간다.

③ retropubic fat(RF)은 paravesical space에 존재한다.

④ seminal vesicle(SG)은 vas(ductus) deferens의 lateral side에 위치한다.

⑤ 화살표로 표시한 부분은 ischioanal fossa에 존재하는 fat이다.

정답 ③

설명 그림과 같이 MRI sagittal section(T_2)에 보이는 pelvic cavity 및 organ에 대해서 익숙해지는 것은 중요하다. 사진의 구조물에 대한 설명은 보기와 같다. RF(retropubic fat) retropubic space에 존재한다.

40대 여성이 갑작스러운 복통으로 내과 의원에 갔다가 복부 초음파를 받아 보니 복강 아래에 물이 차 있다는 이야기를 듣게 되어, 이 액체가 혈액은 아닌지 뽑아서 확인하기 위해 산부인과 의원으로 전송(patient transfer)되었다. 이곳에서 의사는 rectouterine(Douglas) pouch에 주사기를 넣어 고인 액체를 빼내는 시술(culdocentesis)을 하였다. 다음 사진은 speculum(질경)을 통하여 uterine cervix(자궁 경부)를 관찰한 것이다. 액체 채취를 위하여 주사기 바늘을 찔러 넣어야 하는 부위는 어디인가?

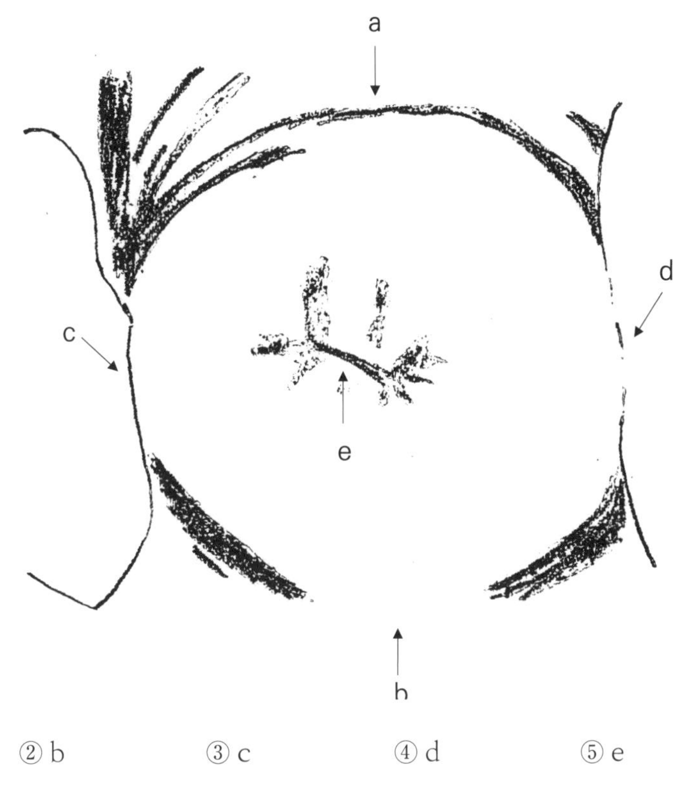

① a ② b ③ c ④ d ⑤ e

정답 ②

설명 중력에 의해 복강 내 액체가 고이는 곳은 recto uterine pouch(Cul-de-sac, Douglas pouch)이다. 이곳에 질 안에서 접근할 수 있는 방법(intravaginal approach)은 posterior fornix(b) 부위이다. 일반적으로 uterine cervix(자궁 경부)는 vagina(질) 위쪽에 있는 부위(endocervix)와 vagina 안으로 돌출된 부분(exocervix)으로 구성되어 있으며 vaginal part가 가장자리에서 vagaina wall과 만나서 생기는 활 모양의 틈새를 fornix라고 하며 부위에 따라 anterior fornix(a), posterior fornix(b), lateral fornix(c, d)라고 불린다. 'e'는 external ostium이다.

219 다음 그림은 prostate(전립선)의 조직학적 duddur(prostate zones)를 보여 준다. 이 중에서 prostatic cancer와 prostatitis가 주로 발생하는 부위로서 rectal exam(직장수지검사)에 민감한 부위는 어디인가?

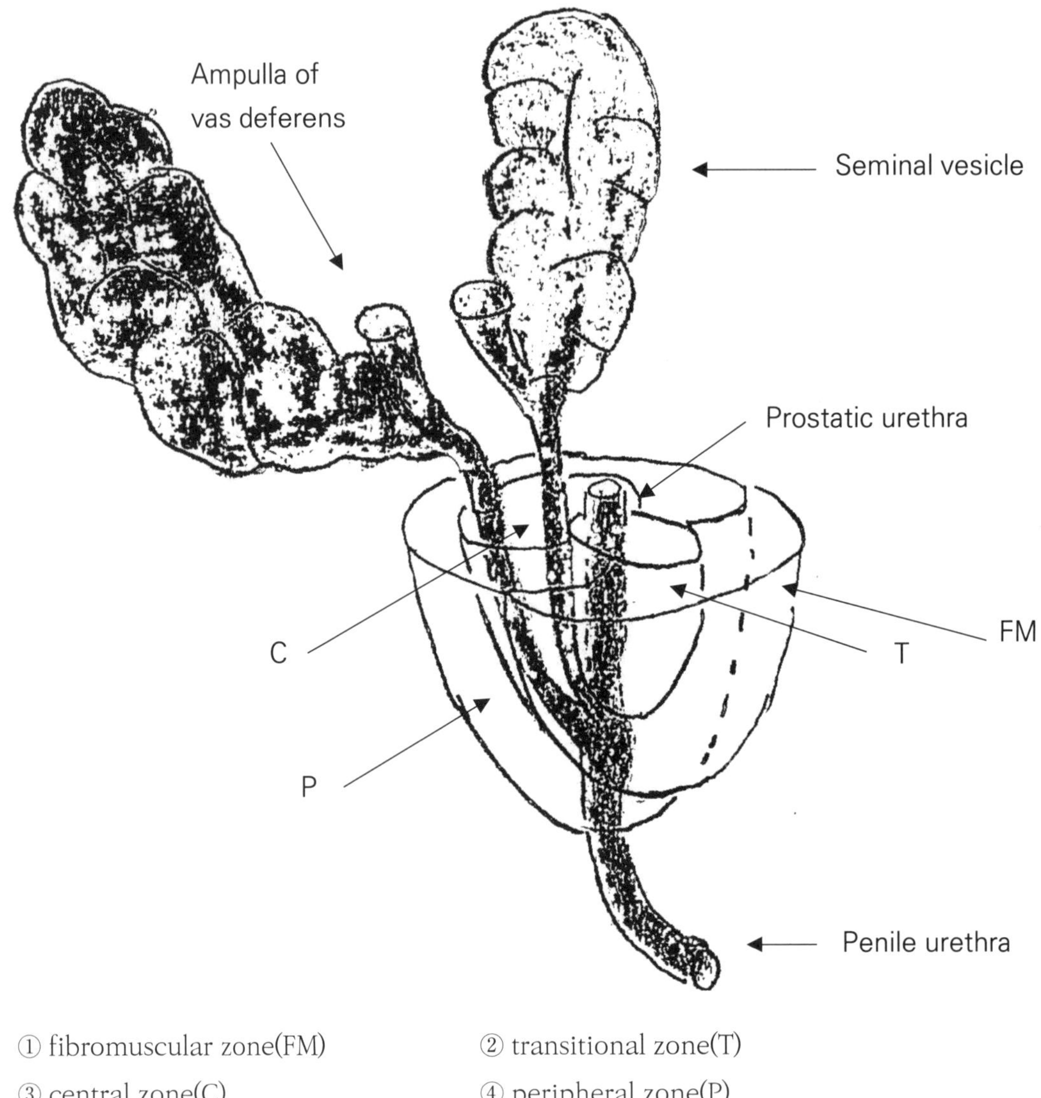

① fibromuscular zone(FM) ② transitional zone(T)
③ central zone(C) ④ peripheral zone(P)

 ④

설명 그림과 같이 조직학적 영역을 구분하는 데는 2개의 ejaculatory ducts와 1개의 prostatic urethra가 중요한 기준이 된다. 그리고 BPH(benign prostatic hypertrophy, 전립선 비대증)가 호발하는 부위는 transitional zone이다.

220 다음은 운전 중에 자동차 사고로 인한 골반뼈 골절로 요도가 찢겨진 환자의 검사 (retrograde urethrogram) 사진으로 요도 파열(rupture of membranous urethra)을 보여 준다(화살표). 이 환자의 피하 출혈이 지속되는 경우 퍼져 나가는 부위로 바른 것은?

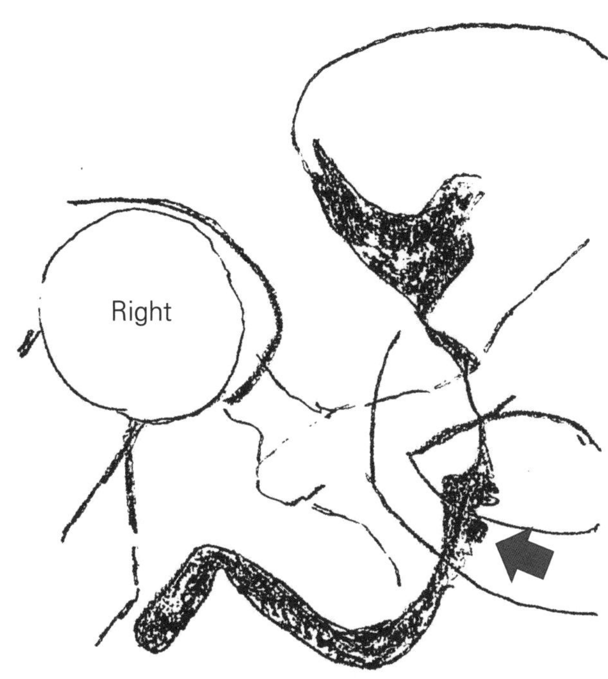

① low abdomen　　　　　　　② scrotum and penis

③ anterior perineal region　　④ posterior perineal region

⑤ subperitoneal region

정답 ⑤

설명 남성의 요도(urethra)는 intramural, prostatic, membranous, spongy(penile) parts의 네 부위로 나뉜다. urethral rupture(요도 파열)는 pelvic fracture 등으로 membranous urethra에 발생하는 경우, perineal membrane 안쪽으로(into deep perineal space), urogenital hiatus를 통하여 subperitoneal space로 blood와 urine이 스며들어 고이게 된다. 한편, catheter insertion, straddle injury 등으로 spongy urethra rupture가 발생하는 경우는 blood와 urine은 perineal membrane 바깥쪽으로(into superficial perineal space) Colles fascia 안에 고이게 되며, 이때 perineal region의 Colles fascia 와 연결된 scrotal and penile Dartos fascia, abdominal Scapa's fascia의 안쪽에도 함께 고이게 된다.

23장

골반 2(Pelvis)

 다음 그림은 남성 생식기의 세부 구조를 나타내고 있다. 아래 보기는 이러한 구조에 대한 여성 생식기인 상동 기관을 연결한 것이다. 바르지 <u>않은</u> 것은?

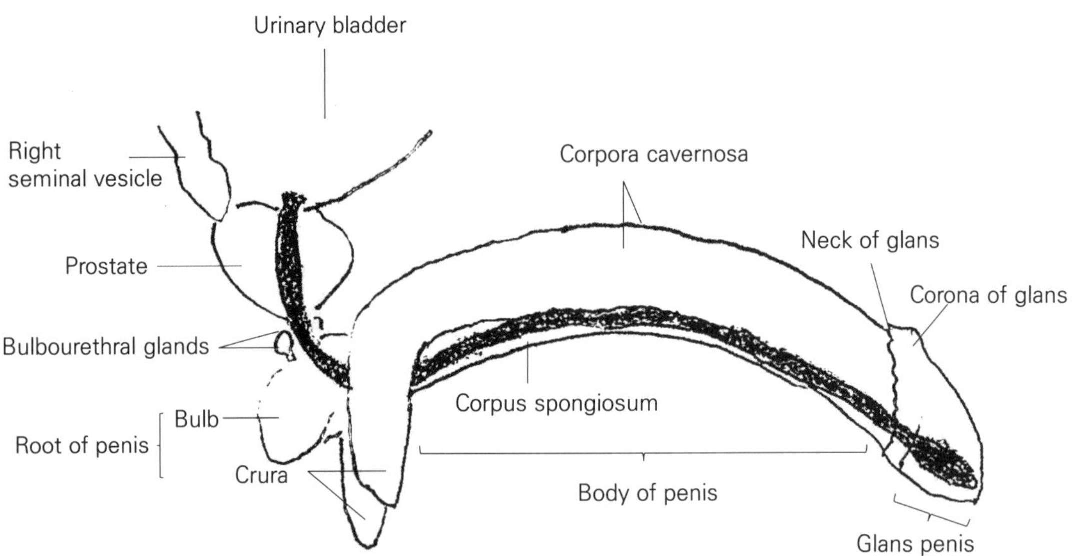

① prostate – Bartholin's greater vestibular glands

② glans penis – glans clitoris

③ body of penis – body of clitoris

④ bulb of penis – bulb of vestibule

⑤ crus of penis – crus of clitoris

정답 ①

설명 남성 생식 기관과 서로 상동 관계인 여성 생식기는 보기와 같다. prostate는 여성의 skene's(paraurethral) gland에 해당한다. Bartholin's greater vestibular glands에 해당하는 남성의 상동 기관은 Cowper's bulbo-urethral glands이다.

 다음은 여성 골반의 MRI axial(transverse) section 사진으로 우측에 표시한 단면으로 절
단하여 얻은 영상이다. 사진에서 IAF(ischioanal fossa)로 표시된 부위에 대한 아래 설명
중에서 바르지 <u>못한</u> 것은?

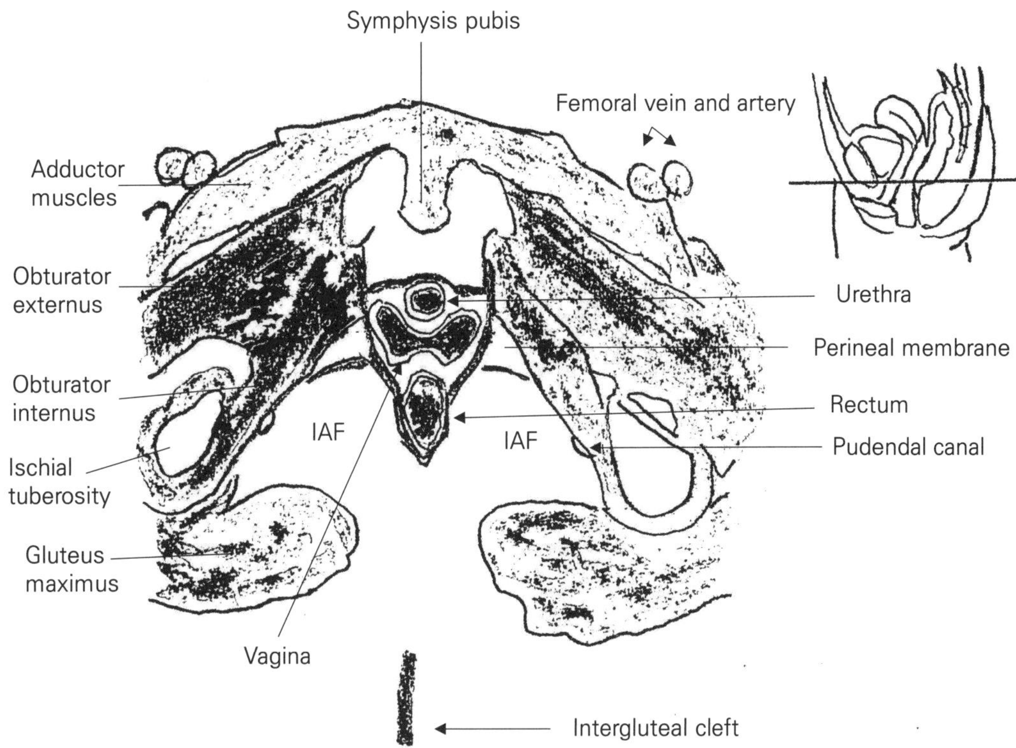

① 정상에서 fat(지방)으로 채워져 있다

② deep perineal pouch와 연결되어 있다

③ 남성에서 spongy urethra rupture 때 생기는 출혈이 고이는 부위이다

④ hemorrhoid(치질)가 악화되어 anorectal abscess(농양)가 발생하는 부위이다

⑤ Alcock's pudendal canal이 가쪽에 위치한다

정답 ③

설명 Ischioanal fossa(IAF)는 skin과 pelvic diaphragm 사이에 있는 anal region이며 이
부분에 대한 특성은 보기와 같다. 남성의 spongy urethral rupture 때 발생하는 urine/
blood가 고이는 부위는 perineal membrame 안쪽(deep perineal space)이 아닌 바깥
쪽(superficial perineal space)을 지나는 Colles fascia 안쪽의 공간이다.

 다음은 항문관(anal canal)을 설명하는 그림이다. pectinate line을 기준으로 항문관을 위아래로 나누었을 때 이에 대한 설명으로 바르지 <u>않은</u> 것은?

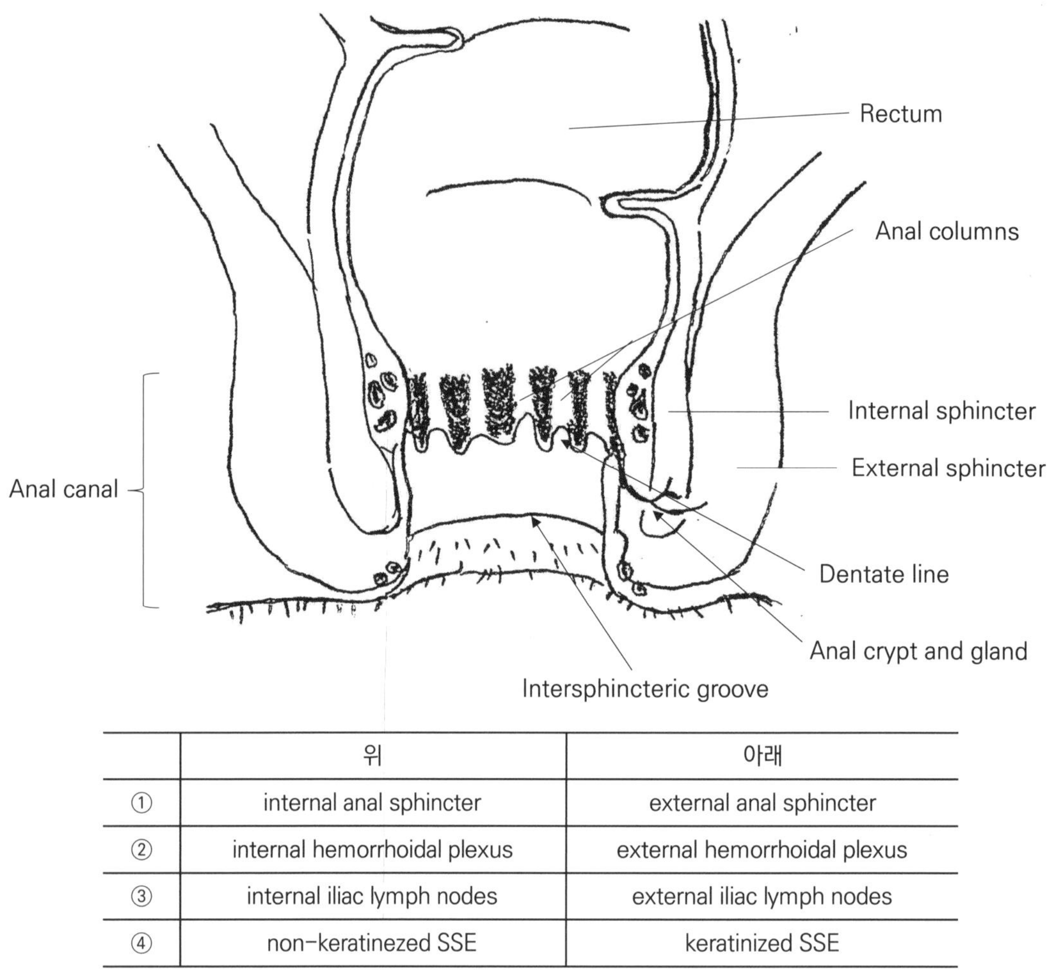

	위	아래
①	internal anal sphincter	external anal sphincter
②	internal hemorrhoidal plexus	external hemorrhoidal plexus
③	internal iliac lymph nodes	external iliac lymph nodes
④	non-keratinezed SSE	keratinized SSE

(SSE: stratified squamous epithelium)

정답 ④

설명 항문관(anal canal)은 pectinate line을 기준으로 신경지배, venous return, lymphatic vessels에 대해 보기와 같이 구별된다. 또한 pectinate line은 발생학적으로 mucocutaneous junction이지만 pectinate 상부의 columnar zone은 rectum과 같이 SCE(simple columnar epithelium)가 아닌 non-keratinized SSE이다. 즉, anal canal 은 3개의 zones, 즉 columnar zone - (pectinate line) - anal pecten - (Hilton's line) - cutaneous zone으로 나눌 수 있다. 그리고 columnar zone, anal pecten은 non-keratinized SSE이고 cutaneous zone은 keratinized SSE이다.

　　　　　　　　　　　　　　　　　　　　　　　　　　23장 I 골반 2(Pelvis)

224 다음은 분만 시 회음 절개술의 위치(medio-lateral episiotomy)와 봉합(suture)을 나타 낸다. 회음부(perineum)의 구조를 생각할 때 봉합하는 근육(muscle layer, B)은 무엇이 되겠는지 아래에서 <u>두 개</u>를 골라라.

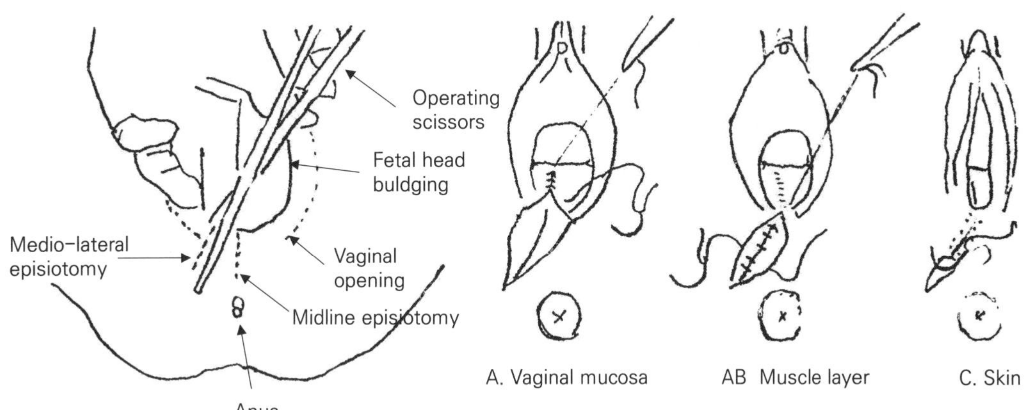

> **(보기)**
>
> a. bulbospongiosus
>
> b. ischiocavernosus
>
> c. transverse perineal(superficial&deep)
>
> d. anal sphincter
>
> e. rectum

① a, b   ② a, c   ③ a, d   ④ a, e   ⑤ b, c

정답 ②

설명 episiotomy(medio-lateral)에서 자르는 근육은 bulbospongiosus와 transverse perineal이다. Suture는 vaginal mucosa, muscles, skin 순으로 한다.

225 다음 그림은 penis 혈액순환을 나타내고 있다. 발기(penile erection) 작용과 관련한 아래의 내용이 바르지 <u>못한</u> 것은?

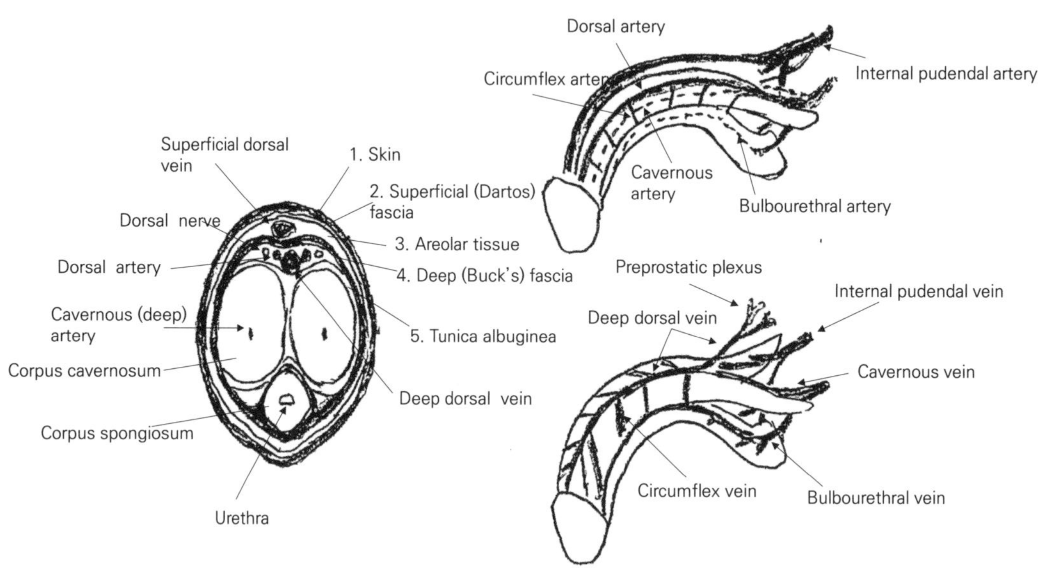

① parasympathetic nerve 자극(stimulated)

② NO(nitrogen oxide) 분비(released)

③ cGMP 분해(degraded)

④ cavernous artery의 확장(dilated)

⑤ tunica albuginea 내 venous return 제한

정답 ③

설명 남성 생식기의 발기(erection)의 생리학적 과정을 보면 먼저 부교감신경의 자극에 따라 유리된 NO(일산화질소)가 내피세포에 작용하여 cGMP 증가를 가져와 이들이 나선형(helicine)의 음경동맥(penile arteries)의 확장(vasodilation)을 일으킨다. 이는 주변의 venous sinus에 혈액이 모이게 만들고 전체적인 혈액 볼륨을 키우게 된다. 한편 확장된 혈액 볼륨은 제한된 탄력성의 tunica albuginea의 안쪽에 위치하는 정맥의 압박을 가져와, 복귀되는 혈액(venous return)을 제한시켜 결국 음경 확대(penis enlargement)를 일으킨다. 음경의 이완(flaccid state of penis)은 교감신경 자극, 확장된 음경동맥(helicine arteries)의 수축, venous sinus 혈액 볼륨 감소, tunica albuginea 내의 정맥 확장, 복귀되는 정맥혈의 증가, 음경의 이완 순으로 진행된다. cGMP 분해는 음경 발기의 억제와 관련되며 실제로 phosphodiesterase(PDE)-5 inhibitor와 같은 약은 cGMP degradation을 억제하여 발기부전(impotence) 치료 약으로 쓰이고 있다.

 다음 그림은 남성 회음부(perineal region) 구조를 나타내고 있다. 아래 보기에서 superpficial perineal pouch에 들어 있는 구조물이 <u>아닌</u> 것을 고른다면?

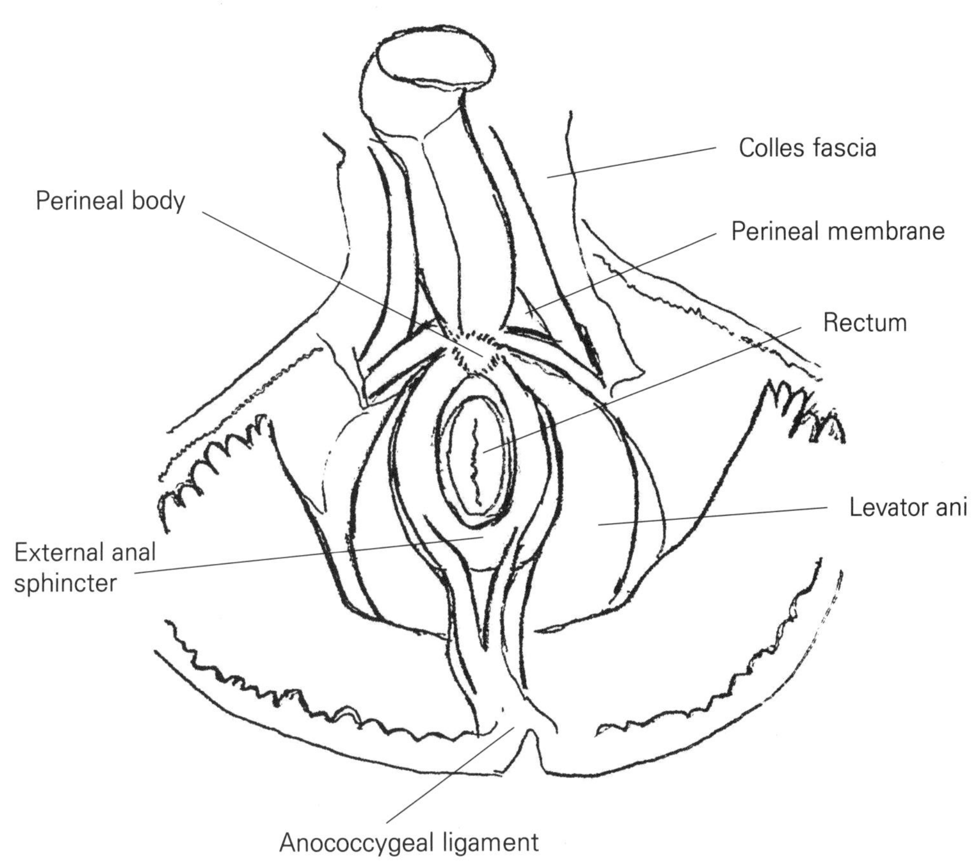

① superficial transverse perineal m.

② bulb of penis

③ two crura of penis

④ bulbo-urethral glands

⑤ 모두 맞다

정답 ④

설명 perineal membrane을 기준으로 바깥쪽에는 superficial perineal pouch가 안쪽에는 deep perineal pouch가 존재한다. superficial perineal pouch에 존재하는 구조물은 보기와 같으며 bulbo-urethral gland(Cowper's)는 deep perineal pouch에 해당하는 UGD(urogenital diaphragm)에 존재한다.

 다음 그림은 회음부(perineal region) 감각신경 분포를 설명하고 있다. 이 그림을 참고하여 labium minora와 labium majora 대부분의 감각을 담당하는 신경을 아래에서 고른다면?

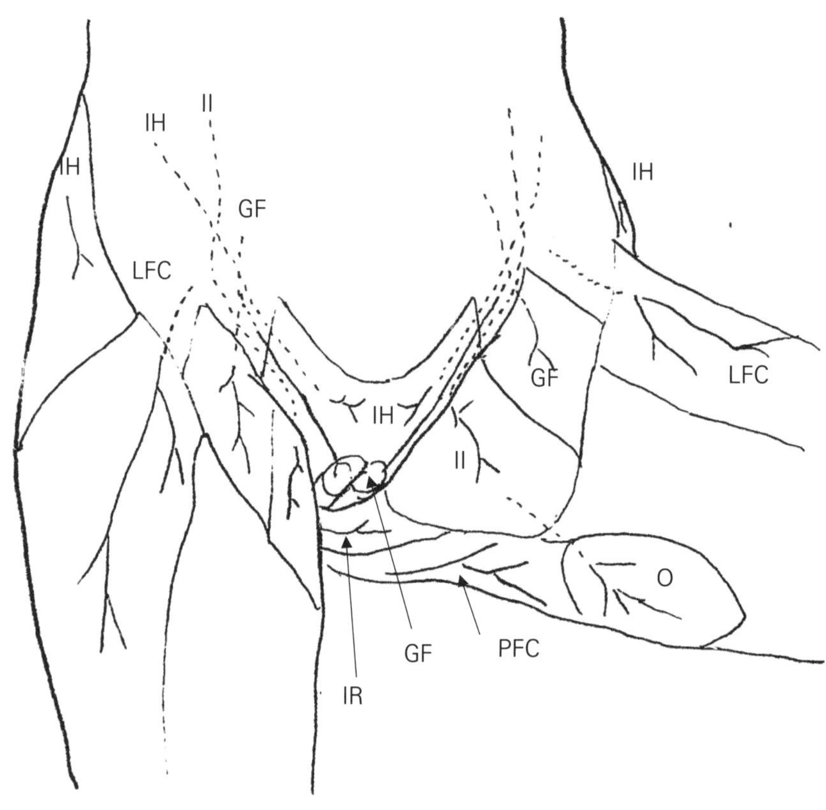

① anterior labial n

② posterior labial n

③ dorsal nerve of clitoris

④ posterior femoral cutaneous n

⑤ inferior rectal n

정답 ②

설명 회음부(perineal region)에 대한 감각신경 지배는 크게 anterior labial n.와 pudendal n. 그리고 post. femoral cutaneous n(perineal and gluteal brs)가 담당한다. 그중에서 중심부는 대부분 perineal regions(urogenital and anal)와 external genitalia는 pudendal nerve가 담당하며 실제로 pudendal nerve block은 labor pain(분만통; 특히 분만2기 통증), pudendal neuralgia(음부 신경통), surgical procedures in pelvic region(골반 부위 수술)의 경우에 사용된다. 상기 질문의 labium minora와 labium majora를 담당하는 신경은 posterior labial nerve(perineal n. branch)이다.

228 새벽 시간 응급실 당직 의사인 A 씨는 소변을 3일간이나 보지 못했다며 고통을 호소하는 80대 남성 환자의 내원을 맞이하게 되었다. 환자는 전립선 비대증으로 약을 먹고 있었으며 DRE(digital rectal examination, 직장수지검사)상 전립선이 부드럽고 팽창되어 있었으나 단단하거나 혹이 만져지지는 않았으며 통증도 없었다. 의사 A 씨는 소변을 방관에서 빼내기 위해 Foley catheter를 이용하여 도뇨(urethral catheterization)를 시행하였다. 그런데 젤리를 충분히 바른 카테터를 삽입 중에 막히는 부분이 있어 더 이상 들어가지 않았다. 이 상황에 대한 아래 보기의 설명 중에 바르지 <u>않은</u> 것은?

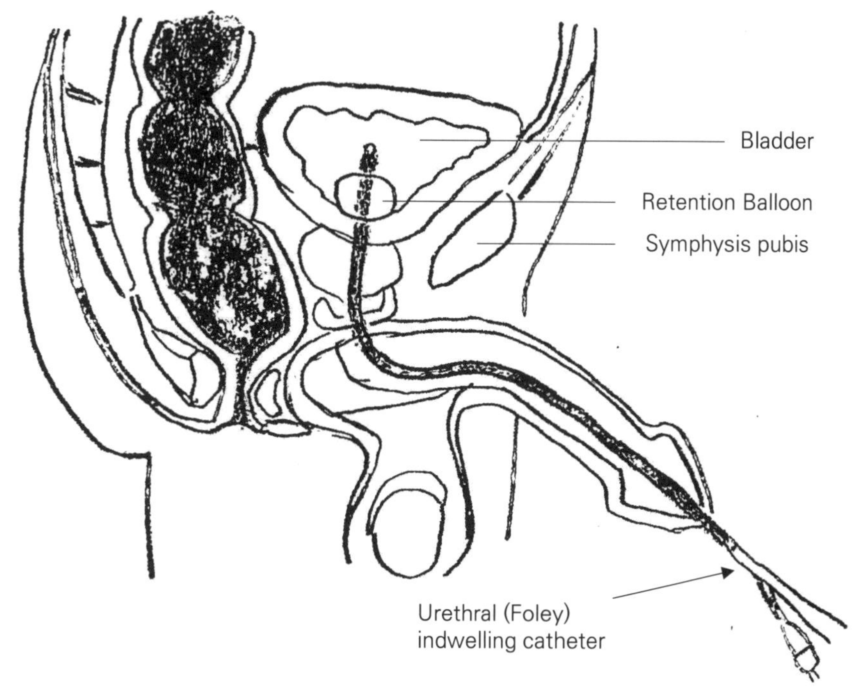

① 소변의 압력이 커서 생긴 현상이므로 감한 힘으로 밀어 넣는다

② 젤리를 다시 바르고 가능한 부드럽게 재시도해 본다

③ 무리한 시도는 bulbous portion of urethra를 찢을 수 있다

④ 복벽에 Trocar를 이용하여 구멍을 내는 suprapubic catherization을 고려해 본다

⑤ 모두 맞다

정답 ①

설명 BPH 환자에게 Foley catheter를 삽관할 때 무리하게 힘을 주어 시행하는 경우, urethral rupture(특히 penile urethra, bulbous portion)를 가져올 수 있다. '1'번과 같은 시술을 수행해선 안 된다.

 30대 후반의 여성이 본인의 외부 생식기 부위에 궤양성 병변을 발견하고 내원하였다. 환자는 결혼한 주부였고 남편은 외항선을 타는 선원이었으며 최근에는 약 1달 전에 귀국하였다고 한다. 궤양 병변은 통증이 전혀 없었으며 오른쪽 사타구니에 림프절이 커져(inguinal lymphadenopathy) 있었다. 이 환자에 대한 아래 보기의 설명 중에 옳지 <u>않은</u> 것은?

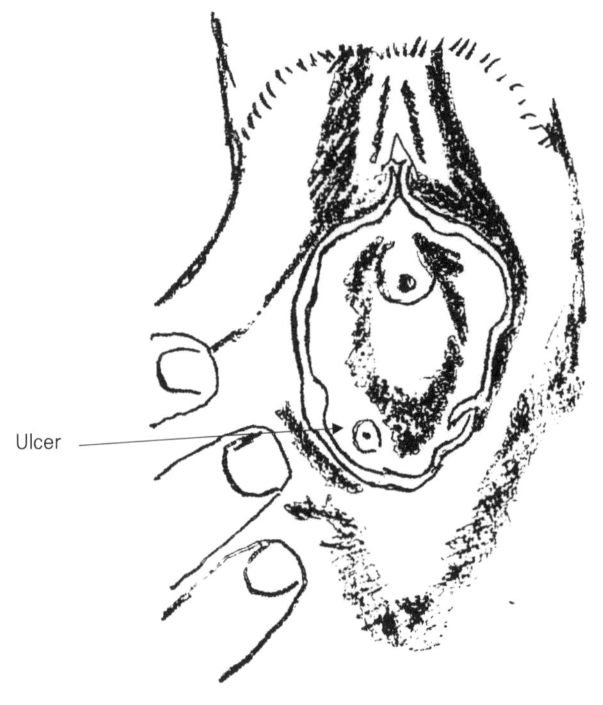

① 배우자가 국내에 있으면 진찰 및 검사가 필요하다

② 환자의 성 파트너에 대해 물어본다

③ 무통성 궤양 병변이 구강과 같은 다른 곳에도 있는지 살펴본다

④ syphilis antibody에 대한 혈액 검사가 필요하다

⑤ 모두 옳다

정답 ⑤

설명 1기 매독의 전형적인 경우이다. 상기 예와 같이 1기 매독에서 나타나는 무통성 궤양 (painless ulcer) 병변을 경성하감(chancre)이라고 한다. 환부와 같은 쪽의 사타구니 (inguinal region)에 lymphadenopathy(LAP, 림프절병증)가 나타남도 유의하자. 성병 (sexually transmitted disease)은 성 파트너(sex partner)를 확인하여 함께 치료하는 것 이 중요하다.

　　　　　　　　　　　　　　　　　　　　　　　　23장 | 골반 2(Pelvis)

 다음은 항문직장 농양(anorectal abscess)의 발생 부위에 따른 종류를 설명하는 그림이
다. 이와 같은 농양은 일반적으로 해부학적 특정 부위에서 세균이 증식되어 발생 및 전파
하는 것이 원인으로 알려져 있다. 이 부위는 어디인가?

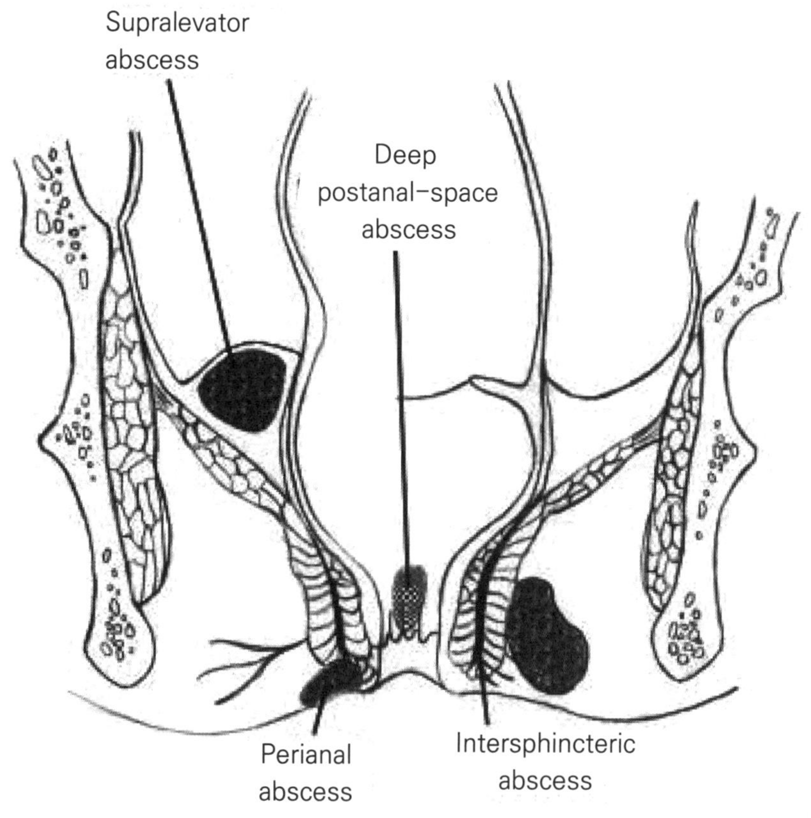

① perianal sebaceous glands

② perianal sweat glands

③ anal crypt glands

④ internal hemorrhoidal plexus

⑤ external hemorrhoidal plexus

정답 ③

설명 항문직장 농양(anorectal abscess)은 처음에 anal crypt glands에서 시작하여 주변 조직
으로 전파되어 그림에서와 같은 부위에 괴사 및 농양으로 발전되는 것으로 알려져 있다.

다리 1 (Lower limb)

231 운전 경력이 20년인 A 씨는 오른쪽 대퇴골의 greater trochanter(큰돌기) 부분에 만성적인 통증이 있어 내원하였다. 이 환자에게 이 병증에 대해 설명하고자 한다. 다음 그림은 오른쪽 hip joint의 정상적인 acetabular anteversion(neck plane이 condylar plane과 이루는 각이 전면으로 향하는 현상)을 보여 준다. Femoral head를 중심으로 이루어지는 Hip joint의 medial rotation 작용을 일으키며 상기 병증에서 tightness를 보여 주는 근육으로 바르지 <u>않은</u> 것은?

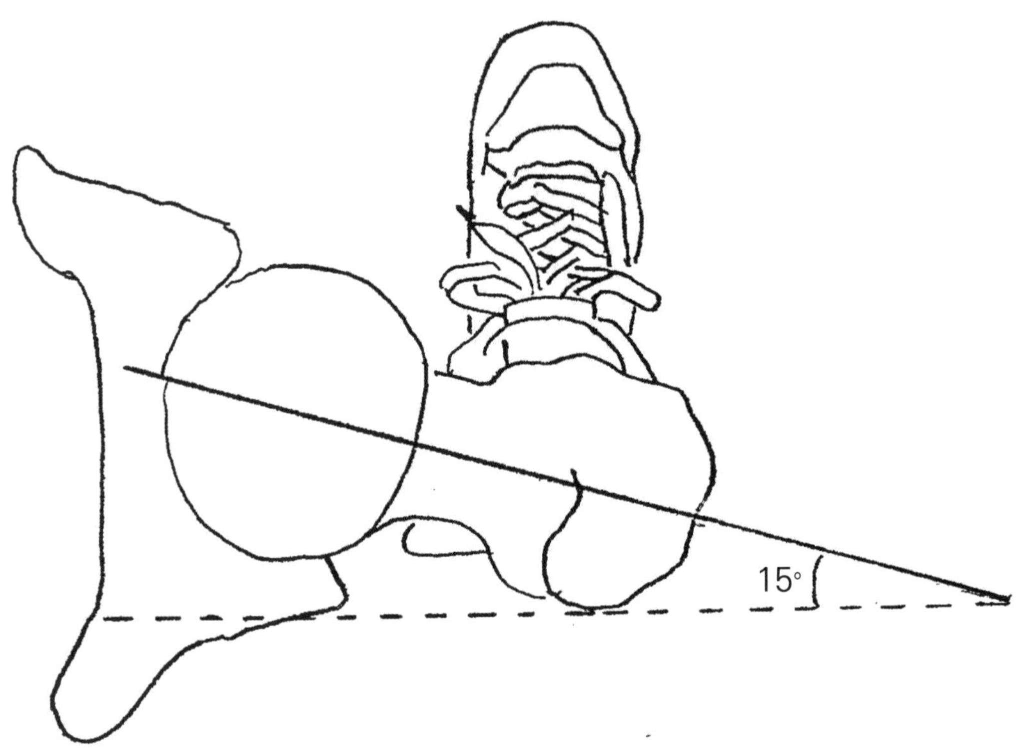

① tensor fascia lata

② gluteus minimus

③ gluteus medius

④ gluteus maximus

⑤ 모두 맞다

정답 ④

설명 상기 예는 gretaer trochanter pain syndrome(GTPS)이라고 하며 주변에서 흔히 접할 수 있다. 운전 중에 Hip joint의 지속적인 medial rotation 작용과 관련이 있다. 이 작용에 관여하는 근육은 보기와 같다. gluteus maximus는 회전과 관련해서는 lateral rotation 작용을 하는 근육이다.

 다음 그림은 head and neck of femur에 대한 주요 혈관을 설명하고 있다. 성인에 있어서 이 부위에 대한 실제적인 혈액 공급의 대부분을 담당하는 혈관은 무엇인가?[사진은 이 혈관이 단절되었을 때 나타나는 avascular necrosis of femoral head(대퇴골두 괴사)이다]

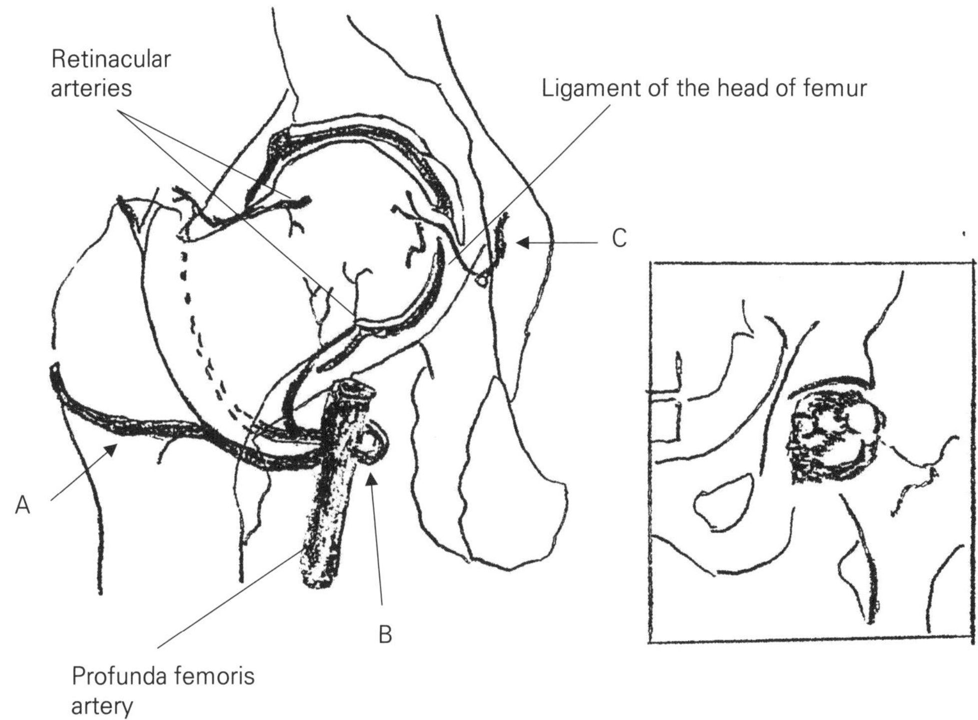

① A(lateral cricumflex femoral artery)　　② B(medial circumflex femoral artery)

③ C(obturator artery, posterior branch)　　④ both A and B

⑤ both B and C

정답 ②

설명 femoral head의 혈액을 공급하는 동맥은 lateral and medial circumflex femoral artery 와 ligamentum teres artery(post. branch of obturator artery)이다. medial circumflex femoral artery가 성인에서 중요한 혈액 공급원이 되고, ligamentum teres artery(artery of ligament of head of femur)는 소아에서 중요한 혈액 공급원이 된다. Femoral neck fracture와 anterior dislocation에서 이러한 대퇴골두 혈액 공급이 자주 단절(disruption) 되는 것(avascular necrosis [AVN] of femoral head 무혈성 괴사)으로 알려져 있다.

 다음은 엉덩이 부위의 표면 해부학에 관한 문제이다. superior gluteal nerve and aretry(가)와 inferior gluteal nerve and artery(나)가 나오는 부위를 그림에서 바르게 표시한 것은?

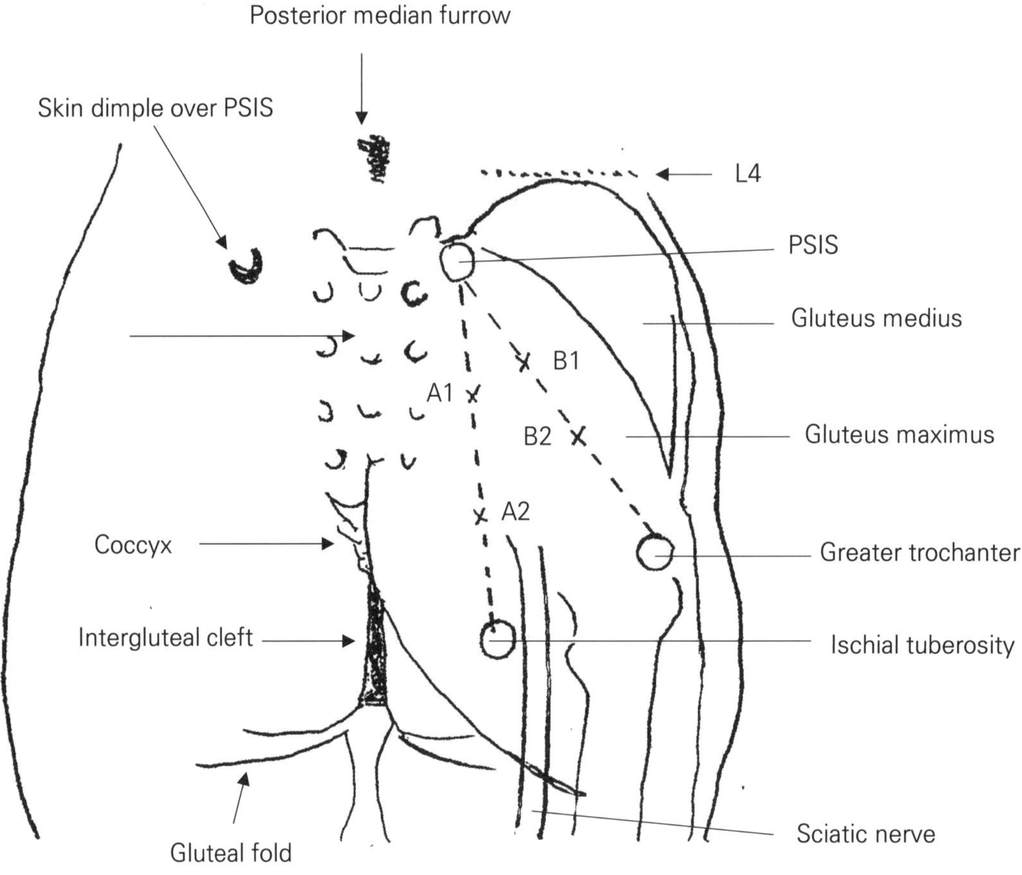

① 가 - B1 나 - A1   ② 가 - B1 나 - A2
③ 가 - B2 나 - A1   ④ 가 - B2 나 - A2

정답 ②

설명 superior gluteal nerve and aretry가 나오는 부위는 PSIS와 greater trochonter를 잇는 선의 upper 1/3이고 inferior gluteal nerve and aretry가 나오는 부위는 PSIS와 ischial tuberosity를 잇는 선의 lower 1/3이다.

234 다음은 허벅지(Thigh)를 뒤에서 본 것으로 femoral artery와 주요 분지(branches)를 설명하고 있다. 그림에서 표시한 구조물(A-D)에 대한 아래 설명 중 바르지 <u>않은</u> 것은?

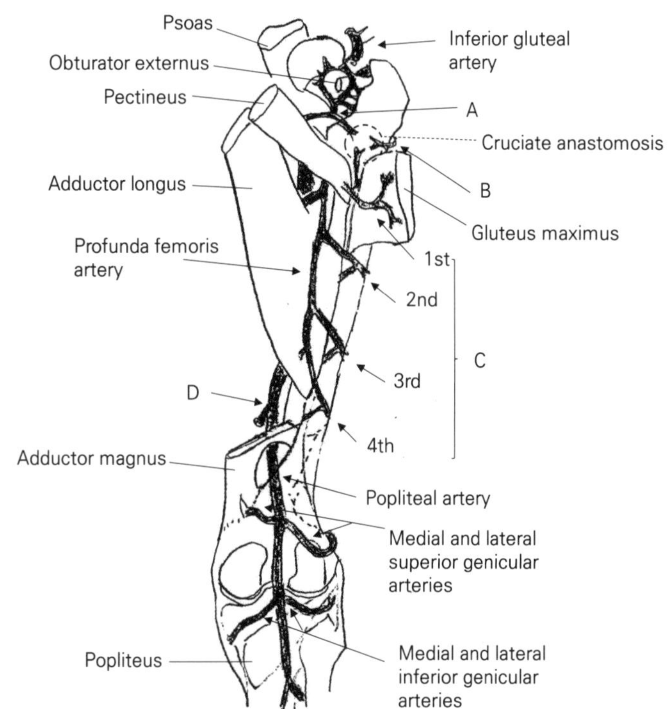

① A는 medial circumflex femoral a.이다

② B는 sartorius와 rectus femoris 사이를 통과한다

③ C는 adductor magnus를 통과하여 hamstring m.을 담당한다

④ D는 adductor canal을 통과한다

⑤ 모두 맞다

정답 ②

설명 femoral artery는 femoral sheath에 싸여 inguinal ligament 아래로 내려와 adductor longus 앞에서 아래로 진행하여 adductor canal을 통해서('D') 뒤로 가 popliteal artery가 되며, iliopsoas 앞에서 분지된 profunda femoris a.는 먼저 가지를 내는데 medial circumflex femoral artery('A')는 iliopsoas와 pectineus 사이로 들어가 femoral neck을 타고 돌며, lateral circumflex femoral artery('B')는 sartorius와 rectus femoris 아래로 들어가 ascending, transverse and descending branches를 낸다. 다음으로 pectineus와 adductor longus 사이로 들어온 profunda femoris a.는 perforating branches(1st-4th)('C')를 내는데, 이들은 adductor brevis 위로(1st), 뚫고 (2nd), 또는 아래로(3rd, 4th) 지나서 뒤에 있는 adductor magnus를 통과하여 마침내 semitendinosus, biceps femoris, semimembranosus와 같은 hamstring muscles에 도달한다. 상기 그림에는 adductor brevis가 생략되어 있다.

235 다음은 femoral artery(Right)와 branches를 나타내는 angiogram 사진이다. 혈관의 주행에 관한 아래 설명 중 바르지 <u>않은</u> 것은?

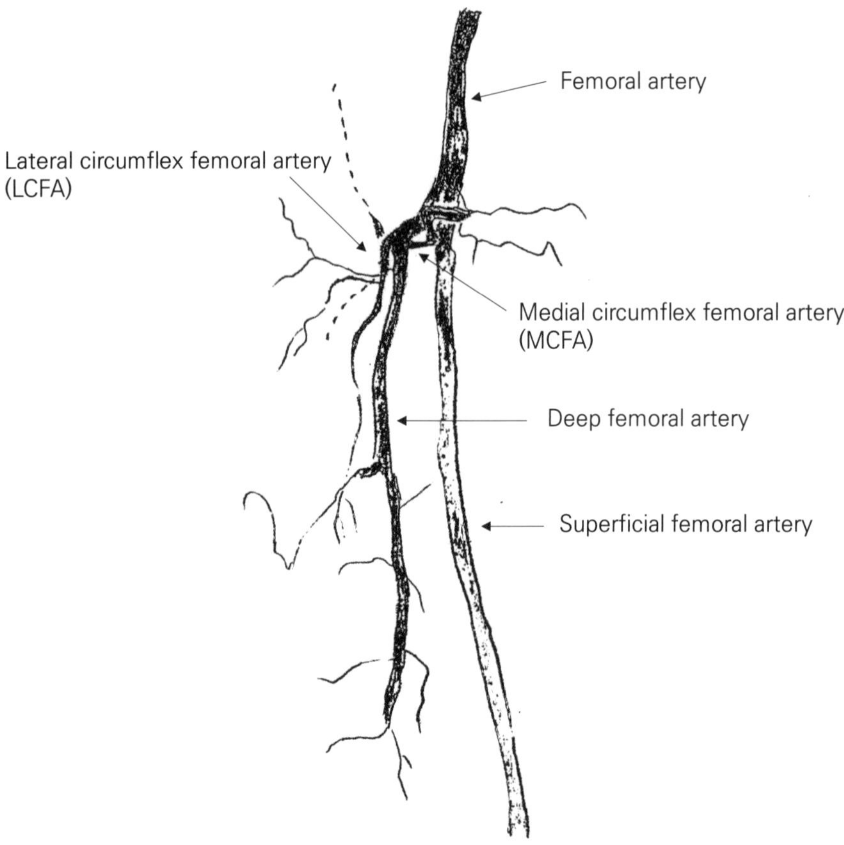

① femoral artery - running inside femoral sheath

② medial circumflex femoral a.(MCFA) - running posterior around femoral neck

③ lateral circumflex femoral a.(LCFA) - running anterior around femoral neck

④ deep femoral artery - running posterior to adductor magnus

⑤ superficial femoral artery - running inside adductor canal

정답 ④

설명 femoral artery angiogram(대퇴동맥 혈관 조영 영상)에 익숙하는 것이 필요하며 혈관의 경로는 보기와 같다. '4' deep femoral artery는 adductor magnus 앞으로 달리고(running anterior to adductor magnus) 있으며 4개의 perforating branches가 adductor magnus를 뚫고 뒤에 있는 hamstring 근육에 도달한다.

236 무거운 물건을 들거나 기침을 할 때 다음 그림과 같은 사타구니(groin) 부위에 덩어리 (lump)가 만져져 내원한 환자에 대하여 femoral hernia라고 진단되었다. 이 환자에 대하여 내부 장기(intestine)가 탈장되어 만져지기까지의 경로에 대한 설명 중 바르지 <u>않은</u> 것은?

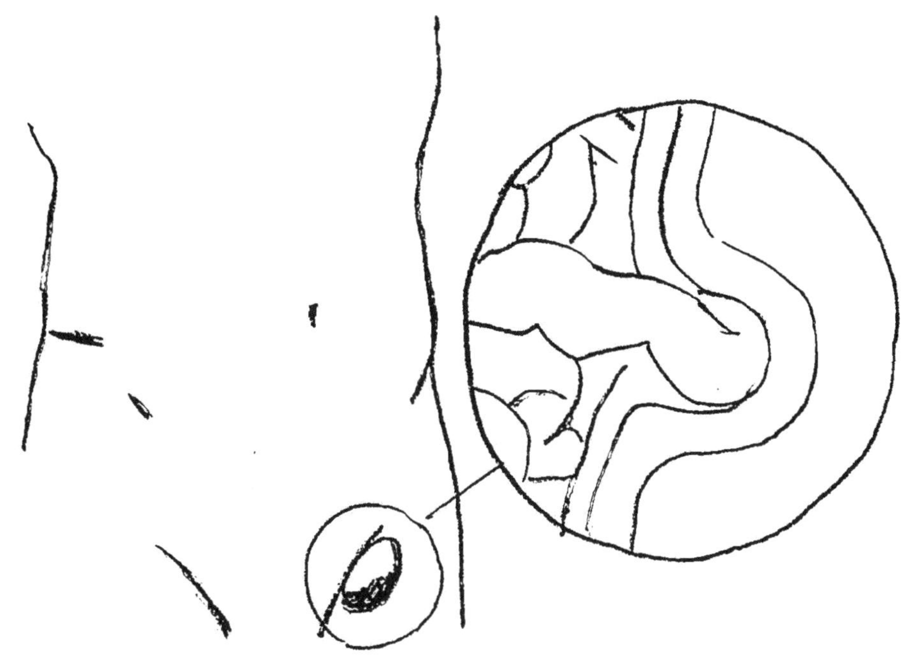

① inguinal ligament의 뒤쪽　　　　② femoral vein의 가쪽

③ lacuna ligament의 가쪽　　　　④ pectineal ligament의 앞쪽

⑤ 모두 맞다

정답 ②

설명 Femoral triangle의 구성을 보면 boundary는 inguinal ligament, sartorius, adductor longus, roof는 fascia lata, floor는 iliopsoas, pectineus이며 contents는 가쪽부터 안쪽으로 femoral nerve(이하 femoral sheath에 싸여 있음), femoral a, femoral v, femoral canal including lymphatics and fat으로 되어 있다. femoral hernia 는 femoral canal을 통해서 탈장이 일어난 경우이며 pubic tubercle의 아래·가쪽 ((inferolateral)에서 발생한다. 이는 inguinal hernia가 pubic tubercle의 위·안쪽 (superomedial)에서 발생하는 것과 대비된다. femoral canal의 경계를 보면 보기와 같다. 보기 '2'는 femoral vein의 안쪽이 맞는 표현이다.

237 다음은 Bridge Pose라는 요가 동작이다. 이 동작으로 강화되는(strengthen) 근육과 <u>거리</u> <u>가 먼</u> 것은?

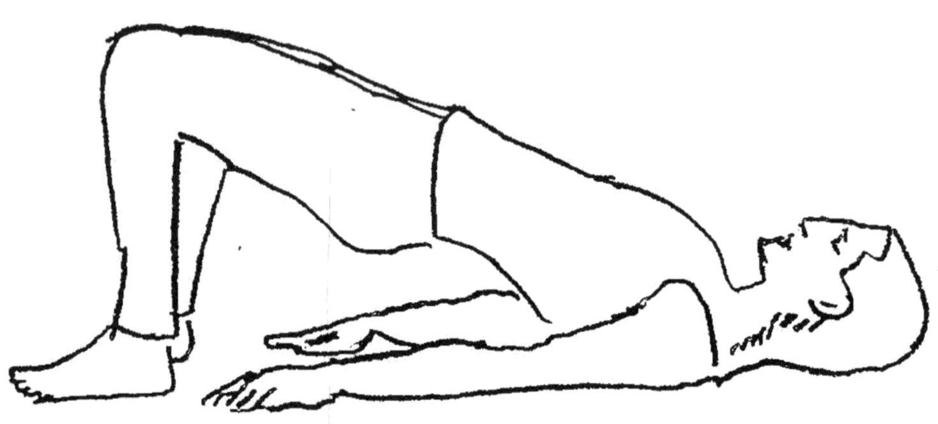

① hamstring muscles

② gluteus maximus

③ iliopsoas

④ erector spinae

⑤ 모두 맞다

정답 ③

설명 그림과 같은 요가 자세를 수행하는 데 hamstring(knee flexor), gluteus maximus(hip extensor), erector spinae(spine extensor)가 모두 필요하다. 하지만 iliopsoas는 spine flexor이므로 관련이 없다.

238 다음 그림은 gluteal region의 일부 근육을 나타낸 것이다. 그림에서 'A'로 표시한 근육에 관한 설명 중 바르지 <u>않은</u> 것은?

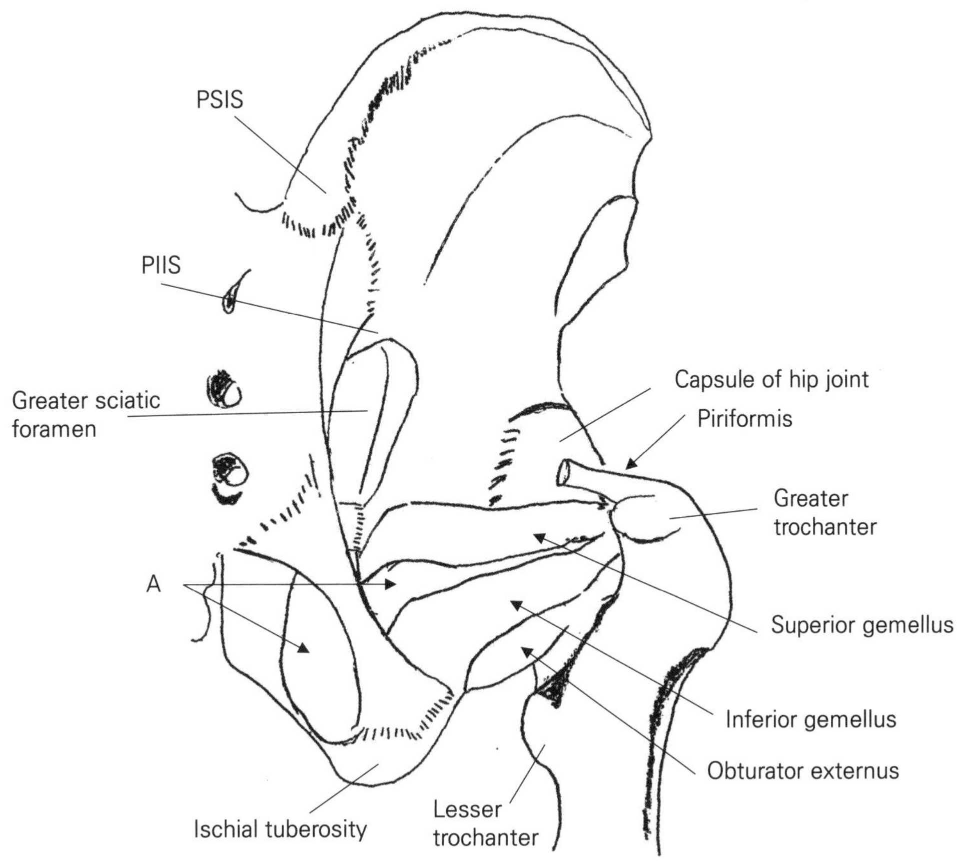

① 해당 근육은 obturator internus이다

② 해당 근육의 지배신경은 superior gemellus도 지배한다

③ piriformis 아래로 나온 sciatic nerve는 해당 근육의 뒤쪽으로 내려간다

④ 해당 근육의 지배신경은 quadratus femoris 지배신경보다도 상위 척수에서 나온다

⑤ 모두 맞다

정답 ④

설명 근육 'A'의 지배신경인 nerve to obturator internus는 sacral plexus의 posterior division L5-S2에서 나오며, nerve to quadratus femoris는 posterior division L4-S1 에서 나온다. 즉, nerve to obturator internus는 nerve to quadratus femoris보다도 하위 척수에서 나온다.

 다음 그림은 sacral plexus(L$_4$-S$_4$)를 설명하고 있다. 아래 열거한 이 신경 분지의 이름이 바르지 <u>않은</u> 것은?

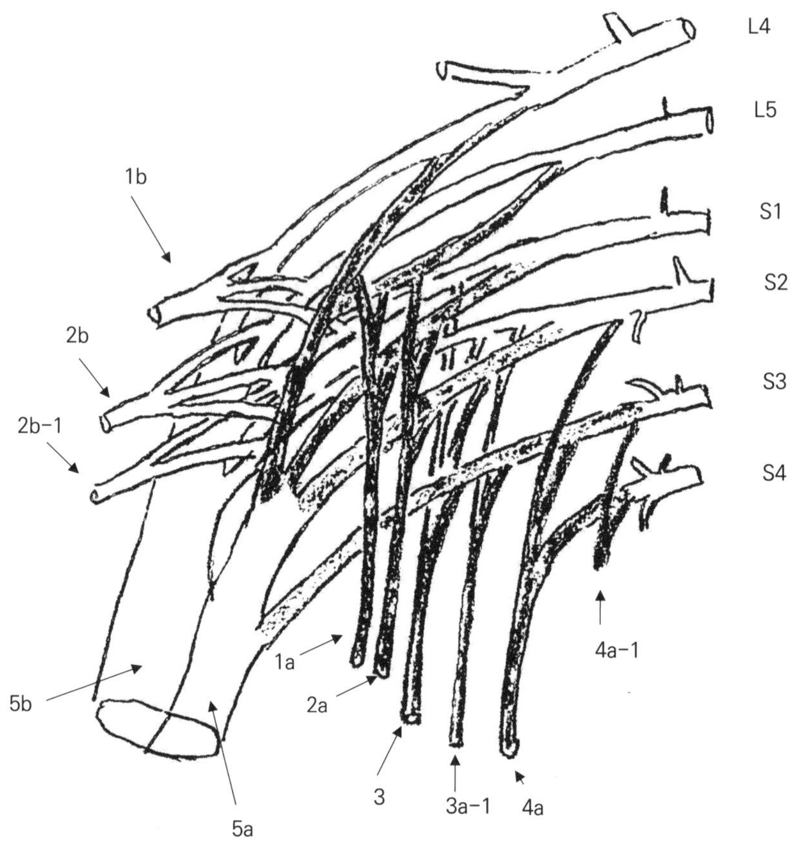

① 1a - nerve to quadratus femoris, inferior gemellus

② 2a - nerve to obturator internus, suerior gemellus

③ 3 - posterior femoral cutaneous nerve

④ 4a - pudendal nerve

⑤ 5a - common peroneal nerve

정답 ⑤

설명 Sacral plexus는 척수신경 L4-S4의 ventral rami로 구성되며 parietal pelvic fascia 뒤에 있으며 pyriformis 앞에 위치한다. superior and inferior gluteal vessels가 sacral plexus 사이를 통과하여 지난다. 그 분지(branches)는 그림과 같으며 '5a'는 tibial nerve에 해당한다.

　　　　　　　　　　　　　　　　　　　　　　　　24장 | 다리 1 (Lower limb)

240 오른쪽 엄지발가락에 다음 사진(화살표)과 같은 병변이 발생하였으나 방치하고 있다가 오른쪽 사타구니 림프절에 무통성 종괴가 발견되어 생검(biopsy) 결과 피부암(malignant melanoma)으로 판명된 이 환자에 대해서 아래 설명 중 바르지 <u>않은</u> 것은?

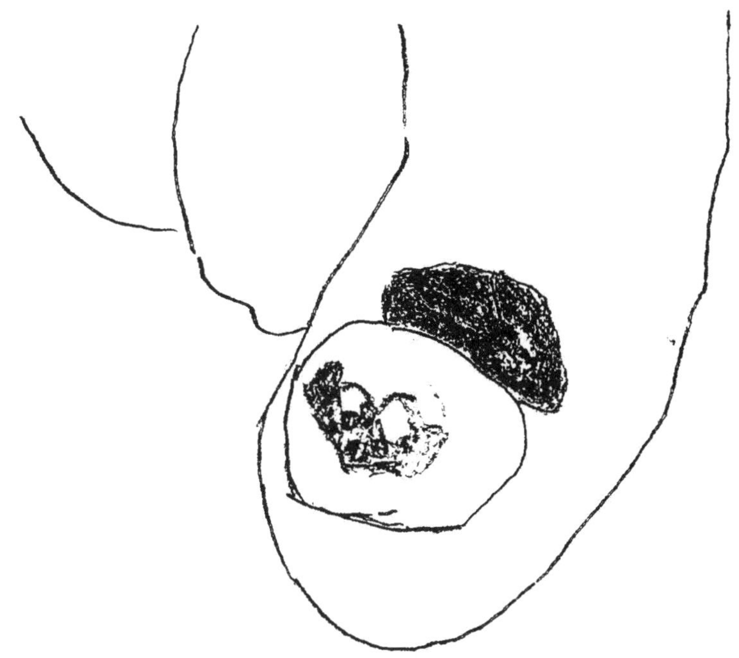

① 암세포는 림프관 전이되었다

② 암세포가 전이된 림프절은 superficial inguinal lymph node이다

③ 엄지발가락의 림프관은 great saphenous vein을 따라 주행한다

④ 엄지발가락의 림프관은 popliteal lymph node를 경유한다

⑤ 모두 맞다

정답 ④

설명 하지의 림프관은 크게 anteromedial bundle과 posterolateral bundle로 나눌 수 있으며 anteromedial lymphatics는 great saphenous vein을 따라서 superficial inguinal LN(inferior group)로 들어가고, posterolateral lymphatics는 small saphenous vein을 따라서 popliteal LN로 들어가고 나중에 deep inguinal LN로 들어간다. 엄지발가락 부위의 림프관은 great saphenous vein을 따라 주행하며 small saphenous vein을 따라가지 않는다.

25장

다리 2 (Lower limb)

 다음 사진과 같이 왼쪽 다리의 사타구니 부위(X 표시)에 칼에 찔린 상처(자상, stab wound)를 입은 환자가 검사 결과 신경 손상(femoral nerve)을 입은 것으로 판정되었다. 예상되는 증상으로 바르지 <u>않은</u> 것은?

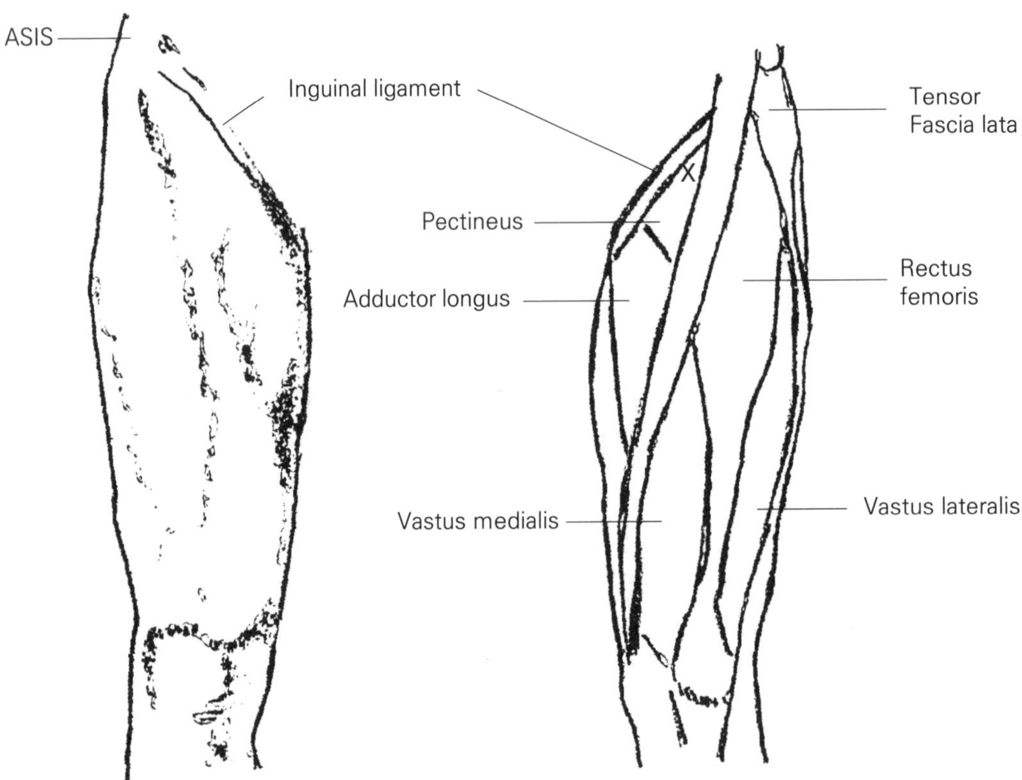

① flexion of thigh - 감소

② extension of leg - 소실

③ sensory of anterior thigh - 소실

④ sensory of medial leg - 소실

⑤ 모두 맞다

정답 ⑤

설명 femoral nerve 손상이다. femoral nerve의 지배를 받는 근육은 pectineus(adduction), sartorius(cross-legged tailor), quadriceps femoris(RF-thigh flexion, leg extension; VL, VI, VM-leg extension), articularis genu(synovial membrane elevation) 등이며 감각 지배의 영역은 anterior thigh, medial leg 등이다.

 다음 그림은 knee joint 부근의 근육 부착을 나타낸다. 아래에서 A-C로 표시한 부분의 설명이 바른 것은?

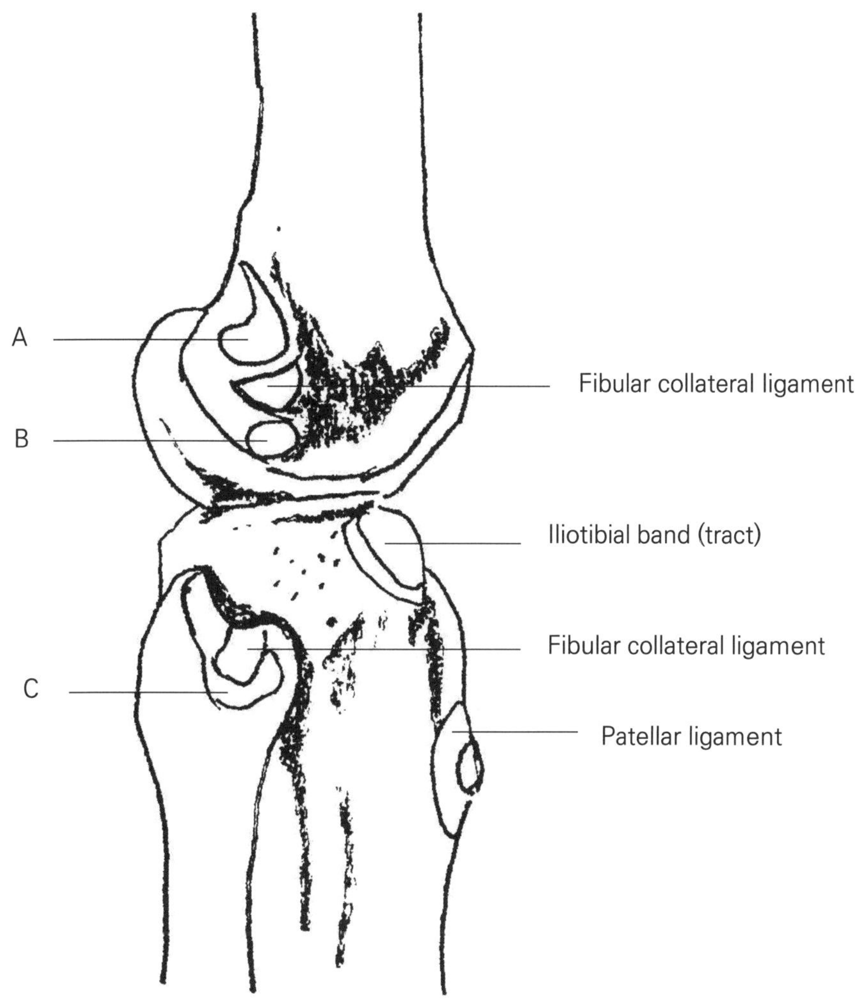

① A - medial gastrocnemius   ② B - plantaris

③ C - peroneus longus   ④ 모두 맞다

⑤ 모두 틀리다

정답 ⑤

설명 무릎의 가쪽 부위를 나타낸 것으로 lateral collateral ligament 주변의 근육 부착을 묻는 문제이다. 그림에서 A는 lateral gastrocnemius, B는 polpiteus, C는 biceps femoris를 나타낸다.

 다음 그림은 meniscus injury에 대한 기전을 설명하고 있다. 이 환자의 McMurray test 결과는 어떻게 나오겠는가?(단, ER은 external rotation, IR은 internal rotation을 의미함)

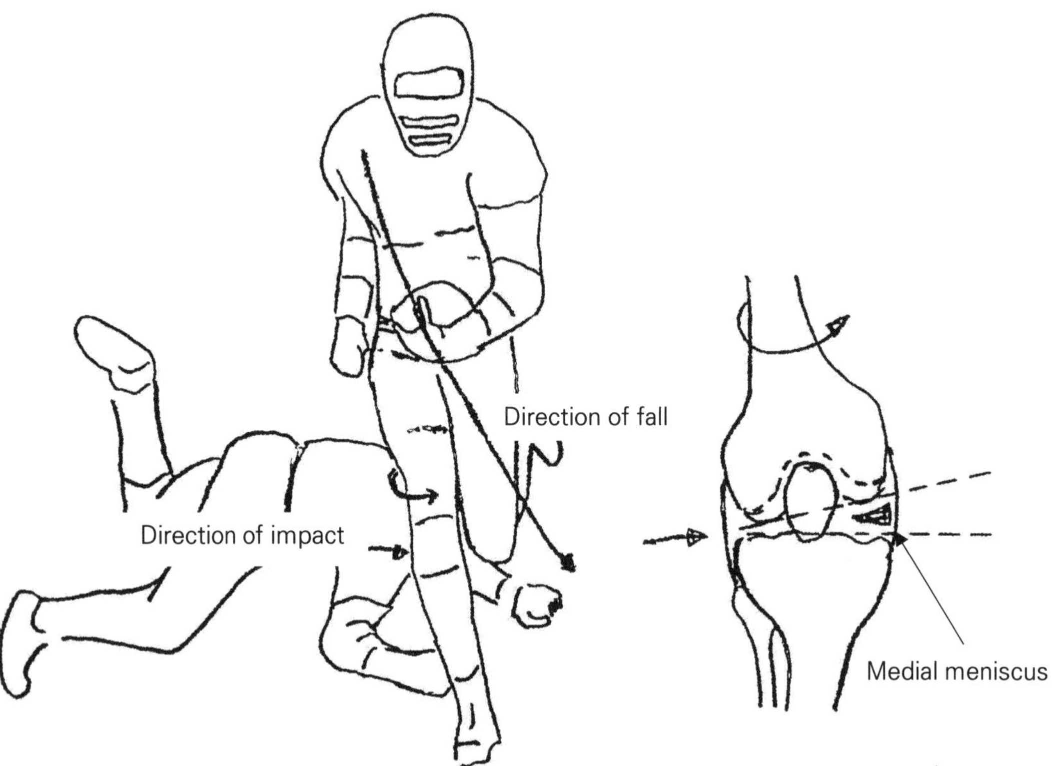

① valgus stress of leg, ER에 통증을 느낀다

② varus stress of leg, ER에 통증을 느낀다

③ valgus stress of leg, IR에 통증을 느낀다

④ varus stress of leg, IR에 통증을 느낀다

⑤ 모두 맞다

정답 ①

설명 Meniscus injury(반월판연골 손상)에 대한 McMurray test는 연골판이 손상받을 당시와 동일한 방향의 힘을 가하였을 때 나타나는 통증을 확인하는 것이라 할 수 있다. 그림과 같이 medial meniscus 손상이 발생하는 경우는 valgus stress하에서 상부의 femur가 knee joint 기준으로 internal rotation(즉, 상대적으로 tibia가 knee joiont 기준으로 external rotation-McMurray test)하여 발생한다.

 다음 사진은 스키를 타다가 다른 사람과 부딪쳐 왼쪽 무릎에 심한 통증과 부종이 있는 환자의 이학적 검사(McMurray test)를 하고 있는 사진이다. 이 환자가 나중에 MRI, 관절 내시경 등으로 안쪽 반월상 연골 후각부 파열(tearing of posterior horn of medial meniscus)로 확진되었다면 아래 검사(테스트)에서 양성을 보일 것으로 예상되는 것은?

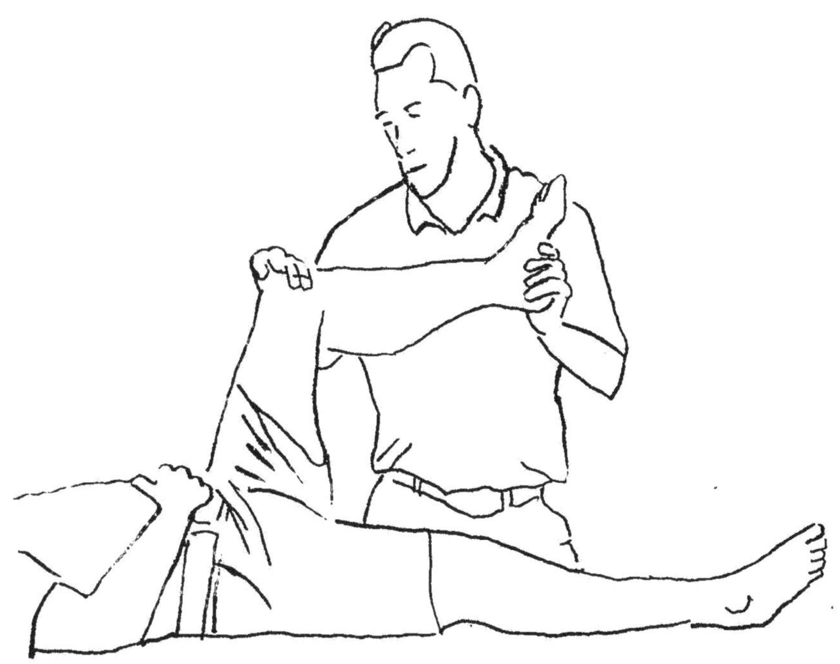

① varus stress+internal rotation of leg

② varus stress+external rotation of leg

③ valgus stress+internal rotation of leg

④ valgus stress+external rotation of leg

정답 ④

설명 무릎의 medial meniscus 손상이 있는 경우에는 valgus stress+external rotation of leg에 통증 반응이 있으며, 반면에 무릎의 lateral meniscus 손상이 있는 경우에는 varus stress+internal rotation of leg에 환자는 통증을 호소한다.

245 다음은 무릎의 십자인대(cruciate ligament)의 injury 유무를 알기 위한 테스트(Drawer test)이다. anterior cruciate ligament(ACL)가 파열되었을 때에 해당하는 것을 고른다면?(단 PCL은 posterior cruciate ligament임)

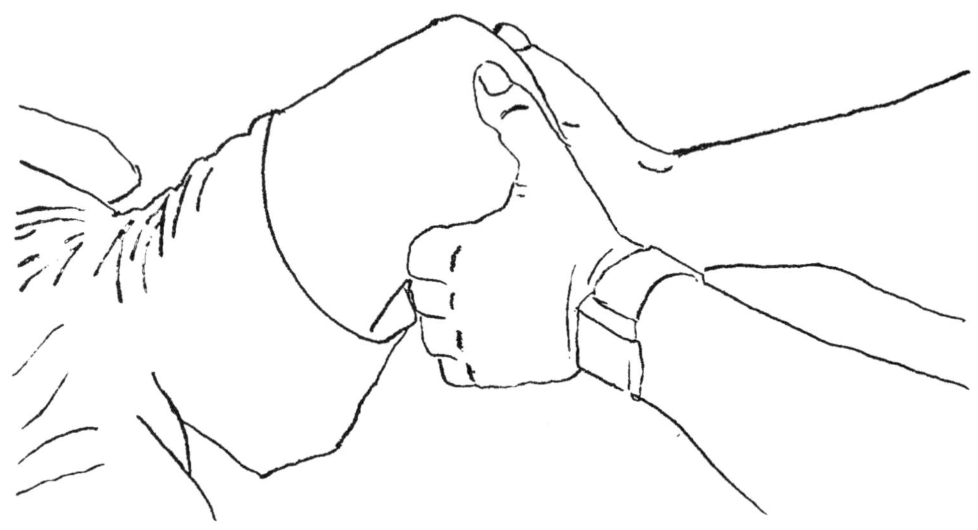

① 앞으로 당겼을 때 무릎이 딸려 온다
② 뒤로 밀었을 때 무릎이 딸려 간다
③ ACL은 medial femoral condyle 안쪽 면에 부착되어 있다
④ PCL은 lateral femoral condyle 안쪽 면에 부착되어 있다
⑤ PCL 파열 유무가 본 테스트(drawer test) 결과에도 큰 영향을 준다

정답 ①

설명 ACL은 medial tibial condyle(앞쪽)과 lateral femoral condyle(안쪽)을 이어 주는 인대이다. 이 인대가 끊어졌을 때는 그림에서와 같이 tibia를 당겼을 때 lateral femoral condyle이 이 인대를 잡아 주지 못하므로 딸려 온다. 반면에 PCL은 lateral tibial condyle(뒤쪽)과 medial femoral condyle(안쪽)을 이어 주는 인대이며, 이 인대의 손상이 오면 tibia를 두 손으로 잡고 뒤로 밀었을 때 medial femoral condyle이 이 인대를 잡아 주지 못하므로 딸려 간다.

246 다음은 오른쪽 무릎 관절(tibial side)을 나타내는 그림이다. 아래에서 anterior cruciate ligament(가)와 posterior cruciate ligament(나)에 해당하는 것은?

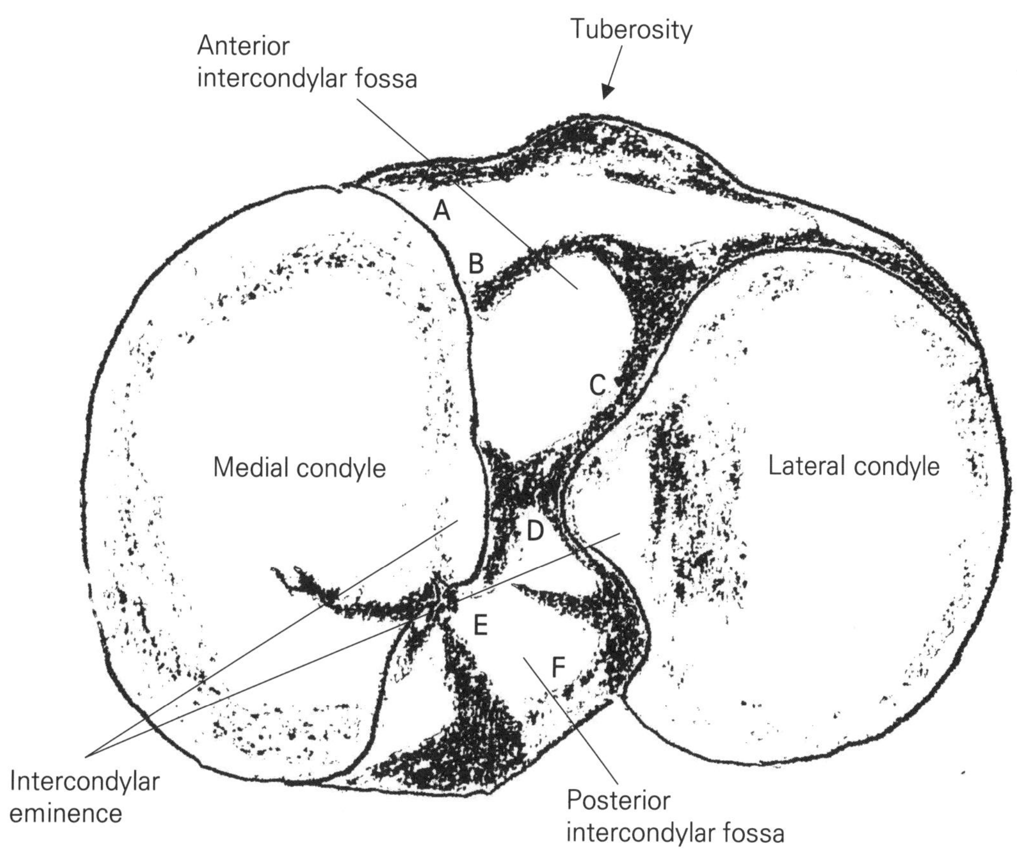

① 가 - A 나 - F
② 가 - B 나 - E
③ 가 - C 나 - D
④ 가 - A 나 - E
⑤ 가 - B 나 - F

정답 ⑤

설명 Tibial plateau(flat top part of tibia)라고 불리는 부위는 knee joint를 이루는 tibia 부위이며 상기 그림과 같다. 그림에서 각 부위(A-F)에 부착하는 구조물은 다음과 같다.

A - medial meniscus(anterior horn), B - anterior cruciate ligament, C - lateral meniscus(anterior horn), D - lateral meniscus(posterior horn), E - medial meniscus(posterior horn), F - posterior cruciate ligament(암기법 **MAL LiMP**)

247 다음 그림은 어느 신경의 cutaneous branch를 나타낸다. 아래 보기에서 이 신경이 지배
하는 근육이 아닌 것을 고른다면?

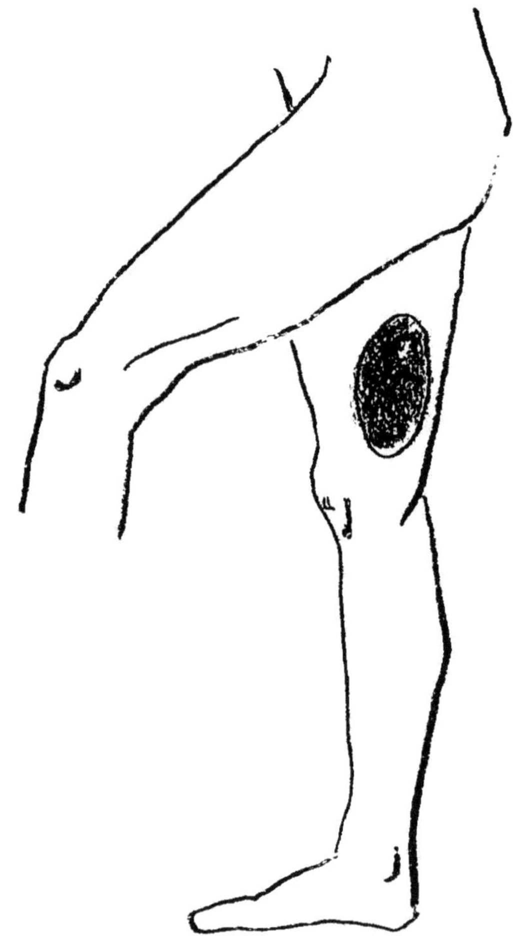

① adductor longus

② obturator internus

③ adductor brevis

④ gracilis

⑤ adductor magnus

정답 ②

설명 그림에서 나타낸 부위의 감각을 담당하는 신경은 obturator nerve(L2-4)이다. 이 신경
이 지배하는 것은 pectineus, adductor longus, adductor brevis, gracilis, skin of
medial thigh(이상 anterior branch) obturator externus, adductor magnus(이상
posterior branch) 등이다.

248 다음 사진은 무릎의 내반슬(bowlegs, genu varum)과 외반슬(knock-knees, genu valgum)을 보여 준다. Q-angle(quadriceps angle)에 대한 다음 설명 중 바르지 <u>않은</u> 것은?

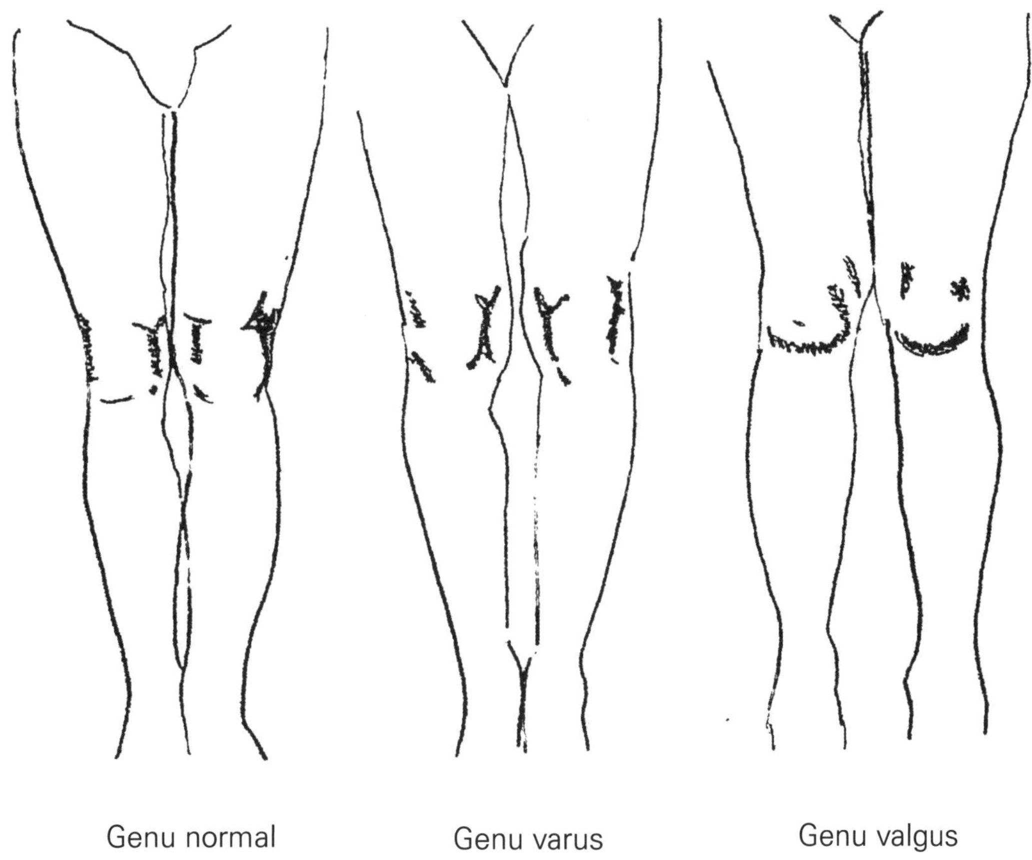

① ASIS-center of patella 선과 center of patella-tibial tuberosity 선 사이의 각이다

② genu varum에서 Q-angle은 작아진다

③ genu valgum에서 Q-angle은 커진다

④ 정상은 12°-20°이다

⑤ genu varum은 흔히 coxa vara와 동반된다

정답 ⑤

설명 무릎의 외반슬(genu valgum), 내반슬(genu varum)을 다룰 때 Q-angle을 측정하며 정상은 12°-20°이다. 흔히 genu varum은 coxa valga(외반고)와 genu valgum은 coxa vara(내반고)와 동반된다.

249 다음 사진은 정상인(왼쪽)과 비교한 무릎 골관절염(osteoarthritis; 병변 부위 meniscus 가 닳아져 bone이 노출되고 염증이 있는 상태) 환자(오른쪽)의 사진이다. 아래 설명 중 바르지 <u>않은</u> 것은?

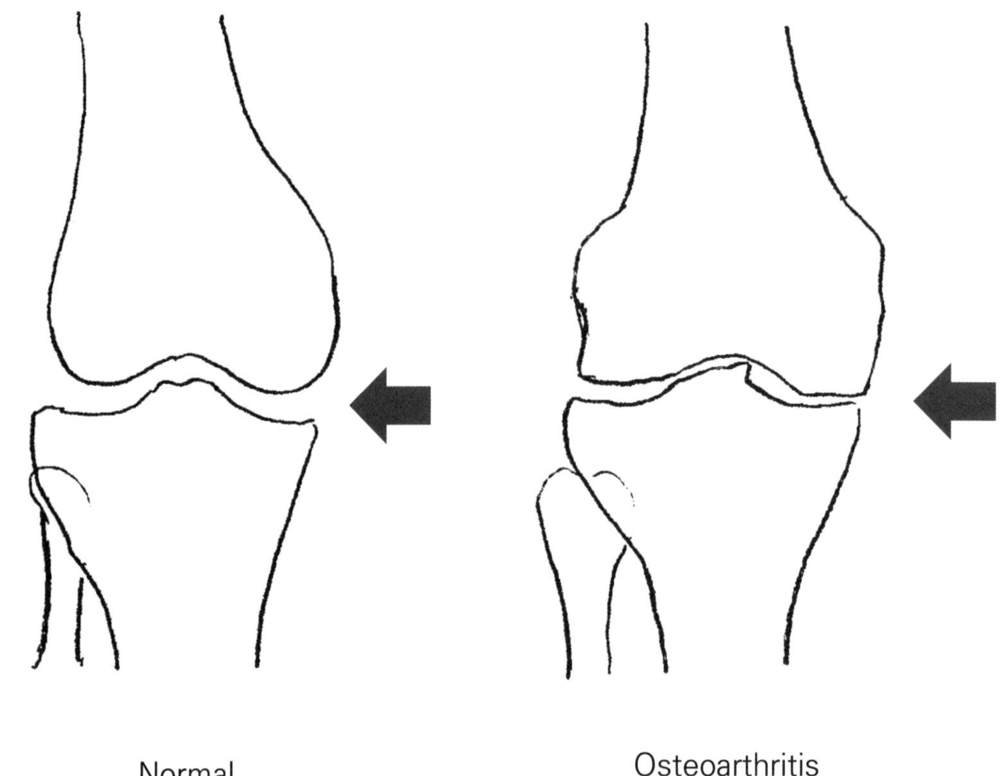

① 안쪽(medial side)의 joint space가 좁아져 있다

② Q-angle은 증가하였다

③ genu varus 상태이다

④ 병변 부위는 medial meniscus이다

⑤ 과도한 염증성 joint fluid는 synovial membrane에서 분비된다

정답 ②

설명 무릎 부위의 골관절염(osteoarthritis)에 따른 Q-angle의 변화를 물어보는 문제이다. medial meniscus가 손상되면 같은 부위의 joint space가 좁아지고 무릎은 genu varus 상태가 되며 Q-angle은 감소한다. 염증 물질은 knee joint를 감싸고 있는 synovial membrane에서 분비된다.

250 다음 사진은 오른쪽 엉덩 관절(hip joint)에 병변(B)이 있을 때 정상인(A)처럼 왼쪽 엉덩이를 들어 올리지 못하고 처져 버리는 것을 나타낸다(Trendelenburg's sign). 그렇다면 이 때 오른쪽 엉덩이를 강하게 잡아 주어 왼쪽 엉덩이를 들게끔 해 주는 근육(사진에서 표시된 근육 다발)은 무엇인가?

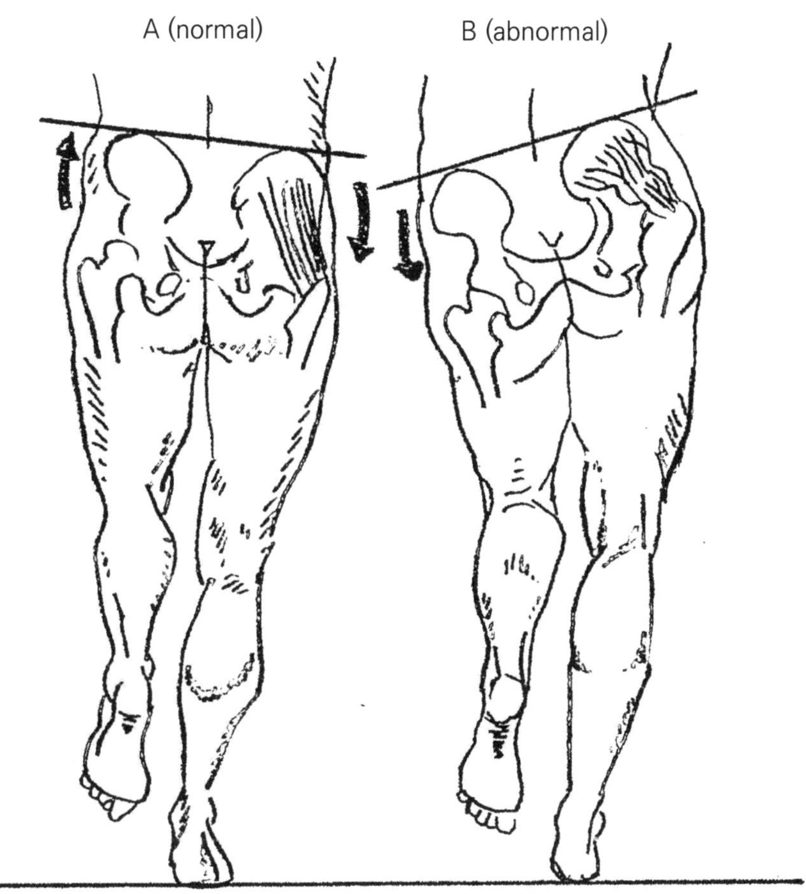

① gluteus medius and minimus　　② iliopsoas

③ gluteus maximus　　④ adductors longus, brevis and magnus

정답　①

설명　Hip joint에 fracture(골절) dislocation(탈골), paralysis(마비) 등의 병변이 있을 때 동측으로 서는 것(이때는 동측의 hip joint abductor 근육의 작용이 반드시 필요함)이 어렵게 되고 따라서 반대쪽의 엉덩이가 올라가지 못하게 되는데 이를 Trendelenburg's sign이라고 한다. 대표적인 hip joint abductor로는 gluteus medius와 gluteus minimus가 있다.

다리 3 (Lower limb)

251 사진 속의 인물이 걷는 현재의 상태에서 gait cycle상 오른발의 동작(heel-strike)에 중요한
역할을 하는 근육 가운데 '앞으로 쏠리는 상체를 잡아 주는' 역할을 하는 근육은 무엇인가?

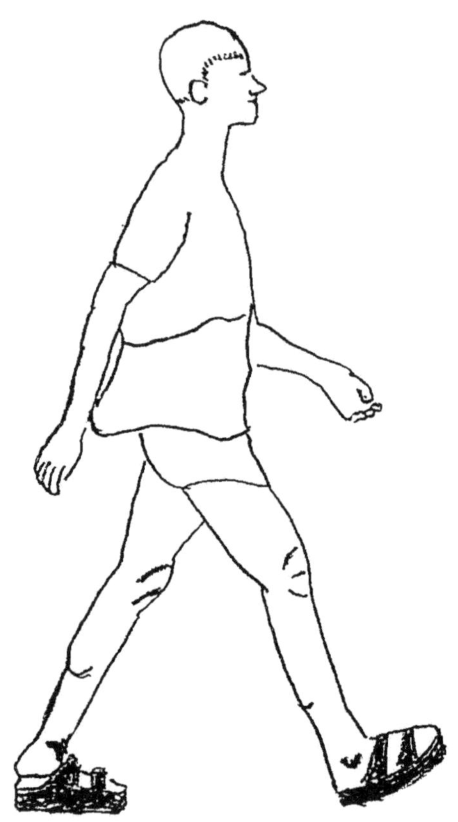

① iliopsoas

② hamstring

③ gluteus medius

④ gluteus maximus

⑤ rectus abdominis

정답 ④

설명 locomotion(보행)에서 두 발의 상태는 stance phase와 swing phase로 나뉘며,
stance phase는 다시 heel-strike, mid-stance, toe-off로 나눌 수 있다. 그림에서 오
른발은 현재 heel-strike 상태이며 이때 작용하는 근육은 gluteus maximus(keeping
forward movement decelerated), quadriceps femoris(keeping hip flexed and
knee extended), anterior leg muscles(keeping ankle dorsiflexed) 등이다. Gluteus
maximus 작용은 원위부(gluteal tuberosity of femur)에서 근위부(sacrum)를 당긴다고
상상해 보면 앞으로 쏠리는 몸을 엉덩이 부위에서 뒤로 잡아 주는 역할(keeping forward
movement decelerated)을 이해할 수 있다.

　　　　　　　　　　　　　　　　　　　26장 ㅣ 다리 3 (Lower limb)

252 다음은 주로 의자 등에 앉는 시간이 많은 생활 습관(sedentary lifestyle having little physical activity)을 갖는 사람에게서 발생하는 lower crossed syndrome(하부 교차 증후군)을 설명하는 그림이다. 아래 보기의 설명 중에서 바르지 못한 것은?

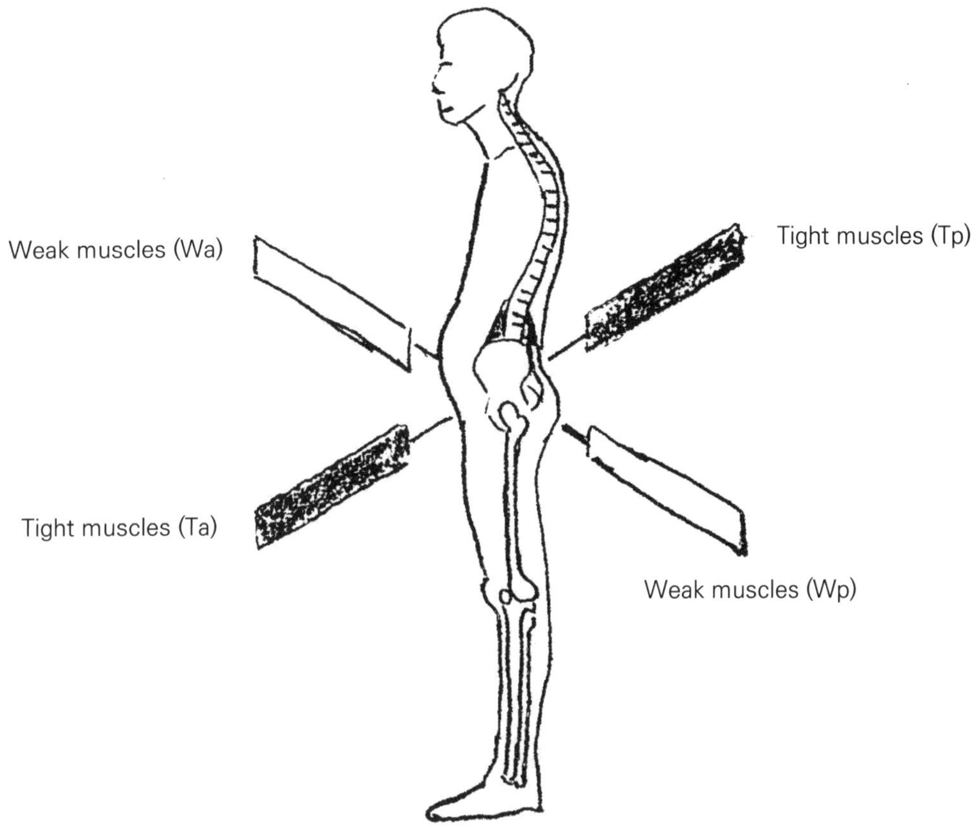

① Wa - rectus abdominis
② Wp - gluteus maximus and medius
③ Ta - iliopsoas and rectus femoris
④ Tp - lumbar erector spinae
⑤ 모두 맞다

정답 ⑤

설명 실내에서 생활하는 시간이 많아진 현대인에게 있어 lower crossed syndrome을 호소하는 성인, 특히 노인층이 많아진 것은 사실이며 이는 생활에서 운동이 필요하다는 것을 의미한다. 그림에서와 같이 허리를 중심으로 X 자형으로 약해진(weak) 근육과 뻣뻣한(tight) 근육이 나타나며 그 근육은 보기와 같다. lower crossed syndrome은 세부적으로 type A와 Type B가 있다.

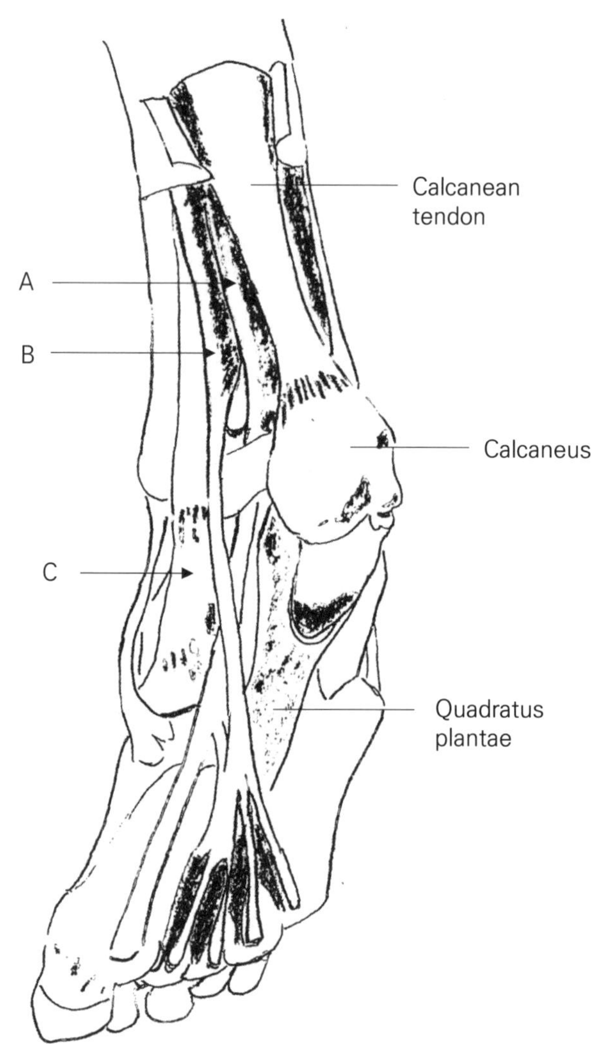

① A가 이는 곳(origin)은 fibula의 posterior surface이다

② B는 sustentaculum tali 아래를 지난다

③ B는 palanges의 distal phalanges에 닿는다(insertion)

④ C의 origin은 posterior surface of tibia, medial surface of fibula이다

⑤ C는 medial arch of foot을 지지(support)하는 핵심 근육이다

정답 ②

설명 A-C 근육(힘줄)은 medial malleolus 부근에서 서로 교차하며 flexor retinaculum(FR) 아래를 지나는데 TP(tibialis posterior, C)는 FR에 도달하기 전에, 그리고 FHL(flexor hallucis longus, A)는 FR를 지나고 나서, 차례로 FDL(flexor digitorum longus, B)의 깊은 곳으로 교차해 들어간다. 이때 sustentaculum tali 아래를 지나는 것은 FHL이다.

254 다음 그림은 종아리(leg) 단면을 나타낸 것으로 오른쪽을 아래서 본 것이다. 그림에서 A-C 로 표시된 것에 대한 설명으로 바르지 <u>않은</u> 것은?

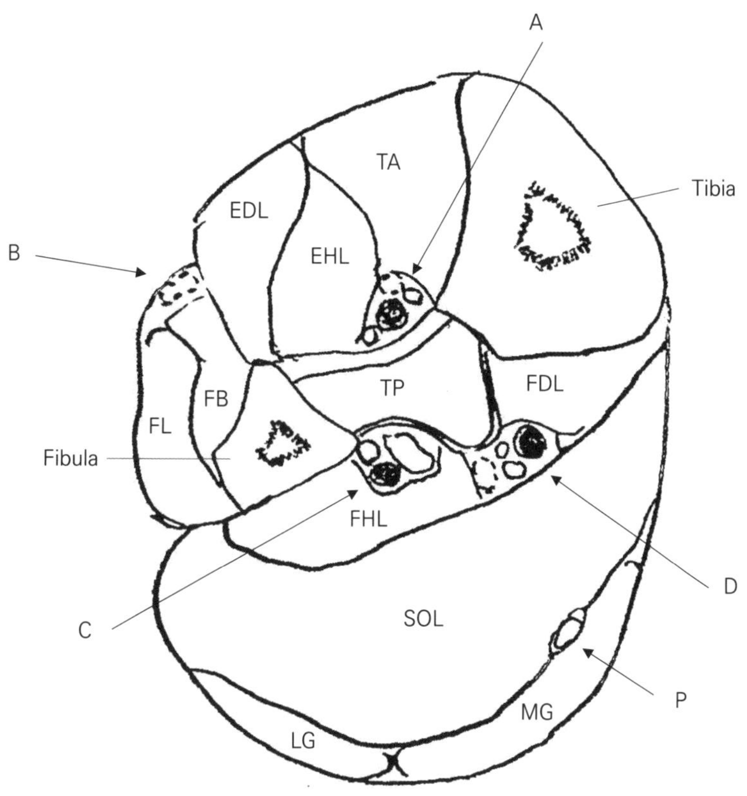

① anterior extensors를 담당하는 신경이 'A'에 있다

② peroneus longus and brevis를 담당하는 신경은 'B'이다

③ peroneus longus and brevis를 공급하는 혈관은 'C'이다

④ soleus를 공급하는 혈관은 'D'에 있다

⑤ 모두 맞다

정답 ⑤

설명 Leg compartments(다리 구획)는 intermuscular septums와 interosseous membrane 에 의해 anterior, lateral 그리고 posterior compartments(superficial, deep)로 나 뉜다. 'A'는 anterior tibial vessels 및 deep peroneal nerve이고 'B'는 superficial peroneal nerve, 'C'는 peroneal vessels, 'D'는 posterior tibial vessels 및 tibial nerve이다.

255 오토바이 동호회원인 A 씨는 오토바이 운전 중에 지나가는 차에 오른쪽 무릎 가쪽 부위를 부딪쳐 fibular head 부위가 심하게 부어올라 내원하였다. 내원 시 오른쪽 발끝을 들지 못해(foot drop) 바닥에 부딪히므로 무릎을 과도하게 들어 올려 바닥을 딛는 걸음(stepage gait)을 하였다. 다음 감각신경 검사에서 감각 소실이 예상되는 영역으로 바르지 <u>않은</u> 것은?

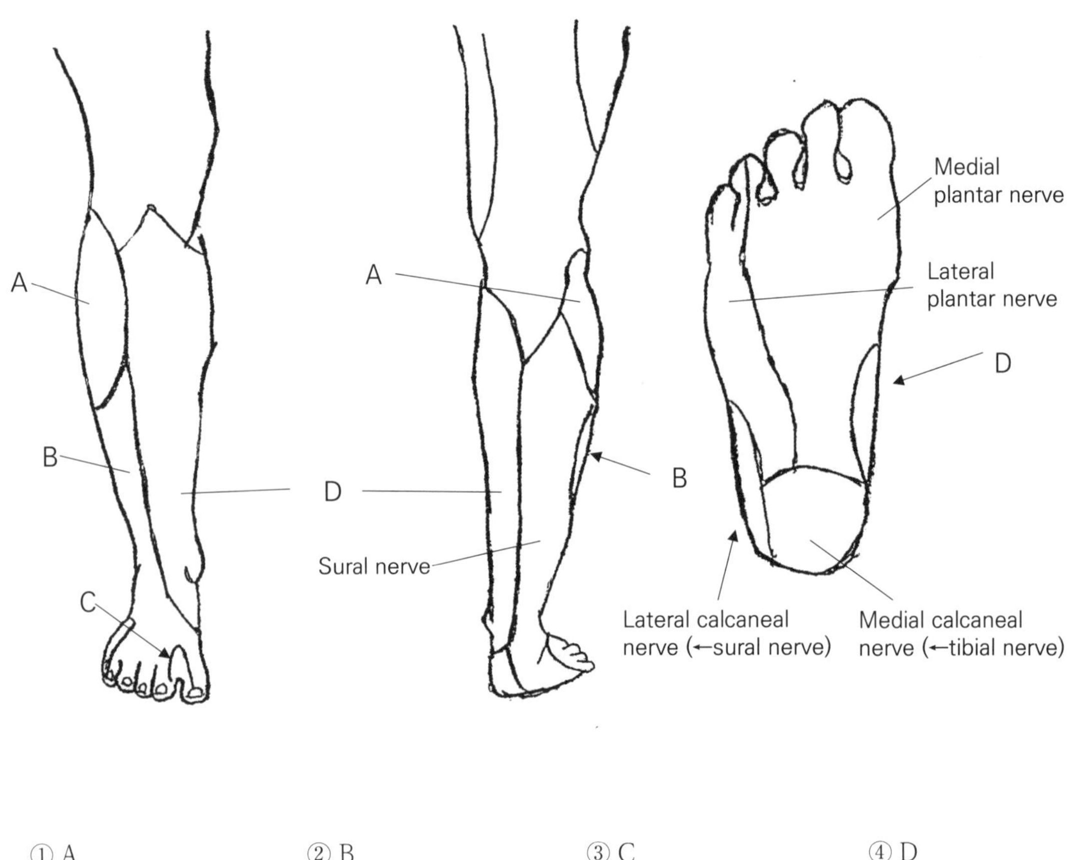

① A   ② B   ③ C   ④ D

정답 ④

설명 Fibular neck fracture에서 흔히 손상받는 신경은 common peroneal nerve이며 이는 superficial peroneal nerve(loss of eversion)와 deep peroneal nerve(loss of dorsiflexion)의 손상을 포함한다. 이때 동반되는 감각 손실의 해당 신경지배를 보면 'A'는 lateral sural cutaneous nerve(common peroneal nerve branch), 'B'는 superficial peroneal nerve, 'C'는 deep peroneal nerve이다. 'D'는 saphenous nerve(femoral nerve branch)가 지배한다.

 다음 그림은 족저근막염(plantar fascitis) 환자에게 수행하는 족저근막염 평가[windlass test: 로프(plantar aponeurosis)를 감아서 medial arch of foot을 유지시킨다는 windlass mechanism에 기반하여 환자의 힘을 뺀 엄지발가락을 뒤로 젖혀서 통증 여부를 판단함]를 보여 주고 있다. 아래 그림의 검사에 동원된 근육 'X'는 무엇인가?

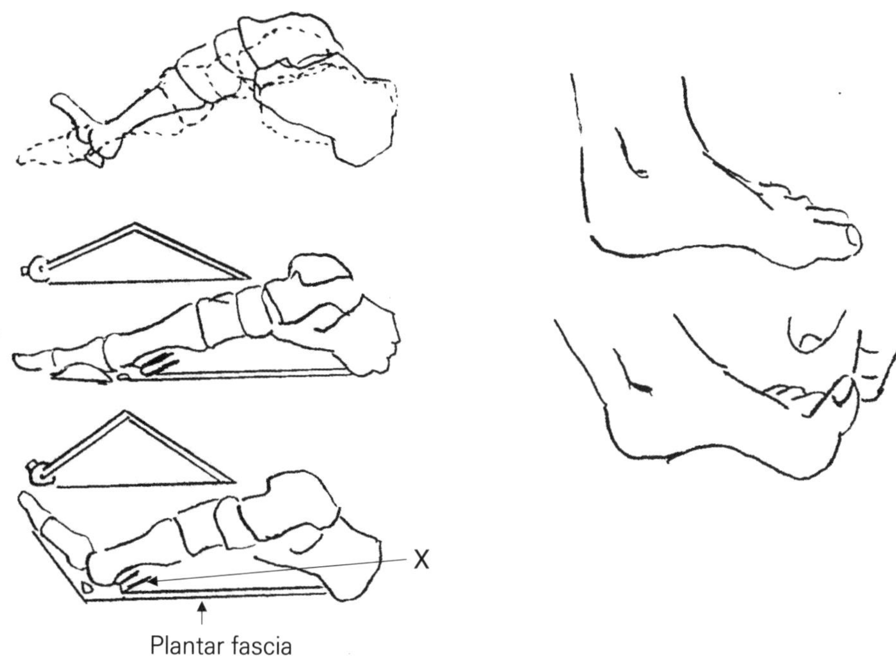

① extensor hallucis longus

② extensor digitorum longus

③ tibialis anterior

④ peroneus longus

⑤ tibialis posterior

정답 ①

설명 Arch of foot(발의 아치)을 유지하는 것은 인간의 보행 시 바닥에서 올라오는 충격을 스프링처럼 완화하는 데 중요한 것으로 알려져 있다. 이러한 아치를 유지하는 데는 medial longitudinal arch(예, tibialis posterior, tibialis anterior), transverse arch(예, peroneus longus) 등을 직접 잡아 주는(support) 것뿐 아니라, 상기 windlass mechanism 기반의 plantar aponeurosis shortening(예, triceps surae, extensor hallucis longus)에 의한 arch elevation도 필요하다. 특히 Acilles tendon에 연결된 calf muscles(gastrocnemius, soleus)은 push-off with the foot(보행 중의 toe-off phase)에서 족저근막의 수축에 의한 arch elevation에 결정적인 역할을 한다.

257 최근 몇 년간 신체적 활동이 없는 sedentary lifestyle(앉아서 생활하는 생활 방식)을 유지하던 50대 후반 남성이 왼쪽 발바닥이 아프다고 내원하였다. 환자는 걷는 활동이 많아지면 왼쪽 발바닥의 뒤꿈치 부위가 아프게 되는데, 특히 아침에 잠자리에서 일어나 걸을 때 통증이 가장 심하다고 한다. Windlass test(환자의 힘을 뺀 왼쪽 엄지발가락을 의사가 뒤로 젖힐 때 통증의 유발 여부)상 양성이었으며, 통증 부위는 calcaneal tuberosity의 바로 앞 안쪽 부분이었으며 환부의 초음파 사진은 다음과 같다. 이 환자에게서 통증 유발점(trigger point)에 대한 의학적 치료 이외에 자가 치료로서 근육 스트레칭을 권하고자 한다. 해당하는 운동요법을 아래 보기에서 고른다면?

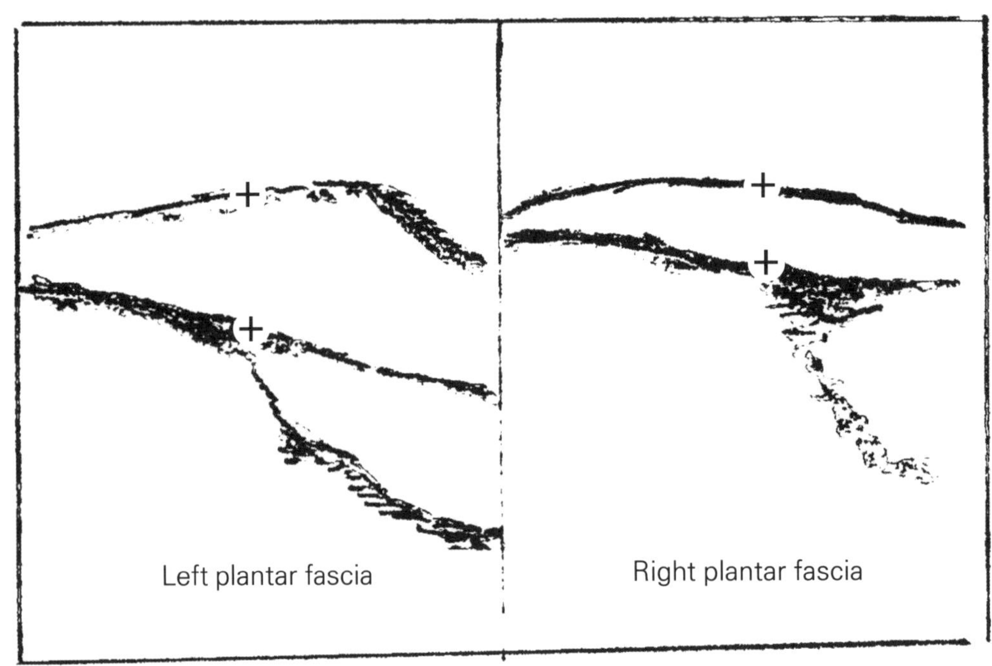

① ankle dorsiflexion stretch   ② ankle plantarflexion stretch

③ ankle inversion stretch   ④ ankle eversion stretch

⑤ 모두 맞다

정답 ①

설명 plantar fascitis(족저근막염)에서 plantar fascia가 뻣뻣해지고 결국 염증이 생긴 원인은 주로 calf muscles의 과부하에 의한 것이며(windlass mechanism에 의한 foot arch elevation을 위해 Achilles tendon의 수축이 요구됨), 이 근육을 스트레칭해 주는 것이 통증 해소에 큰 도움을 줄 수 있다.

 다음 사진은 중력에 저항하는 주된 근육(anti-gravity muscles)을 설명하고 있다. 아래 각각의 관절 부위에서 직립 시 상대적으로 흥분된(excited) 근육으로 바르지 <u>않은</u> 것은?

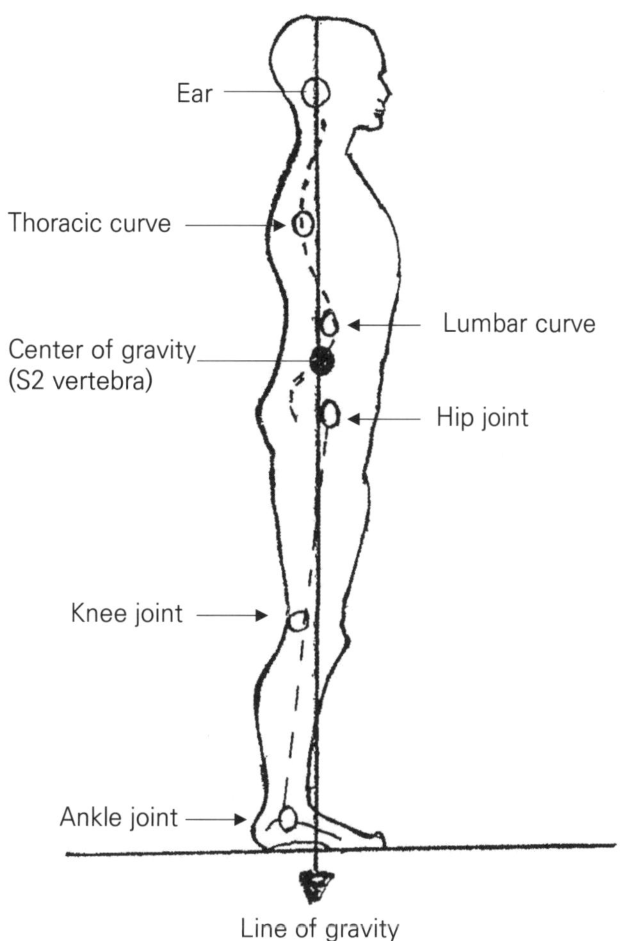

① spinal column of thorax - erector spinae

② hip - iliopsoas

③ knee - hamstrings

④ ankle - tibialis anterior

⑤ 모두 맞다

정답 ④

설명 우리 몸의 line of gravity(중심선)가 주요 관절의 앞·뒤 어느 쪽을 지나는가를 파악하는 문제이다. 서 있는 자세에서 몸의 중심선은 vertebral column junctions, hip joint 뒤, knee joint 앞, ankle joint 앞을 지난다. 그리고 해당 관절에서 antigravity muscles는 보기와 같다. ankle joint에서 해당하는 근육은 triceps surae이다.

 20대 후반의 남성이 만성적인 허리 통증으로 내원하였다. 허리 디스크(lumbar HNP)가 의심되어 진찰(physical examination)을 시행한 결과, 다음 그림과 같이 뒤쪽 허벅지, 장딴지, 그리고 발의 가쪽으로 통증(pain, thick and dotted line)과 감각 이상(numbness, shaded area)을 나타내었으며, walking on toes(plantarflexion of great toe and foot)가 제한되었다. 추간판 탈출증(herniated nucleus pulposus, HNP)이 발생한 부위는 어디이며 이때 압박된 신경은 무엇인가?

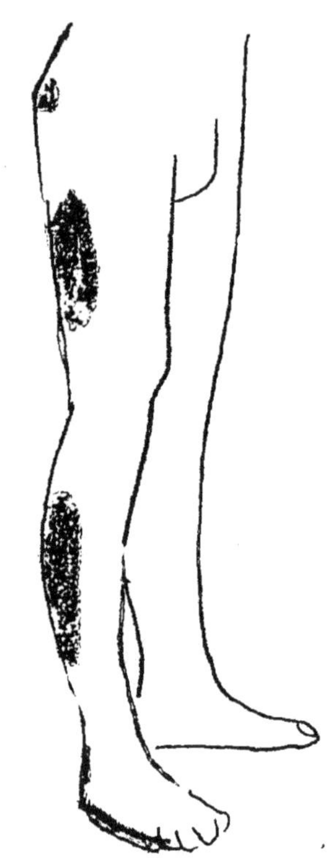

① L2-L3, L3 radiculopathy
② L3-L4, L4 radiculopathy
③ L4-L5, L5 radiculopathy
④ L5-S1, S1 radiculopathy

정답 ④

설명 좌골신경통(sciatica)으로 유명한 sciatic nerve 병증은 흔히 HNP(추간판 탈출증)에 의한 nerve root 부위의 압박(radiculopathy)에 의하여 발생한다. 발생 부위는 보기와 같으며 L5-S1 level에서 발생하는 S1 radicuolpathy가 가장 흔한 것으로 알려져 있다. 이때 L5-S1 사이의 herniated disc가 압박하는 것은 L5-S1 intervertebral foramen을 통과하는 L5 nerve가 아니고, 그 아래로 내려가는 S1-S2 intervertebral foramen을 통과하는 S1 nerve임을 주의하자.

260 평소 잦은 사무실 근무로 야외 활동(outdoor activity)이 거의 없던 40대 남성 A 씨는 오랜만에 자녀의 운동회에 나가서 '아빠 달리기'를 하게 되었다. 출발 신호와 함께 힘차게 뛰어나가던 A 씨는 갑자기 왼쪽 종아리의 안쪽 장딴지 상부에 누군가에게 돌을 맞아 찢어진 것 같은 통증을 느껴(하지만 돌을 던진 사람은 없었음) 절뚝거리며 달리기를 멈추게 되었다. 다음 날이 되자 환부는 피멍(bruise)과 함께 더욱 부어올랐고 통증이 심해져 병원에 가게 되었다. 병원에서 A 씨는 다음과 같이 다리 초음파를 시행하여 근육이 끊어진 (ruptured) 것을 확인하였다. 이 근육의 이름은 무엇인가?

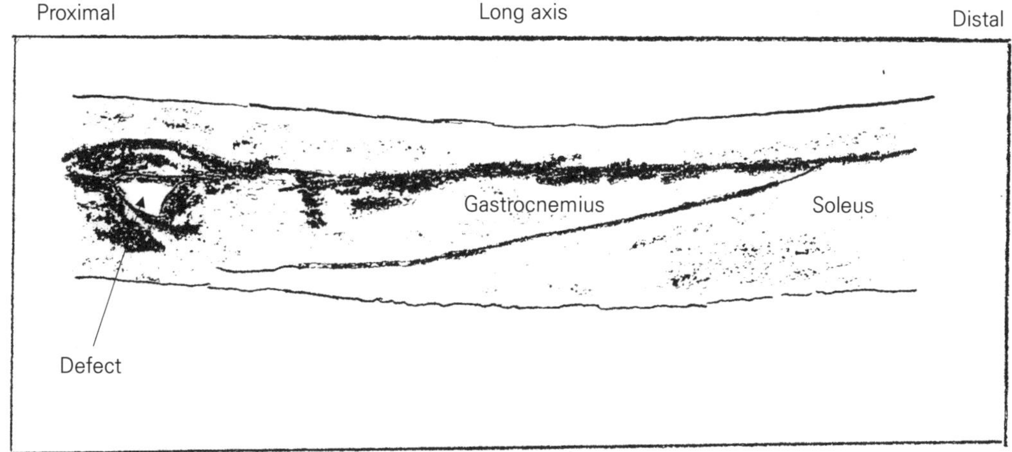

① medial gastrocnemius, proximal end

② lateral gastrocnemius, proximal end

③ soleus, proximal end

④ plantaris, proximal end

정답 ①

설명 Tennis calf로 많이 알려진 이 병변은 비교적 흔한 스포츠 손상으로 특히 테니스 운동에서와 같이 갑작스러운 다리 운동에 의해 calf muscle tear(장딴지 근육 파열)가 발생하며 상기 예에서와 같이 medial gastrocnemius의 경우가 가장 많은 것으로 알려져 있다. 치료는 RICE(rest, ice, compression, elevation) 지침을 따른다고 한다.